TRAVAIL DU LABORATOIRE DU Dr DEJERINE

DE
L'APHASIE SENSORIELLE

PAR

Le Dr Charles MIRALLIÉ

Ancien interne des hôpitaux de Nantes
Ancien interne des hôpitaux de Paris

PARIS
G. STEINHEIL, ÉDITEUR
2, RUE CASIMIR-DELAVIGNE, 2

1896

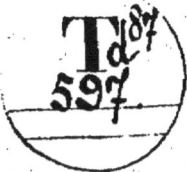

DE

L'APHASIE SENSORIELLE

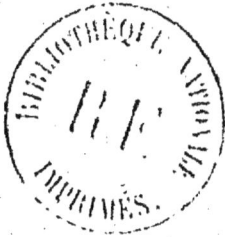

DU MÊME AUTEUR

Anévrysme de l'aorte. Ouverture dans la bronche droite. (Communication à la *Société anatomique*, 20 mai 1892.)

Cancer de l'œsophage. Gangrène du poumon. Pleurésie gangréneuse. Empyème. Mort. (Communication à la *Société anatomique*, 27 mai 1892.)

Kystes hydatiques du poumon. (Revue générale. *Gazette des hôpitaux*, 28 janvier 1893.)

Cancer primitif du pancréas. (Revue générale. *Gazette des hôpitaux*, 19 août 1893.)

Eczéma symétrique sur le territoire du médian et du cubital. (Communication à la *Société de Dermatologie et de Syphiligraphie*, 12 juillet 1894. En collaboration avec MM. BROCQ et DEJERINE.)

Neurasthénie traumatique. (*Tribune médicale*, 15 novembre 1894.)

Sur le mécanisme de l'agraphie motrice corticale. (Communication à la *Société de Biologie*, 30 mars 1895.)

Sur les altérations de la lecture mentale chez les aphasiques moteurs corticaux. (Communication à la *Société de Biologie*. En collaboration avec M. DEJERINE, 6 juillet 1895.)

Contribution à l'étude des troubles trophiques et vaso-moteurs dans la syringomyélie. (Hémiatrophie de la face, troubles oculo-pupillaires et vaso-moteurs.) (*Archives de Physiologie*, 1895, p. 785. En collaboration avec M. DEJERINE.)

Un cas de cubitus valgus double. (*Revue d'Orthopédie*, janvier 1896.)

DE

L'APHASIE SENSORIELLE

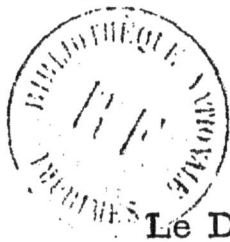

PAR

Le D' Charles MIRALLIÉ

Ancien interne des hôpitaux de Nantes
Ancien interne des hôpitaux de Paris

· ·–·◆·◆·◆·–· · ·

PARIS

G. STEINHEIL, ÉDITEUR

2, RUE CASIMIR-DELAVIGNE, 2

——

1896

DE

L'APHASIE SENSORIELLE

AVANT-PROPOS

Malgré les nombreux travaux publiés sur l'aphasie et le mécanisme du langage, il n'en reste pas moins encore beaucoup de points obscurs sur ce sujet si complexe. Dans ces dernières années les faits se sont accumulés ; les observations cliniques et anatomo-pathologiques se sont faites beaucoup plus nombreuses. Aussi nous a-t-il semblé possible de tenter de réunir les travaux sous une vue d'ensemble, et de montrer l'état actuel de la question de l'aphasie.

Mais d'abord nous devons remercier tous les maîtres qui se sont intéressés à nos études et nous ont prodigué leurs conseils.

‘ nos maîtres de l'École de Médecine et des Hôpitaux de Nantes,
      ʒuidé nos premiers pas, nous adressons un respectueux hom-
        Que MM. Attimont, Boiffin, Chartier, Cochard,
      ɯx, Guillemet, Hervouet, Heurteaux, Jouon, Kirch-
    ɾg, Malherbe, Patoureau, Poisson, soient assurés de notre
bien sincère reconnaissance. Déjà, de ces maîtres, deux ont disparu :
M. le Dʳ Berneaudeaux, dont les savantes leçons et les conseils cliniques nous ont été si précieux, et M. le Dʳ Laennec. Nous leur garderons toujours fidèlement un pieux souvenir.

M. le Dʳ Kirmisson a bien voulu nous accepter chez lui en qualité d'externe, puis d'interne provisoire et nous faire profiter de sa science et de son expérience clinique. Depuis cette époque il n'a cessé de s'intéresser à nous et de nous témoigner sa très aimable sympathie; il sait quelle profonde reconnaissance nous avons pour lui.

Comme interne provisoire, nous avons eu la bonne fortune d'être attaché aux services de MM. Barié et Barth. Qu'ils veuillent bien accepter nos remerciements pour leurs excellents conseils. Auprès de M. Brocq nous avons passé un temps trop court. Jamais nous n'oublierons l'amabilité et la science profonde de cet excellent maître, notre reconnaissance lui est toute acquise.

Pendant notre première année d'internat, M. Gouraud nous a prodigué des conseils que nous n'oublierons jamais. Que M. Netter, dont nous regrettons de n'avoir pas été plus longtemps l'élève, accepte l'hommage de notre gratitude pour ses savantes leçons.

M. le Dr Faisans a bien voulu nous accueillir près de lui. Nous avons pu, avec ce maître, apprendre l'importance de l'examen méthodique des malades, et mettre à profit sa science clinique. Nous n'oublierons jamais ce que nous avons appris auprès de lui.

Auprès de M. Dejerine nous avons passé notre troisième année d'internat, dans ses beaux services de Bicêtre et de la Salpêtrière. C'est sur ses conseils et sous sa direction, que ce travail a été entrepris. C'est en utilisant ses travaux et ses leçons, que nous avons pu l'achever : s'il a quelque mérite, c'est à ce maître qu'il le doit. Que Mme Dejerine-Klumpke daigne accepter l'hommage de notre bien respectueuse reconnaissance pour les conseils qu'elle nous a donnés dans l'étude anatomique de notre pièce, et pour les planches qu'elle a bien voulu dessiner pour nous.

M. Albert Robin, pendant l'année trop courte que nous avons passée près de lui, nous a montré l'importance de la chimie biologique au point de vue de la pathologie générale et de la thérapeutique. Nous lui devons beaucoup de notre instruction médicale. Qu'il nous permette de lui dire combien nous lui sommes reconnaissant.

MM. A. Broca, Delpeuch, Thoinot et Lesage nous ont fait regretter de ne pouvoir être plus longtemps leur élève. M. Dalché sait combien nous lui sommes reconnaissant de son amabilité et de ses précieux conseils : Qu'il accepte l'assurance de notre respectueuse gratitude.

Nous prions MM. Gombault et Roux, qui nous ont appris l'anatomie pathologique et la bactériologie, d'agréer nos sincères remerciements pour leurs excellents conseils.

Que M. le Dr Françon et notre excellent collègue et ami Brindeau acceptent nos meilleurs remerciements pour leur obligeance à nous traduire les textes anglais utilisés dans ce mémoire.

Que M. le professeur Raymond veuille bien agréer l'expression de notre vive reconnaissance pour l'honneur qu'il nous a fait en acceptant la présidence de notre thèse.

CHAPITRE PREMIER

Introduction.

L'aphasie constitue un des chapitres actuellement les plus complexes et les plus discutés de la pathologie nerveuse. Après les premiers travaux sur le sujet, la question semblait facile à résoudre, tant au point de vue clinique qu'au point de vue anatomo-pat͏ ͏ique. Mais à mesure que l'on pénétrait plus intimement dans ͏ ͏mécanisme du langage intérieur, à mesure que l'on étudiait plus ͏mplètement les divers moyens employés par l'homme pour communiquer avec ses semblables, on vit que l'aphasie revêtait des aspects cliniques nouveaux et difficiles à classer. Cette multiplication des formes cliniques, loin d'éclaircir la question, semble en effet l'avoir rendue plus obscure et plus impénétrable.

Nombreux sont les travaux et les faits cliniques et anatomo-pathologiques publiés sur le sujet. Mais ajoutons immédiatement qu'un grand nombre de ces observations sont inutilisables.

L'étude clinique d'un aphasique nécessite actuellement l'examen méthodique et de parti pris de toutes les modalités du langage et de chacune d'elles avec toutes ses variétés. Ces renseignements font presque complètement défaut dans les premières observations recueillies et dans un grand nombre de faits récemment publiés. De là l'impossibilité d'utiliser ces matériaux faute de renseignements cliniques suffisants.

D'autres observations, en très grand nombre, manquent de la sanction anatomique. Elles prêtent le flanc à la critique en permettant d'établir sur elles une série d'hypothèses toutes gratuites et sans fondement indiscutable.

Chaque auteur a voulu expliquer le fait spécial qu'il lui a été donné d'observer, tout en le rapprochant des autres observations analogues. De là la multiplicité des schémas qui, s'ils rendent service comme moyen de démonstration ou comme procédé mnémotechnique, ont le grave tort de faire des cadres tout prêts d'avance dans lesquels doivent venir coûte que coûte se ranger tous les faits. De plus, et surtout en Allemagne, on s'est servi de ces schémas pour décrire des formes nouvelles, hypothétiques, avec leur clinique et leur anatomie pathologique préétablies, mais dont la clinique jusqu'ici n'a guère donné d'exemples démonstratifs. De là le nombre plus ou moins considérable de formes cliniques admises par certains auteurs.

Enfin, et c'est un fait qui au premier abord semble paradoxal, les auteurs ne s'entendent pas sur la valeur exacte des mots. Tel considère comme écrivant couramment un malade qu'un autre auteur regarde comme agraphique. Un autre étiquetera cécité verbale pure un fait que d'autres neuropathologistes rangeraient dans le grand cadre de l'aphasie sensorielle. Aussi croyons-nous que, pour résoudre les divers problèmes que laisse sans solution précise encore l'étude de l'aphasie, il est indispensable de n'employer les termes que dans leur sens rigoureux et étroit, d'appliquer les mots uniquement à l'idée pour lesquels leur auteur les a créés, quelle que soit d'ailleurs la conception personnelle que l'on ait du fait. De plus, il est également indispensable d'étudier l'aphasie méthodiquement, successivement, dans toutes les modalités du langage ; par ce moyen, nous aurons des observations comparables entre elles, superposables, et l'on arrivera seulement ainsi à comprendre tous les détails de ce sujet si complexe.

Nous ne prétendons pas donner un plan immuable ; chaque fait peut présenter un détail spécial ou être étudié à un point de vue particulier que l'auteur s'attachera à mettre en relief. Cependant nous croyons utile d'exposer en quelques mots les divers points *indispensables* sur lesquels doit porter l'examen de tout aphasique, pour donner au fait toute sa valeur. Ce plan est celui suivi dans le service de notre excellent Maître, M. le Dr Dejerine. Nous l'avons toujours employé dans l'examen des malades si nombreux et si intéressants que renfermaient ses magnifiques services de Bicêtre et de la Salpêtrière. Nous avons pu ainsi comparer point par point chaque malade et observer dans tous leurs détails les modifications des diverses modalités du langage, dans les différentes formes de l'aphasie.

En présence d'un aphasique, il faut d'abord examiner l'état de la *parole spontanée*. Le malade peut-il prononcer les mots familiers

(nom, âge, date et lieu de naissance, noms et âges de sa femme, de
ses enfants, etc.), les mots usuels, les mots spéciaux ? Il faut faire
très attention en causant avec le malade, de ne pas émettre les
mots qu'il doit prononcer lui-même. Le meilleur moyen consiste à
demander au malade de raconter l'histoire de sa maladie, comment
elle a débuté. On a ainsi immédiatement des renseignements précis
sur la richesse du vocabulaire dont le patient dispose. En même
temps, on notera les troubles que le malade peut présenter dans la
prononciation des mots (scansion, zézaiement), ou dans la construction
de ses phrases (style nègre avec les verbes à l'infinitif ; style télégra-
phique, la phrase étant réduite aux mots essentiels à la compréhension).
Enfin on se rendra compte si le malade emploie bien le mot qu'il
désire, s'il lui donne son sens et sa valeur exacts, s'il n'emploie pas
un mot pour un autre ; en d'autres termes, s'il existe ou non de la
paraphasie. On reconnaîtra aussi si le malade forge des mots : jargonaphasie.

Après la parole spontanée, on étudiera la *parole répétée*, en suivant le même ordre d'examen : mots familiers, usuels et spéciaux, en
notant toutes les particularités de la prononciation. On fera répéter
des phrases d'abord courtes, puis longues, et on relèvera soigneusement le nombre des mots répétés, le nombre et la qualité des mots omis.

Le *chant* présente le plus souvent, — et c'est là une particularité
bien connue — des différences très nettes avec la parole non chantée,
la parole parlée. Les airs familiers au malade sont conservés en tant
que musique et les paroles sont souvent assez nettement prononcées
pour être reconnaissables. Si ensuite, on dit au malade de réciter les
paroles sans le chant, la prononciation devient beaucoup plus difficile,
sinon impossible. Les aphasiques chantent mieux qu'ils ne parlent.
Nous avons vu à Bicêtre des malades qui, aphasiques presque absolus
pour la parole spontanée, pouvaient chanter les premiers vers de la
Marseillaise. Tel autre, que M. Dejerine a souvent montré à ses
leçons, n'avait pour la conversation ordinaire qu'un assez petit nombre
de mots à sa disposition, et encore parlait-il à l'infinitif ; le soir il
donnait des concerts aux malades de sa division, et chantait très
correctement et sans en altérer beaucoup les paroles les romances de
« *Si j'étais roi* » et de « *Mignon* ». Mais si on cherche à faire chanter
au malade sur l'air qu'il vient de chanter précédemment, ou sur un

air connu, des paroles autres que les véritables, le malade n'y parvient pas. Il y a une association très étroite entre l'air chanté et les mots émis.

Il faut rechercher ensuite si la mise en jeu des images visuelles influence d'une façon quelconque les images motrices d'articulation. L'étude de la lecture à haute voix se fera d'après les mêmes règles que la parole spontanée et la parole répétée. On notera avec soin comment le malade articule les mots qu'il prononce et s'il a conscience de la valeur des mots qu'il émet.

Enfin on demandera au malade de montrer un objet dont on prononce le nom devant lui, ou de donner le nom d'un objet qu'on lui présente. On cherchera à se rendre compte s'il a conservé la notion des objets et de leur usage, et de quelle façon, avec quelle peine, avec quelles fautes il prononcera, s'il le peut, leur nom.

Après cet examen de la parole, on étudiera la *lecture mentale*. On examinera successivement si le malade comprend *spontanément* les lettres (cécité littérale) ; s'il peut les rassembler en mots pour constituer les syllabes (asyllabie), les mots (cécité verbale), les phrases. Cette étude se fera successivement à l'aide de pages imprimées et manuscrites. On s'attachera à distinguer si le malade reconnaît l'ensemble du mot, la figure générale, l'aspect, ou s'il est capable de le décomposer en ses éléments constituants, syllabes et lettres, et à l'aide de ces lettres de reconstituer les syllabes et le mot. S'il ne peut dénommer par la parole le signe représenté, il devra indiquer qu'il en a compris le sens. On expérimentera successivement, comme pour la parole spontanée, les mots familiers, usuels et spéciaux. On répétera les mêmes examens pour les chiffres isolés, pour les nombres et on essaiera de faire exécuter par le malade une addition, une soustraction, multiplication ou division.

Assez souvent il arrive que le malade semble comprendre ce qu'il lit ; il n'y a pas trace de cécité verbale apparente, et cependant le fonctionnement des images visuelles est altéré. Le malade est incapable d'évoquer spontanément ces images visuelles. On mettra facilement ces troubles latents en lumière en répétant les expériences si intéressantes de nos collègues et amis Thomas et Roux, que l'on trouvera exposées plus loin.

Enfin on recherchera l'existence ou l'absence de l'aphasie optique (Freund). Quand on présente un objet à un aphasique moteur ou sensoriel, il reconnaît cet objet ; il fait comprendre qu'il en sait l'usage. Suivant l'état de sa parole parlée, il peut ou non en prononcer le nom. S'il ne peut le dénommer spontanément, qu'il palpe, qu'il flaire, qu'il goûte l'objet, il sera toujours dans l'impossibilité de prononcer ce nom. Dans l'aphasie optique il n'en est plus de même : qu'on présente un objet au malade atteint d'aphasie optique, il le reconnaît et en sait l'usage, mais il ne peut, en voyant seulement l'objet, prononcer le nom. L'image visuelle ne réveille plus l'image motrice d'articulation. Mais, qu'il vienne à toucher l'objet, à le sentir, immédiatement il prononce le nom : A l'aide d'une mémoire autre que la vue, à l'aide de la mémoire olfactive, gustative et surtout tactile, il parvient à réveiller l'image motrice d'articulation. Cette variété d'aphasie n'existe que chez les sensoriels.

L'état de la *compréhension de la parole parlée*, l'étude de la surdité verbale, se fera exactement de la même manière, et comprendra la même série d'exercices que l'examen de la lecture.

L'*écriture* est plus difficile à étudier. Souvent l'aphasique moteur est paralysé de son bras droit, et se refuse à toute tentative d'écriture. Cependant avec un peu d'insistance il est exceptionnel qu'on n'obtienne pas du malade qu'il essaie d'écrire avec la main gauche ; chez le sensoriel l'absence ordinaire de paralysie du bras droit rend l'examen plus facile. Autant que possible on cherchera à obtenir, par des lettres écrites anciennement des renseignements précis sur la façon dont écrivait le sujet avant sa maladie, plutôt que de s'en fier à ses affirmations. Règle générale, l'aphasique écrit toujours son nom sans oublier le paraphe, et peut malgré cela, n'en être pas moins agraphique absolu. La signature est un emblème qui appartient en propre à l'individu ; aussi voit-on tous les aphasiques dès qu'on leur demande d'écrire esquisser les lettres de leur nom. Pour se rendre compte exactement de l'état de leur *écriture spontanée*, on leur demandera de raconter l'histoire de leur maladie, un fait donné de leur existence. Par là seulement on saura exactement si le malade est capable ou non de traduire son langage intérieur par l'écriture.

Le malade qui spontanément n'écrit que son nom propre, son prénom, et quelques autres rares mots (nom des enfants, du pays natal) est un agraphique. Celui-là seulement ne présente pas d'agraphie qui est capable de communiquer toutes ses pensées par l'écriture, qui est capable de traduire par un mode quelconque d'écriture son langage intérieur. Aussi chez un aphasique, doit-on, après lui avoir mis une plume entre les mains et lui avoir demandé d'écrire son histoire, faire la même recherche en se servant de l'écriture typographique, soit en mettant à sa disposition, comme nous l'avons fait après Perroud, Ogle et Lichtheim, des cubes alphabétiques, soit en le faisant écrire avec une machine à écrire. Ces recherches sont des plus importantes, comme nous le verrons, pour juger de l'existence du centre des images graphiques.

Après l'écriture spontanée, on étudiera *l'écriture sous dictée* en examinant successivement les mots familiers et usuels et les mots spéciaux. Enfin on fera copier au malade quelques lignes imprimées *(copie de l'imprimé)*, puis manuscrites *(copie du manuscrit)*. On notera si le malade oublie des lettres ou des mots, s'il copie des mots les uns pour les autres ; s'il transcrit l'imprimé en manuscrit ou en imprimé, s'il comprend ce qu'il écrit ou s'il copie comme un dessin. Il faudra faire aussi attention à ce fait ; un malade, au premier abord, semble écrire très mal ; souvent cela tient à ce qu'il cherche à comprendre le mot qu'on lui donne à copier, et à transcrire ensuite l'image du mot réveillée dans son langage intérieur. En somme il ne copie pas, mais transcrit une image intérieure réveillée par la vue du mot.

Après cette étude des mots, on passera à l'examen de *l'écriture des chiffres*, spontanée, sous dictée, en copie d'après l'imprimé ou le manuscrit.

Si les mots, si les lettres ont perdu tout sens pour le malade, il n'en est plus de même des dessins allégoriques, des emblèmes : le malade les reconnaît immédiatement et en comprend le sens exact. Ainsi un de nos malades du service de M. Dejerine, à Bicêtre, était incapable de reconnaître les lettres R. F. Mais si on les encadrait d'un cartouche, immédiatement il disait « République Française ».

Il faut maintenant se rendre compte de l'état de l'intelligence du sujet. La mimique, souvent d'un si grand secours pour comprendre la pensée de l'aphasique, donnera de précieux renseignements. En général l'aphasique cortical, dont un centre d'images du langage est détruit, a perdu la faculté d'évoquer le mot dans son langage intérieur (Dejerine). Son intelligence s'en ressentira fatalement ; aussi existe-t-il toujours chez les aphasiques corticaux un certain déficit intellectuel, un amoindrissement de l'intelligence. Par suite la mimique de l'aphasique cortical, bien que conservée et expressive, est cependant infiniment moins riche et moins variée que celle du sous-cortical dont toute la zone du langage et le langage intérieur sont intacts (Dejerine).

On étudiera la mémoire du malade en lui faisant réciter l'alphabet, la série des chiffres, les jours de la semaine, la série des mois ; on provoquera des réponses simples et précises sur des faits très connus. On recherchera aussi la cécité psychique : comment le malade évoque-t-il le souvenir visuel des personnes, des faits, des lieux qui lui sont familiers ? Reconnaît-il les objets et les personnes ? S'égare-t-il dans les rues ?

Tel est le plan, que sur les conseils de notre maître M. Dejerine, nous avons toujours suivi pour l'examen de nos malades. Très compliqué en apparence, il est facile à exécuter pourvu que l'on ait quelque habitude de l'examen de cette variété de malades. Il n'a pas la prétention d'être parfait, ni de présenter des limites inviolables, ce n'est qu'un canevas contenant les grandes lignes du sujet et permettant de ne rien laisser échapper d'important dans l'examen du malade. Pour qu'une observation puisse être vraiment utile, il est indispensable qu'elle présente des réponses nettes à chacun des faits indiqués ; l'absence de l'un de ces points, qui peut sembler de peu d'importance, peut rendre l'observation inutilisable et perdue pour la science. En se guidant sur ces points de repère, on accumulerait rapidement un grand nombre de matériaux permettant d'arriver à une solution, sur beaucoup de points litigieux encore.

M.

CHAPITRE II

Historique.

« A Broca revient tout l'honneur de la faculté du langage
(Bouillaud). » Avant Broca, et sans vouloir remonter aux travaux
de Gall, Bouillaud avait soutenu (1825) la localisation de la faculté
du langage dans les lobes antérieurs du cerveau. M. Dax (1836)
précisait davantage en restreignant dans l'hémisphère gauche le siège
de cette importante fonction. Mais Broca (1861-1863) eut le mérite,
après avoir donné une description très simple et très complète des
circonvolutions du lobe frontal, de préciser d'une façon absolue le
siège de la faculté du langage. Par deux autopsies pratiquées à l'hospice
de Bicêtre, il démontra que la lésion de l'aphasie siégeait dans la partie
postérieure de la troisième circonvolution frontale gauche (1861).

Les dix années qui suivirent furent une période d'analyse anatomo-
pathologique et clinique. Certains auteurs s'occupèrent surtout de
vérifier l'exactitude de la localisation de Broca. Les observations
s'accumulent surtout en France. Tandis que Trousseau, Charcot,
Duval, Jaccoud, soutiennent cette localisation, d'autres auteurs
publient des faits d'aphasie sans lésion de la troisième frontale gauche,
avec lésion d'un autre point de la corticalité cérébrale et en particulier
de l'insula (Peter, Vulpian). Si l'immense majorité des cas est en
faveur de la localisation de Broca, il n'en reste pas moins établi déjà
par la clinique et l'anatomie pathologique que l'aphasie peut exister,
alors que la circonvolution de Broca est intacte. Trousseau étudie
d'une façon magistrale la clinique de l'aphasie. Il note à plusieurs
reprises que, bien que les malades prétendent comprendre parfaitement tout ce qu'ils lisent, ils restent toujours au même chapitre et
à la même page, et relisent sans cesse ce qu'ils viennent de lire. Leur
écriture est aussi très troublée : assez souvent ils écrivent leur nom

quoi qu'on leur demande d'écrire, et ne peuvent écrire que leur nom.
« Les aphasiques ne peuvent tracer par l'écriture beaucoup plus de
mots qu'ils n'en expriment par la parole. Ordinairement l'aphasique
n'est pas plus apte à exprimer ses pensées par la parole que par l'écriture ; et, bien qu'il ait conservé les mouvements de ses mains, bien
qu'il s'en serve avec autant d'agilité qu'auparavant, il est impuissant
à composer un mot avec la plume, comme il l'est à le composer avec
la parole. Or il est impossible d'accepter ici le défaut de coordination,
tandis que l'amnésie explique tout. » A. de Fleury, étudiant la
parole des aphasiques, distinguait de l'aphasie vraie de Broca ces
troubles où le malade peut prononcer les mots, mais les emploie hors
de leur sens. A cette variété de troubles du langage, pour laquelle il
réclame une place à part dans l'aphasie, il propose le nom de
« *aphrasie* ».

Les auteurs anglais Popham (1869), Huglings Jackson (1864)
étudient la symptomatologie si complexe de l'aphasie. Ogle (1867-68)
crée le mot d'agraphie. Bastian (1869) reconnaît le premier les altérations de perception du centre auditif. « Le malade ne peut apprécier la
signification des mots parlés; ils ne sont pour lui que de simples bruits. »
Tous ces auteurs différencient de l'aphasie motrice de Broca qu'ils
appellent l'aphasie ataxique, d'autres troubles du langage parlé qu'ils
désignent sous les noms de « paraphasie » et de « jargonaphasie »,
constituant l'aphasie amnestique. Mais ils ne savent pas rapprocher
ces altérations du langage parlé des altérations des autres modalités
du langage ni de leur localisation anatomique. Gairdner (1866) en
un travail remarquable, émet après Trousseau cette loi « que les
aphasiques écrivent au moins aussi mal qu'ils parlent et ceux qui ne
peuvent pas du tout parler sont également incapables d'écrire ». Puis
il prévoit dans le cadre des aphasies une distinction que l'avenir
devait confirmer : « Nous devons admettre deux espèces parfaitement
distinctes d'aphasie, dont l'une seulement affecterait ce que l'on peut
appeler l'idéation du langage, tandis que l'autre atteindrait d'une
façon encore imparfaitement étudiée, mais peut-être distincte de la
paralysie proprement dite, l'innervation du langage ou plutôt de la
parole, en laissant son idéation d'une part et son expression mécanique à l'aide de l'écriture d'autre part, absolument ou presque complètement indemnes. » Il exclut les aphasiques écrivant du cadre
de l'aphasie vraie et note, comme Trousseau, la faculté de copier chez

les aphasiques n'écrivant pas spontanément. Il remarque enfin la
perte de la compréhension des mots écrits « alors que le malade a
conservé néanmoins la conscience parfaite des ressemblances les plus
délicates et les plus indescriptibles qui existent entre une écriture et
une autre. Le malade reconnaît l'écriture comme simple dessin fait
avec la plume, tandis que l'écriture considérée comme symbole lisible
et comme indication des idées n'était pour lui qu'un pur amas de
caractères indéchiffrables ».

Avec Wernicke commence en 1874 une nouvelle période. A la
période précédente de vérification anatomique et d'étude clinique,
succède une période vraiment anatomo-clinique où l'on étudie le groupement des symptômes par rapport aux lésions du cerveau.

A côté de l'aphasie motrice de Broca, Wernicke décrit un complexus symptomatique, l'*aphasie sensorielle* où le malade, outre les
troubles de la parole parlée, est incapable de comprendre les mots
prononcés devant lui et de reconnaître la valeur des mots écrits ou
imprimés. Baillarger avait déjà en 1865 distingué nettement ces
troubles de l'audition de l'aliénation mentale et de la surdité. Wernicke
eut le mérite de les mettre en parallèle avec l'aphasie motrice de
Broca, de les étudier complètement en eux-mêmes et dans leurs
rapports avec les autres modes du langage et de préciser le siège de
la lésion. Il montre que l'aphasie ataxique des auteurs anglais correspond à l'aphasie de Broca, donne à l'aphasie amnestique le nom
d'aphasie sensorielle et fournit l'explication physiologique de cette
variété d'aphasie. Si le centre de Broca fonctionne seul, il fonctionne
irrégulièrement; le centre auditif lui sert de régulateur. Kussmaul
(en 1876) dédouble l'aphasie sensorielle de Wernicke. Au type morbide de cet auteur, il attribue le nom de surdité verbale et donne le
nom de cécité verbale à l'impossibilité de comprendre les signes de
l'écriture comme représentants des idées. Le malade, atteint de cécité
verbale, présente les mêmes troubles de la parole parlée et de la
lecture que l'aphasique sensoriel, mais il comprend le sens des mots
entendus.

Wernicke protesta à plusieurs reprises contre cette conception.
Il démontre l'existence du type qu'il avait créé, les deux types de
Kussmaul n'étant que des transformations, des reliquats de l'aphasie
sensorielle. Dans les cas de lésion du centre de Wernicke, il existe
toujours un trouble de fonctionnement du centre des images visuelles

entraînant la cécité verbale et l'agraphie. Plus tard ce symptôme peut s'atténuer, mais un examen attentif le met toujours en lumière. De même l'altération du pli courbe entraîne un trouble dans l'évocation spontanée des images auditives des mots.

Enfin en 1881, Exner croit pouvoir placer le centre de l'agraphie centre des mouvements de l'écriture, dans le pied de la deuxième frontale gauche. A cette époque il existe donc décrits quatre centres pour les quatre modalités du langage. Le centre de l'aphasie motrice, centre de Broca, siège au pied de la troisième circonvolution frontale gauche; le centre de Wernicke, ou de la surdité verbale, est situé à la partie postérieure de la première temporale gauche. M. Dejerine (1881) publie la première autopsie de cécité verbale et lui assigne pour siège le pli courbe du côté gauche; enfin le centre d'Exner ou de l'agraphie occupe le pied de la deuxième frontale gauche.

Mais après cette période d'analyse, un travail de synthèse s'imposait. Quels sont les rapports de ces centres entre eux ? Comment fonctionnent-ils ? Quel est, en d'autres termes, le mécanisme du langage ?

Déjà Wernicke, — et son opinion fut admise par tous les auteurs allemands, Kussmaul, Lichtheim, Kahler et Pick, — dans son premier mémoire soutenait la subordination des centres les uns aux autres. Les trois centres moteur d'articulation, auditif et visuel sont intimement unis entre eux, et d'une façon si absolue que la lésion de l'un d'eux ne peut se produire sans entraîner des phénomènes morbides du côté des autres centres. Où les opinions varient, c'est quand il s'agit d'établir la prééminence des centres (Wernicke considère comme le centre primordial et le plus important le centre auditif) et les relations du centre visuel avec le centre moteur d'articulation et le centre auditif.

De ces divergences sont nés des schémas multiples destinés à expliquer tous les faits cliniques suivant la conception personnelle de l'auteur.

Lichtheim (1886) distingue dans les aphasies deux grandes variétés : les aphasies nucléaires atteignant les centres mêmes du langage : vue, audition, centre moteur d'articulation ; et des aphasies de conduction par lésion des faisceaux qui unissent ces centres entre eux. Il explique par son schéma la symptomatologie complexe de chacune de ces variétés cliniques et établit ainsi sept variétés différentes d'aphasie. Le premier il établit nettement que, si la fonction de la parole, la compréhension des mots parlés et écrits appartenaient au cerveau gauche, l'écriture, au contraire, ne possédait pas de centre spécialisé : les mouvements de l'écriture peuvent s'exécuter également avec l'un ou l'autre hémisphère.

En 1881 M. Magnan expose dans la thèse de son élève Mlle Skwortzoff, sa conception de l'aphasie. « Toutes les images qu'un objet a fait naître dans nos centres sensitifs vont se transmettre vers la troisième circonvolution frontale où l'ensemble de ces images revêt la formule, le signe conventionnel, le mot qui sert à désigner cet objet. A cette première étape de la périphérie au centre de la formation des mots (troisième frontale), en succède une seconde, de la troisième frontale au bulbe, puis une troisième, du bulbe au dehors. L'impression que produit sur nos divers sens un objet extérieur quelconque doit parcourir trois étapes avant que nous prononcions le nom de cet objet. De là des troubles variables de la parole, ainsi que des troubles des autres manifestations de la pensée, se produisant suivant que l'une ou l'autre des parties de ce trajet est atteinte. L'éducation fait naître en outre entre les différents centres sensitifs des associations secondaires, et c'est grâce à ces nouveaux liens organiques qu'une seule image d'un objet peut réveiller une autre image de ce même objet et même l'idée entière, c'est-à-dire toutes les images d'un objet qui se faisaient en même temps dans le cerveau. » Cette conception proclame nettement la subordination des centres, mais on peut lui reprocher de placer au premier rang le centre moteur d'articulation, qui serait le centre de formation des mots. Ce n'est pas dans la troisième frontale, mais d'abord dans le centre auditif, que les images sensitives se transforment en mots. Le mot ne provient pas de la seule image motrice d'articulation, mais de l'association des images auditives et motrices, de l'union auditivo-motrice.

La conception de l'aphasie, aujourd'hui classique en France, est celle qui a été développée par le professeur Charcot et ses élèves.

Charcot (1883), dont les études remarquables avaient puissamment contribué à l'étude et à l'analyse des phénomènes aphasiques, soutint au contraire l'indépendance, l'autonomie des centres. Au début de la vie, pendant la période d'éducation, les centres se développent successivement, se contrôlent et s'aident mutuellement. Mais plus tard, par habitude de fonctionnement, ces centres acquièrent une autonomie relative, suffisante pour annihiler presque complètement leur subordination première. L'homme adulte, bien éduqué, peut manifester sa pensée de quatre manières différentes : la parole et l'écriture par lesquelles il transmet à ses semblables ses multiples pensées, l'audition et la lecture qui lui permettent de recevoir les idées des autres. A chacune de ces fonctions correspond un centre spécialisé, indépendant, autonome. Chacun de nous exerce plus volontiers l'un de ces centres. Aussi psychiquement on peut diviser les hommes en cinq grands groupes suivant que pour penser ils utilisent plus particulièrement tel ou tel centre. On distingue par suite les visuels, les auditifs, les moteurs d'articulation et les graphiques (chacun de ceux-ci ayant un centre prédominant) ; un dernier groupe comprendra les indifférents qui utilisent aussi bien et sans prédominance un centre que l'autre. En d'autres termes, la conception de Charcot repose essentiellement sur l'autonomie des quatre centres ; le centre de l'agraphie constituant un centre moteur autonome pour les mouvements de l'écriture. Il en résulte que chez un malade la lésion d'un centre entraine à sa suite un seul symptôme toujours le même, mais que le retentissement de cette lésion sur les autres centres du langage varie essentiellement avec la formule psychique du malade.

Si nous opposons ces deux théories l'une à l'autre, des différences radicales se montrent au point de vue clinique. Dans la première théorie, la lésion du centre de Broca entraîne, outre l'aphasie motrice, l'agraphie et un certain degré de cécité verbale (Trousseau, Gairdner, Wernicke. D'après Charcot, dont l'opinion a été surtout défendue par Rummo (1883), Bernard (1885), Ballet (1886), Marie (1883-1888), Blocq (1893), Brissaud (1894), et Pitres (1895), une telle lésion entraînera uniquement de l'aphasie motrice, mais la fonction générale du langage sera surtout troublée si la lésion frappe un moteur d'articulation. Pour l'école de la Salpêtrière, une forme pure d'aphasie, aphasie motrice isolée, cécité verbale isolée, surdité verbale isolée, agraphie isolée, résulte de la lésion d'un seul centre. Aussi le professeur Charcot n'a-t-il jamais admis l'aphasie sensorielle de Wernicke dont il ne fait pas mention. Il distingue quatre variétés d'aphasie : aphasie motrice de Broca, et agraphie constituant les aphasies motrices, cécité et surdité verbales ou aphasies de réception. Pour le centre de Broca, la destruction des faisceaux blancs qui en partent donne lieu à un complexus symptomatique analogue et très difficile, sinon impossible à différencier de celui relevant de la destruction même du pied de la troisième frontale. Pour l'école adverse au contraire, une lésion d'un centre donne toujours lieu à une aphasie complexe et les aphasies pures résultent d'une lésion siégeant au dehors des centres.

Les travaux de notre maître, M. Dejerine, basés sur l'étude de ses nombreux malades de ses services de Bicêtre et de la Salpêtrière, ouvrent une nouvelle période.

Déjà, en 1879, une autopsie lui permet de soutenir, après Charcot et Pitres, la lésion anatomique de l'aphasie motrice sous-corticale, après avoir posé le diagnostic de par la Clinique; plus tard, il revient sur cette question et contribue à établir le diagnostic entre cette variété et l'aphasie motrice par destruction de la troisième frontale (1893). Par deux autopsies (1880-1891), suivies bientôt d'autopsies confirmatives de Sérieux (1892), Berkhan (1892), il établit l'agraphie sensorielle par lésion isolée du pli courbe et tenant à la cécité verbale. Cette agraphie sensorielle, niée autrefois par l'école de la Salpêtrière, est aujourd'hui admise par tous les auteurs (Souques, Pitres). Dans une série de travaux (1891). M. Dejerine combat l'existence d'un centre autonome de l'écriture. L'agraphie résulte d'une altération du langage intérieur et de l'impossibilité d'évoquer l'image visuelle du mot dont l'écriture n'est que la copie. Enfin (1892), c'est à lui que revient le mérite d'avoir différencié, avec preuve anatomo-pathologique, la cécité verbale pure de la cécité verbale ordinaire. La cécité verbale avec agraphie, résulte d'une destruction du pli courbe; cette lésion entraîne une altération profonde du langage intérieur dans toutes ses modalités. La cécité verbale pure, avec intégrité de l'écriture spontanée et sous dictée, laisse intacte la zone du langage et le langage intérieur; elle résulte de la destruction des lobules lingual et fusiforme, du cuneus et de la pointe du lobe occipital. Les deux variétés de cécité verbale que nous connaissons relèvent donc l'une et l'autre d'une localisation différente. Cette différence de localisation, atteignant la zone du langage dans un cas, la respectant dans l'autre, explique la symptomatologie différente : paraphasie et agraphie dans le premier cas, pas de troubles de la parole et de l'écriture spontanée dans le second.

Telles sont, rapidement esquissées, les phases par lesquelles est passée la conception de l'aphasie. Actuellement, l'abondance et la précision des matériaux permettent de comprendre, d'une façon un peu nouvelle, le mécanisme du langage et la classification des aphasies. Tel sera le but de ce travail pour lequel nous avons mis largement à contribution les travaux et l'enseignement de notre maître, M. Dejerine.

CHAPITRE III

Étiologie.

Nous serons très bref sur l'étiologie de l'aphasie. Énumérer toutes les causes possibles d'altération des centres du langage, nous obligerait à passer en revue toutes les affections du crâne, des méninges et de l'encéphale. Une telle énumération serait fastidieuse et sans aucune utilité. Nous nous bornerons à quelques données générales.

Les centres d'images du langage, — nous éliminons dès maintenant le centre de l'agraphie, nous réservant de discuter plus loin la valeur des preuves avancées en faveur de son existence, — sont échelonnés le long de la scissure de Sylvius gauche : Pied de la troisième circonvolution frontale, pli courbe, partie postérieure de la première temporale. Ils occupent tous la circonvolution d'enceinte de la scissure de Sylvius. Toute cette région présente, et c'est là un point capital, une irrigation artérielle commune. L'artère sylvienne longe dans toute son étendue la scissure de Sylvius et émet dans son trajet les branches destinées aux circonvolutions qui l'environnent.

On conçoit comment une lésion unique, portant sur l'artère sylvienne, donnera des phénomènes variés suivant le point où siègera la lésion. Une oblitération du tronc artériel entraînera la destruction simultanée de tous les centres, et par suite une aphasie complexe, avec hémiplégie ; une lésion localisée aux branches ascendantes n'atteindra que la circonvolution de Broca et la zone psychomotrice ; une oblitération des branches terminales entraîne la cécité et la surdité verbales.

Mais il ne faudrait pas croire, et tout ce travail ne sera que le développement et la démonstration de ce fait, il ne faudrait pas croire qu'une lésion localisée au centre de Broca entraînera uniquement la perte de l'articulation des mots ; que la destruction du pli courbe se bornera à la perte de la lecture. L'altération d'un centre d'images entraîne toujours un trouble de fonctionnement des autres centres

d'images et partant du langage intérieur (Dejerine) ; le fonctionnement de tous les centres d'images se trouve altéré par le fait de la lésion
d'un seul centre et une seule lésion, même très localisée, d'un centre
retentit toujours sur toute la fonction du langage.

La fonction du langage est dans l'immense majorité des cas localisée dans le cerveau gauche. La plupart des hommes se servent en
effet plus spécialement de leurs membres droits et par suite de leur
hémisphère gauche. Chez les gauchers, au contraire, c'est surtout
l'hémisphère droit qui prend le premier rang et chez eux l'aphasie
coïncide avec l'hémiplégie gauche. On possède un certain nombre de
cas d'aphasie motrice avec hémiplégie gauche chez les gauchers, et
Westphal a publié un fait d'aphasie sensorielle chez un gaucher,
relevant d'une lésion du lobe temporal droit.

Bien que l'aphasie se montre surtout à un âge avancé, à partir de
50 ans, il n'est cependant pas exceptionnel de la rencontrer chez
l'adulte :

Les affections de l'appareil circulatoire tiennent la première place
parmi les causes de l'aphasie. Le rétrécissement mitral, soit dans
sa forme pure, soit compliqué d'insuffisance mitrale est une des
causes les plus fréquentes de l'aphasie chez l'adulte. Toutes les maladies infectieuses peuvent devenir une cause indirecte d'aphasie par
altération de l'endocarde et surtout de l'endocarde valvulaire. Mais
elles peuvent agir encore par un autre mécanisme. L'artérite infec-
tieuse est aujourd'hui de notion courante. Et toute artérite de la sylvienne gauche, quelle que soit d'ailleurs sa nature, peut devenir le
point de départ de l'aphasie : L'influence de l'artérite syphilitique est
universellement admise (Fournier).

Chez le vieillard, l'athérome artériel prend la première place étio-
logique, et le ramollissement cérébral par thrombose ou par embolie
entraîne l'aphasie beaucoup plus souvent que l'hémorrhagie cérébrale
(Lancereaux (1865), Brouardel).

La destruction des centres d'images du langage peut relever d'autres
causes. Les abcès cérébraux sont rares et reconnaissent le plus souvent pour origine une lésion de l'oreille et du rocher. La méningite
suppurée, la méningite tuberculeuse dans un assez grand nombre de
cas s'est accompagnée de troubles de la parole. Les tumeurs cérébrales
s'accompagnent souvent d'aphasie.

La carie des os du crâne peut aussi être une cause de troubles du langage.

Il est un autre groupe de faits où l'altération de la corticalité cérébrale relève d'un traumatisme : une chute sur la région temporo-pariétale, un coup avec un instrument tranchant ou contondant, une blessure par arme à feu.

Dans tous ces cas, quelle que soit la nature de la lésion, toujours celle ci agit par le même mécanisme : altération des centres d'images du langage. Ces centres d'images du langage peuvent être atteints par des lésions de deux ordres différents : Dans le plus grand nombre des cas, il s'agit de foyers de ramollissement, ayant détruit la corticalité même où siègent les images du langage : les images sont directement détruites. Au contraire, et notre cas (obs. 54) en est un exemple typique, les images du langage sont respectées, mais la lésion a coupé la partie profonde de la circonvolution qu'elles occupent, et l'a séparée de toutes ses relations avec les autres centres d'images du langage. Le résultat est évidemment le même que dans le premier cas. Le malade est privé de tout un groupe d'images ; et par suite tout le langage intérieur est troublé. Les lésions de ce second ordre nécessitent, pour être découvertes, l'examen de la pièce en coupes microscopiques sériées. Dans notre cas l'examen macroscopique semblait indiquer une lésion franchement corticale du gyrus supra-marginalis et du pli courbe ; l'examen microscopique seul nous a montré la véritable lésion. Il est probable que, à mesure que les examens microscopiques se multiplieront, on découvrira un plus grand nombre de faits de cette sorte. — Quoi qu'il en soit, toute lésion qui prive le malade d'un de ses centres d'images du langage entraîne à sa suite une des variétés d'aphasie dites corticales.

Mais il est tout un second groupe d'aphasies dans lesquelles la localisation de la lésion est absolument différente. Les centres d'images motrices d'articulation, visuelle, auditive sont, on le sait, reliés aux centres généraux correspondants : moteur, visuel, auditif. On conçoit parfaitement, — la clinique en a donné des exemples, et l'anatomie pathologique en a démontré la localisation, — qu'une lésion vienne couper ces fibres d'union entre le centre général visuel ou auditif et le centre spécialisé d'images visuelles ou auditives du langage. Ces aphasies constituent le groupe des aphasies dites sous-corticales. Le plus souvent elles relèvent d'une hémorrhagie cérébrale ou d'un ramollissement de la corticalité de la zone générale visuelle (Dejerine) ou auditive.

Les Allemands (Lichtheim, Kussmaul, Wernicke) ont voulu aussi établir une autre variété d'aphasies : les aphasies transcorticales, par lésion des faisceaux qui unissent au centre d'idéation les divers centres du langage. Ces formes sont purement théoriques, déduites de schémas. Jamais la clinique n'en a fourni d'exemple typique, tel que les auteurs les avaient conçus et décrits a priori. On doit donc actuellement, et jusqu'à ce qu'une observation suivie d'autopsie en démontre l'existence et la lésion, rejeter l'existence de ces variétés d'aphasie.

La fréquence de ces différentes formes d'aphasie varie avec chacune de ces formes. Les aphasies corticales sont plus fréquentes que les variétés sous-corticales ; les aphasies pures sont relativement rares, et si les cas cliniques en sont encore assez nombreux, le chiffre des autopsies est encore peu élevé.

En particulier, pour le sujet qui nous occupe plus particulièrement, il n'existe dans la science que trois autopsies de cécité verbale pure (Dejerine, Wyllie, Redlich), toutes confirmatives l'une de l'autre.

Nous ne connaissons qu'une seule autopsie, malheureusement incomplète, de surdité verbale pure (Pick) ; M. Sérieux a publié de son côté une observation clinique typique, dont l'autopsie n'a pas encore été publiée.

Les formes corticales sont beaucoup plus fréquentes. L'aphasie motrice de Broca comprend l'immense majorité des faits. Dans les services de notre excellent maître M. Dejerine, à Bicêtre et à la Salpêtrière, en une année, nous n'avons pu observer que trois aphasiques sensoriels ; on verra, par les observations que nous publions, combien les faits suivis d'autopsie sont relativement rares par rapport aux cas si nombreux d'aphasie motrice.

CHAPITRE IV

Étude clinique.

§ I. — Aphasie sensorielle vraie par lésion des images sensorielles du langage.

Que doit-on entendre sous le nom d'aphasie sensorielle ? Doit-on décrire une ou plusieurs aphasies sensorielles ? Telles sont les questions que nous devons tout d'abord nous poser.

Sous le nom d'aphasie sensorielle, Wernicke décrivit (1874) un complexus symptomatique caractérisé surtout par la perte de la compréhension de la parole entendue et lue, avec paraphasie et agraphie. En outre, il lui assigna pour cause la destruction du tiers postérieur de la première circonvolution temporale gauche et de la partie adjacente de la deuxième En 1876, Kussmaul dédouble ce syndrome. A la forme de Wernicke il attribue le nom de surdité verbale, et réserve le nom de cécité verbale à une variété d'aphasie caractérisée par la perte de compréhension de l'écriture avec paraphasie et agraphie, mais avec conservation de la compréhension de la parole parlée. Le professeur Charcot admit la distinction des deux formes cliniques, surdité verbale et cécité verbale ; mais il s'écarte complètement de Kussmaul, en bornant toute la symptomatologie à la perte de la compréhension des mots parlés ou écrits ; pour lui les troubles de l'écriture et de la parole parlée ne sont pas indissolublement unis à la surdité ni à la cécité verbales. Il ne signale pas ces phénomènes comme partie intégrante des formes cécité ou surdité verbales. Les troubles de la parole et de l'écriture relèveraient d'une seconde lésion du centre des images graphiques ou motrices d'articulation, ou du type psychique (auditif ou visuel) du malade.

Pour trancher la question, examinons les faits publiés au double point de vue de la clinique et de l'anatomie pathologique. D'abord dans tous les cas où on a examiné cliniquement toutes les modalités du langage et où la vérification anatomique a été faite, toujours on a vu la destruction de la première temporale ou du pli courbe du côté gauche, entraîner, outre la surdité ou la cécité verbale, des troubles de l'écriture et de la parole. L'agraphie et la paraphasie accompagnent toujours ces deux lésions. L'agraphie et la paraphasie sont des symptômes constants de ces lésions, et font partie intégrante, essentielle du cortège symptomatique. Le fait est aujourd'hui hors de conteste et admis par tous les auteurs.

En étudiant les observations au point de vue clinique, on peut les diviser en deux groupes. 1° Dans le premier se rangent les faits où on observe simultanément la surdité verbale et la cécité verbale, avec troubles de l'écriture et de la parole parlée. Ces faits constituent l'aphasie sensorielle de Wernicke, la surdité verbale de Kussmaul. 2° Le second groupe comprend les cas où la surdité verbale n'existe pas : ce sont les cécités verbales de Kussmaul. Wernicke a fait remarquer avec raison que dans ces cas l'absence de surdité verbale est plus apparente que réelle. La surdité verbale est atténuée, latente, mais un examen répété permet toujours d'en déceler des traces. Le malade comprend l'immense majorité des questions qu'on lui adresse; mais surtout au début de sa maladie et aussi pendant toute son évolution, il a de temps à autre de la difficulté à comprendre les mots entendus et il est obligé de faire répéter les mots prononcés. En outre, dans ces formes il y a une difficulté ou une impossibilité d'évoquer spontanément les images auditives. En refaisant chez les aphasiques sensoriels les expériences que nos collègues et amis Thomas et Roux ont pratiquées chez les aphasiques moteurs corticaux (1895) on se rendra facilement compte de cette altération latente des images auditives. En résumé, de par la clinique basée sur l'anatomie pathologique, on voit que toujours une lésion localisée soit à la première temporale, soit au pli courbe, entraîne des altérations à la fois dans les images auditives et les images visuelles, avec prédominance des troubles toutefois du côté des images directement atteintes. Il n'y a donc, comme l'a bien montré Wernicke, qu'une seule aphasie sensorielle, dont les variétés surdité verbale et cécité verbale de Kussmaul ne sont que des stades d'évolution.

Aussi admettons-nous une seule aphasie sensorielle, telle que

l'avait décrite Wernicke et que l'a défendue M. Dejerine et caractérisée essentiellement par la perte de la compréhension des mots
entendus ou surdité verbale, la perte de la compréhension des mots
lus ou cécité verbale, la paraphasie et l'agraphie. Au début la cécité
et la surdité verbales existent très nettement accusées ; mais, suivant
que la lésion prédomine au pli courbe ou à la première temporale, on
voit la surdité verbale dans le premier cas, la cécité verbale dans le
second s'atténuer, rétrocéder, passer au second plan, sans jamais disparaître complètement. Le malade récupère le fonctionnement presque
complet d'un groupe d'images, mais jamais le fonctionnement parfait.
Il est d'ailleurs des cas où la lésion détruit complètement les deux
centres d'images : la symptomatologie reste alors pendant toute
l'évolution identique à ce qu'elle était au début ; surdité verbale avec
cécité verbale : c'est le type de l'aphasie sensorielle, telle que nous
l'aurons surtout en vue dans notre description.

Donc pour nous, et contrairement à la terminologie admise par le
professeur Charcot, dire qu'un malade présente la variété d'aphasie
dite « surdité verbale » c'est dire qu'il est en même temps alexique,
paraphasique et paragraphique. Par contre, si la surdité verbale était
le seul phénomène clinique présenté par lui, nous dirions qu'il est
atteint de surdité verbale pure. Nous nous expliquerons plus loin
d'une façon plus complète à ce sujet.

A. — Début

Le début de l'aphasie sensorielle est variable. Parfois elle éclate
brusquement, sans cause apparente, au milieu d'une santé parfaite,
par une attaque d'apoplexie. Le malade perd connaissance et quand il
revient à lui, il est incapable de comprendre les questions qu'on lui
pose, sa parole est bredouillée et inintelligible ; mais en général il ne
présente pas trace de paralysie des membres, tout au plus parfois et
pendant quelque temps seulement, une très légère hémiparésie
droite.

D'autres fois, le début est encore subit, mais la perte de connaissance n'a pas lieu. Le malade tout à coup se trouve privé de la possibilité de comprendre ses semblables.

Dans certains cas l'affection s'installe lentement, peu à peu et le

malade assiste à la progression de sa maladie dont il se rend parfai·
tement compte.

Enfin plus rarement les troubles se montrent d'abord intermittents,
durant quelques heures, quelques jours, s'améliorent ensuite pour
reparaître de nouveau ; et ce n'est qu'après une série de pareilles
intermittences que la maladie s'installe définitivement.

L'aphasie sensorielle affecte d'emblée et les images visuelles, et
les images auditives. Elle peut présenter dès le début son maximum
d'intensité et persister telle quelle pendant toute sa durée. Ou encore
à une première attaque le malade ne présente que de la surdité verbale,
à laquelle vient s'adjoindre soit progressivement, soit par une nouvelle
attaque, de la cécité verbale.

Quoi qu'il en soit du mode de début, l'aphasie sensorielle constituée
est caractérisée essentiellement par l'impossibilité de comprendre les
mots entendus et lus et par des troubles de la parole et de l'écriture.

B. — Période d'état

Comme nous l'avons dit plus haut, l'aphasie sensorielle entraine
par sa seule lésion des modifications dans les divers modes du langage. Le malade est dans l'impossibilité de comprendre les mots
entendus ou lus ; sa parole présente des altérations très manifestes et
son écriture est des plus défectueuses. Nous passerons successivement
en vue chacun de ces ordres de phénomènes.

a) **Surdité verbale.** — La surdité verbale domine la scène clinique.
On sait en quoi elle consiste : le malade, dont l'acuité auditive est normale, est incapable de comprendre les mots prononcés devant lui. L'audition est absolument intacte ; au moindre bruit le patient tourne la tête ;
il distingue parfaitement le tic-tac d'une montre ; mais les mots qu'il
entend n'ont pour lui aucun sens. Il ressemble, comme on l'a dit, à un
individu transporté dans un pays étranger dont il ne comprend pas la
langue. Les mots frappent son oreille comme sons, mais non comme
représentant des idées.

Au premier abord le malade a donc l'apparence d'un sourd fieffé ; il
reste immobile aux questions qu'on lui adresse, insensible à ce qui se
passe autour de lui. Si à cela on joint, lorsqu'il parle, l'abondance des

mots incompréhensibles qu'il émet, on comprendra facilement comment ces malades ont été considérés pendant longtemps comme atteints de confusion mentale. Baillarger le premier a distingué cet état de la surdité et de l'aliénation mentale; Wernicke l'a bien étudié comme variété d'aphasie.

Le degré de cette surdité verbale est d'ailleurs variable suivant les cas : en général le malade reconnaît presque toujours son nom prononcé devant lui, parfois il reconnaît son prénom ou le nom de ses proches, c'est déjà beaucoup plus rare. Le nom en effet appartient en propre à l'individu ; de plus, il constitue une des images auditives les plus fortement et les plus anciennement imprimées dans le centre auditif. Depuis la première enfance, pendant toute la vie, on est habitué à s'entendre à chaque instant appeler par son nom. Le nom constitue donc l'image la plus intense, la plus profonde, la plus personnelle que nous possédions. Aussi conçoit-on qu'elle subsiste à la perte de toutes les autres images. Cependant dans certains cas assez rares elle peut elle-même disparaître, et le malade ne comprend même plus le sens de son nom, il reste immobile sans comprendre quand on prononce son nom devant lui.

Nous devons nous expliquer ici sur le rôle du nom propre, et même du prénom dans les modalités diverses de l'aphasie. Il est admis aujourd'hui par tous les auteurs qui se sont occupés de l'aphasie, que le nom ne doit pas entrer en ligne de compte dans l'étude des phénomènes. Un agraphique total écrit le plus souvent son nom, parfois son prénom, beaucoup plus exceptionnellement le nom de sa femme et de ses enfants, de son métier, il n'en est pas moins agraphique et un malade qui ne peut écrire spontanément que ces seuls mots sera considéré comme agraphique. De même un malade qui ne reconnaît que son nom prononcé devant lui ou écrit est atteint de surdité ou de cécité verbale totale. C'est faute d'avoir tenu compte de ce fait que l'on voit des observations où le malade n'écrit, n'entend ou ne lit que son nom, et où l'auteur conclut que le malade ne présente pas d'agraphie, de surdité ou de cécité verbales. Comme nous l'avons dit plus haut, il faut d'autres recherches plus complètes pour se prononcer sur la présence ou l'absence de ces divers troubles du langage. Un aphasique n'est pas agraphique quand il peut traduire spontanément par l'écriture tout son langage intérieur, raconter l'histoire de sa maladie, ou donner des renseignements suffisants sur un fait qu'il doit connaître. De même pour la cécité et la surdité verbales. On se rend compte de l'état des images auditives et visuelles en posant au malade une série de questions sur des faits bien connus de lui ; en reprenant dans une question des mots déjà employés dans une phrase précédente, mais en les arrangeant de telle sorte que la réponse doive varier. Il faut se défier en effet que le malade ne devine le sens général de la phrase à l'aide de quelques mots usuels qui l'ont frappé et réponde comme au hasard. Il est bien entendu d'ailleurs qu'on ne saurait s'en remettre jamais aux affirmations du malade, quand il soutient qu'il comprend parfaitement tout ce qu'il lit, tout ce qu'il entend, et qu'il écrit parfaitement. On trouve partout cité l'exemple de ce malade de M. Lancereaux rapporté par Trousseau : « Ce malade prétendait jouir de toutes ses facultés, et vérification faite il ne pouvait ni lire, ni écrire, pas même dessiner la plus humble bergère, bien qu'il fût élève de Coigniet. »

On devra donc se rendre compte par soi-même et par des expériences multiples et répétées de l'état exact des diverses modalités du langage.

En dehors du nom propre que le malade reconnaît le plus souvent, mais non toujours, la surdité verbale présente une intensité très variable. Parfois elle s'étend à tous les mots. Aucun mot n'a de valeur pour le malade, qui se trouve ainsi absolument isolé de tout commerce. Parfois le sujet a conservé la compréhension de certains mots, mais la plus grande partie de ses images auditives sont détruites. Enfin la surdité verbale peut être très légère, et aura même besoin d'être recherchée avec soin, d'être dépistée. Au premier abord, le malade semble comprendre ce qu'on lui dit.

Si l'on répète chez ces malades les expériences que Thomas et Roux (1895) ont faites sur les aphasiques moteurs corticaux, on arrivera facilement à se rendre compte de l'altération de l'évocation spontanée des images auditives chez ces malades.

La surdité verbale semble faire défaut, et cependant elle existe : Le malade est frappé par l'ensemble des mots de la phrase ; les mots usuels familiers, en particulier, attirent son attention. Assez souvent il répond convenablement ; mais si l'on change le sens de la phrase, en reprenant les mêmes mots usuels, la réponse du malade ne change pas. Il avait deviné l'ensemble de la première demande; il n'avait pas compris le sens des mots et ne s'est pas aperçu du changement de la question. Par exemple, vous demandez à un malade : « Avez-vous des enfants? » il est frappé par le mot enfant et vous répondra par oui ou par non; mais si vous lui demandez : « Combien avez-vous d'enfants? », « Quel âge a votre enfant? », il croira à la même demande et vous répondra par le même oui ou le même non.

Donc, si la surdité verbale est parfois tellement intense, si complète qu'elle frappe dès le premier abord, et que souvent même ce malade ou son entourage attirent sur elle l'attention, parfois aussi elle est très légère, très discrète, et demandera à être recherchée avec le plus grand soin.

Chez les polyglottes, la surdité verbale peut porter uniquement sur une seule langue. D'une façon générale, c'est la langue la plus familière au malade, celle dont il se sert le plus, qu'elle soit sa langue maternelle ou qu'elle soit d'acquisition plus récente, — qui disparaît la dernière (Pitres, Dejerine), c'est elle aussi qui réapparaît la première. Le fait s'explique facilement. Le malade ayant l'habitude plus grande de cette langue, parlant ordinairement et dans ses relations et dans son langage intérieur les mots de cette langue, ses images seront beaucoup plus profondes et plus vives, et il est logique qu'elle survive à une lésion qui enlève les images moins accoutumées, moins familières.

Enfin, dans certains cas, le patient peut perdre complètement l'audition musicale. Les sons n'ont pour lui aucune valeur; il est incapable de reconnaître les airs qui lui étaient familiers avant son accident. L'amusie (Blocq) a fait l'objet de nombreux travaux dans ces dernières années. Eldgren distingue pour l'amusie les mêmes variétés que pour l'aphasie ; amusie motrice, amusie sensorielle avec deux variétés, visuelle et auditive.

Les centres de ces images musicales seraient distincts des centres d'images du langage proprement dit, mais placés immédiatement auprès d'eux. L'existence de faits d'amusie sans aphasie semble très favorable à cette manière de voir. Dans le même sens plaident ces faits où le malade aphasique a conservé ses facultés musicales.

b) **Cécité verbale.** — La cécité verbale est à la vision ce que la surdité verbale est à l'audition. Le malade est dans l'impossibilité de lire; les mots écrits n'ont pour lui aucun sens, « il n'y voit que du noir sur du blanc ». L'acuité visuelle du malade est parfaite. Il distingue parfaitement tous les contours, les détails des objets. Quelques-uns même, comme le malade de Gairdner, « ont conservé la conscience parfaite des ressemblances les plus délicates et les plus indescriptibles qui existent entre une écriture et une autre ». L'écriture est pour eux un simple dessin et non plus un mode de transmission de la pensée. L'idée que représente le mot leur échappe; ils ne peuvent plus passer du mot écrit à l'idée qu'il représente.

Fait intéressant, chez ces malades pour qui un mot écrit n'a plus aucun sens, la valeur des symboles est parfaitement conservée. Un des malades du service de notre maître, M. Dejerine, observé par nous à Bicêtre, atteint d'aphasie complexe avec cécité verbale, était incapable de lire les mots « République Française »; mais il prononçait immédiatement ces mots quand on dessinait au tableau les deux lettres R. F., entourées d'un cartouche. Il reconnaissait l'emblème, mais était incapable de lire le mot.

De même le malade de van den Abeele, incapable de lire l'imprimé ou le manuscrit, lisait parfaitement les rébus. Tous les malades reconnaissent de même parfaitement les dessins d'animaux et d'objets usuels. Un malade du professeur Charcot reconnaissait les lettres servant au langage secret usité dans son commerce, et possédait la clef de cette variété d'écriture : il reconnaissait parfaitement la valeur des objets indiqués par ce procédé. De même un malade observé par notre maître, M. Dejerine, alexique total, pouvait indiquer la marque de sa maison, c'est-à-dire la valeur numérique donnée à certaines lettres pour cacher aux clients le prix des objets. Un malade de Bernard, M. M. K., pouvait encore lire la notation dont usent les passementiers pour diriger le fonctionnement de leur métier dans la confection des diverses pièces. Tous ces malades jouent aux cartes, aux dominos (Trousseau).

Cette cécité verbale porte à la fois sur l'imprimé et le manuscrit. Toute page d'écriture même celle écrite par le malade (et nous verrons plus loin l'état de l'écriture chez ces malades), toute page imprimée est incomprise par le malade. Quand le malade peut écrire, il sait le sens des mots qu'il vient de tracer, par le fait même qu'il les a tracés, mais il est incapable de se relire. En écrivant, il est incapable de surveiller ce qu'il écrit. Il écrit comme dans l'obscurité ou avec un bandeau sur les yeux. Aussi l'écriture est-elle un peu déformée et les lettres sont-elles en général plus grandes qu'auparavant.

Le degré de la cécité verbale est très variable suivant les cas. Dans la forme la plus intense, les malades ont perdu complètement la notion des mots et des lettres ; ils sont absolument dans l'état d'une personne qui n'aurait jamais appris à lire. Quand la notion même des lettres fait défaut, on dit qu'il y a cécité littérale.

A un moindre degré, le malade reconnaît tout ou partie des lettres de l'alphabet. Le malade les distingue isolées, assez souvent dans l'ensemble d'un mot ; mais il est incapable de les rassembler pour constituer les syllabes (asyllabie de Bertholle), et de passer des syllabes au mot (cécité verbale). Ainsi un malade peut être atteint de cécité verbale sans avoir de cécité littérale : c'est dire qu'il reconnaît tout ou partie des lettres de l'alphabet, parfois les différentes lettres constituant le mot, mais ne peut s'élever à la compréhension du mot ; il a de la cécité du mot sans cécité des lettres.

Règle générale, les malades conservent la compréhension de leur nom propre, écrit ou imprimé. Comme pour l'audition, le malad atteint de cécité verbale, conserve le plus souvent la faculté de reconnaître son nom au milieu d'autres mots. La raison en est la même. Le nom fait partie du moi ; tout individu a l'habitude de voir souvent son nom écrit, sur les lettres, les papiers d'affaires, les livrets, etc. Le nom constitue un emblème que le malade sait le plus souvent distinguer. Plus rarement, cette conservation de mots écrits existe pour un plus grand nombre de mots spéciaux, toujours les mêmes pour tous les malades : prénom, noms de la femme et des enfants, de la ville natale, du métier. Leur conservation s'explique de la même manière : le malade se sert plus souvent de ces images ; leur impression est plus profonde, plus parfaite, elles résistent plus facilement que des images plus légères, moins intimes.

Enfin, il est des cas où la cécité verbale est très légère, où il faut savoir la faire apparaître. Parfois, en lisant une phrase, le malade reconnaît un mot qui lui fait deviner le sens général de la phrase ; si alors, comme nous l'avons montré chez les aphasiques moteurs corticaux avec M. Dejerine, on vient à transformer la phrase en conservant les mots principaux, ou si, à l'exemple de nos collègues et amis Thomas et Roux, on modifie le dessin du mot, la phrase ou le mot ne sont plus compris. Ici la cécité verbale est très atténuée ; le malade devine le sens des mots et des phrases, mais il le fait un peu au hasard ; la mimique d'ailleurs à ce moment, le regard interrogateur qu'il porte sur les assistants, demandant s'il ne s'est pas trompé, démontrent nettement qu'il n'est en rien assuré du sens de la phrase qu'on a mise devant ses yeux.

En résumé, dans les formes légères, le malade perd la compréhension des mots écrits : cécité verbale ; cette cécité verbale peut exister sans cécité littérale ; celle-ci n'existe que dans les formes intenses. Cette conservation de la faculté de comprendre les lettres, avec perte de la compréhension des mots, est facile à expliquer : elle relève de l'éducation. Nous avons tous appris à reconnaître d'abord les lettres prises isolément, puis à les réunir à d'autres lettres pour former les syllabes et les mots. Les images littérales sont donc plus anciennes, fondamentales : aussi elles disparaissent les dernières. On sait que récemment M. Javal a préconisé un nouveau système d'éducation, aujourd'hui admis dans la plupart des écoles. L'enfant commence par apprendre non l'alphabet, mais des syllabes ; l'instruction est d'abord syllabaire au lieu d'être littérale ; de plus, dès le premier jour, l'enfant apprend à écrire les syllabes qu'il prononce. Il apprend simultanément et non plus successivement à lire et à écrire. Il est possible et même certain que cette différence d'éducation entraînera des modifications dans l'aspect clinique de l'aphasie. La cécité littérale deviendra plus fréquente que la cécité verbale, puisque les images syllabaires seront les plus précoces et les plus profondes.

Dans certaines observations on voit signalé ce fait que le malade, incapable de lire par la seule vue, arrive à réveiller les images visuelles, à comprendre la signification des mots placés devant lui par l'intermédiaire du sens musculaire des prétendues images graphiques. Le malade suit avec le doigt sur le papier les signes tracés et trouve le sens du mot. Le malade de Charcot en est un exemple remarquable. Bien que nous devions revenir plus tard sur ce point, nous dirons dès maintenant que ce rôle adjuvant des mouvements de l'écriture, que cette lecture par le doigt est loin de se montrer dans tous les cas. Souvent, et on le trouve expressément indiqué dans un certain nombre d'observations, en suivant ainsi le tracé des lettres le malade ne peut arriver à en découvrir le sens. Nous avons répété à plusieurs reprises cette expérience sur nos malades de Bicêtre et de la Salpêtrière, et comme M. Dejerine l'avait déjà montré, elle n'a réussi qu'avec les malades qui écrivaient spontanément : or c'était précisément le cas du malade du professeur Charcot.

Ordinairement la cécité verbale ne porte que sur les lettres et les mots. La mémoire des chiffres est relativement bien conservée. Le malade reconnaît les chiffres isolés, peut lire les dizaines, les centaines et faire quelques opérations simples d'arithmétique. Rarement, cependant, les malades conservent toutes leurs aptitudes mathématiques quand la cécité verbale relève de la lésion du pli courbe. Le plus souvent la mémoire des chiffres est diminuée, mais dans une proportion infiniment moindre que la mémoire verbale.

La cécité verbale peut encore porter sur la notation musicale. Un musicien peut ainsi devenir incapable de lire une page de musique, même une page jadis familière ; les notes ont perdu tout sens pour lui, et ce qu'il joue, il l'exécute de mémoire ou par une nouvelle éducation, et cette rééducation se fait uniquement par l'ouïe.

Chez les sensoriels on peut encore observer une autre altération du langage, décrite par Freund : nous voulons parler de l'aphasie optique. Quand on présente au malade un objet, il est incapable d'en prononcer le nom. Il le reconnaît, il en sait parfaitement l'usage, mais il ne peut le dénommer. La vue seule de l'objet est insuffisante pour en réveiller l'image motrice d'articulation. Mais le malade vient-il à prendre l'objet dans sa main, immédiatement il en prononce le nom ; de même encore s'il peut le sentir, le goûter. Les mémoires tactile, gustative, olfactive, réveillent parfaitement l'image motrice d'articulation avec lesquelles elles ont conservé toutes leurs relations anatomiques. L'aphasie optique consiste donc dans ce fait que par la vue d'un objet, le malade tout en le reconnaissant ne peut le dénommer ; pour prononcer le nom il faut le secours d'un autre sens : tact, olfaction, etc.

A l'aphasie optique se lie assez souvent un autre phénomène dit cécité psychique. Dans ce cas le malade a perdu les images visuelles commémoratives des objets et des personnes. Il voit les objets, en perçoit tous les détails, mais il ne les reconnaît pas ; la vue de l'objet ne réveille plus les images anciennement acquises. Le malade est dans la situation d'un enfant qui voit un objet pour la première fois. Non seulement le malade ne reconnaît plus les objets, mais encore il ne reconnaît plus les personnes. Les parents deviennent pour lui des étrangers qu'il ne sait plus distinguer. Sort-il dans la rue, il ne reconnaît plus son chemin et tout lui semble vu pour la première fois. Aussi s'égare-t-il facilement. De même il en arrive à se perdre chez lui dans son appartement. Ces deux symptômes, aphasie optique et cécité psychique, n'existent pas isolément. Jusqu'à présent on ne les a observés que chez les aphasiques sensoriels. Ils peuvent exister simultanément ou l'un des deux peut faire défaut. Leur présence n'est d'ailleurs pas très fréquente.

c) **Parole.** — La lésion sensorielle entraîne toujours à sa suite des altérations de la parole parlée. Les centres sensoriels, et surtout le centre des images auditives, jouent sur le centre de Broca le rôle de régulateurs. Ils dirigent les fonctions de ce dernier. Quand nous parlons, nous entendons et nous percevons notre langage intérieur, et c'est l'évocation des images auditives qui nous renseigne si les mots articulés correspondent bien à l'idée que nous voulions exprimer. On conçoit donc facilement les altérations du langage parlé dans les cas de lésion sensorielle, et cela pour toutes les modalités du langage parlé.

Parole spontanée. — Ces modifications de la parole sont variables suivant les cas. Très exceptionnellement les troubles observés sont de tous points comparables à l'aphasie motrice. Le sujet n'a à sa disposition qu'un très petit nombre de mots, toujours les mêmes, qu'il applique à toutes les réponses. Le plus souvent il sait distinguer dans son vocabulaire restreint et employer d'une façon très juste les mots dont il a conservé la libre disposition. En tous les cas, les variantes de l'intonation persistent et permettent de manifester d'une façon rudimentaire la pensée intérieure.

Cette variété de troubles de la parole spontanée est rare et n'a rien de caractéristique. On peut même se demander si elle est bien une conséquence de l'aphasie sensorielle, ou si elle ne relève pas plutôt d'une autre lésion soit corticale, soit sous-corticale. De nouvelles recherches sont nécessaires sur ce point.

Bien autrement caractéristiques sont les troubles qu'il nous reste actuellement à étudier.

Règle générale, la parole de l'aphasique sensoriel se distingue dès le premier abord de celle de l'aphasique moteur.

Le sensoriel est un prolixe, « un verbeux, un loquace, mais son langage est incohérent (Dejerine) ». Pour exprimer ses idées, il accumule les mots, les répétitions de syllabes ; ses réponses sont longues, embrouillées, incompréhensibles ; il met vingt mots où il en faudrait un. Le moteur au contraire n'a qu'un registre vocal extrêmement restreint ; deux ou trois mots, parfois une seule syllabe constituent tout son vocabulaire, il ne peut articuler qu'un ou deux sons. Le sensoriel au contraire a conservé la possibilité d'articuler tous les mots, mais il les emploie à tort et à travers, à côté de leur sens, ou forme des mots sans aucun sens ; son centre d'images moteur d'articulation est intact, toutes les images sont conservées ; mais elles ne sont plus réglées, maîtrisées par le centre de l'audition ; elles se présentent sans ordre en tumulte, sortent sans direction, à tout propos, hors de propos, si bien qu'il est impossible de rien comprendre à cette abondance de syllabes rassemblées sans rime ni raison. Il y a ataxie du langage (Dejerine). Comme l'a fort bien dit Kussmaul : « Dans la paraphasie les idées ne correspondent plus à leur image vocale, si bien qu'au lieu de mots conformes au sens, surgissent des mots d'un sens contraire, complètement étrangers et incompréhensibles. La paraphasie peut être verbale ou littérale, le plus souvent il y a association des deux : c'est la jargonaphasie.

La paraphasie vraie, bien distinguée par de Fleury et surtout par l'école anglaise de l'aphasie de Broca, est extrêmement rare. Le malade prononce facilement et sans faute d'articulation tous les mots. Chacun de ces mots pris en lui-même est un mot vrai, qui existe dans le langage courant avec un sens bien déterminé. Mais le sensoriel l'emploie hors de son sens, il le rassemble à d'autres mots pareillement détournés de leur sens et forme ainsi des phrases, dont tous les mots pris en eux-mêmes existent comme termes du langage, mais dont le sens est complètement détourné.

Le paraphasique emploie les mots de sa langue, sans les altérer comme articulation, mais en les détournant de leur sens. « Il prononce correctement les mots, mais ces derniers ne correspondent pas aux idées qu'il veut exprimer (Dejerine). » Tel malade, si vous lui demandez comment il se porte, vous répondra : « il fait très beau aujourd'hui » et ce sur le ton qu'il aurait mis à vous dire : « très bien, Monsieur, merci ».

La paraphasie pure est exceptionnelle.

M. Dejerine n'en a observé qu'un seul cas chez un confrère atteint de cécité verbale avec agraphie. A la demande : « Avez-vous essayé d'écrire ? » le malade répondait : « Quand j'aurai montré tout le monde vis-à-vis de moi peut-être arriverai-je à parler moi-même ». « Avez-vous reçu des visites aujourd'hui ? » — « Un peu moins que les autres, c'est mon émission supérieure qui ne le veut pas. C'est que je ne puis répondre ce dont j'ai besoin. »

La paraphasie peut être variable suivant les circonstances ou suivant les idées que veut exprimer le malade. L'exemple de ce même confrère cité par M. Dejerine dans ses leçons de l'hôpital des Enfants, en est un bel exemple. « Un jour, dit M. Dejerine, il me montrait son urine en cherchant à me faire comprendre qu'il désirait qu'on en fit l'examen. Je savais qu'il avait été autrefois diabétique et qu'il en avait guéri. Je lui dis alors : « C'est entendu, j'examinerai votre urine. » Il me répondit : « Il est probable qu'il n'y aura rien du tout. Il n'y a rien à craindre. Cependant c'est à craindre car j'ai été longtemps comme cela. Mais maintenant il n'y a rien. Cependant je désirerais savoir si cette fois il n'y a rien à l'infini. Je l'ai subi à un degré très avancé quand c'est arrivé. » Ici la paraphasie était déjà moins incompréhensible, et pour les choses ordinaires de la vie, les formules banales de politesse, elle faisait complètement défaut. C'est ainsi que lorsque, en entrant, je le saluais en lui disant : « Bonjour, docteur, comment allez-vous aujourd'hui ? », il me répondait et très correctement par les phrases suivantes : « Pas mal, merci. Prenez donc une chaise. Comment se porte madame ? »

Cet exemple est un fait très rare de paraphasie pure. Tous les mots sont parfaitement exacts, l'application seule en est défectueuse. Et l'on voit que les phrases banales de la conversation, celles dont les images motrices sont les plus intenses et par suite le plus intimement unies avec les images auditives par leur répétition fréquente, sont aussi les mieux conservées.

Dans l'immense majorité des cas, la paraphasie se lie à la jargon-aphasie. C'est la forme typique de la parole de l'aphasique sensoriel. A côté des mots reconnaissables, le malade forge des mots sans sens aucun ; il entremêle tous ces mots ensemble, si bien que la phrase longue, difficile à suivre, ne présente absolument aucun sens. Le malade dont nous donnons plus loin l'observation très détaillée est un bel exemple de paraphasie avec jargonaphasie (Obs. 54).

En résumé, l'aphasique sensoriel est le plus souvent un verbeux, un prolixe; la phrase se compose de mots détournés de leur sens (paraphasie) mélangés de mots forgés de toutes pièces (jargon-aphasie).

Dans le chant, le malade présente des troubles identiques. Chez l'aphasique moteur, l'intervention de la musique, de l'image auditive des airs, ravive le souvenir des images motrices d'articulation, et il est de notion classique que l'aphasique moteur articule mieux en chantant qu'en parlant. Il chante mieux qu'il ne parle. Chez le sensoriel au contraire le centre régulateur auditif n'existe plus; l'air reste conservé; mais les mots qui l'accompagnent sont ou forgés de toutes pièces ou détournés de leur sens. Le malade a de la paraphasie et de la jargon-aphasie en chantant comme en parlant. Notre malade (Obs. 54) en est un exemple très net.

Cependant chez un aphasique sensoriel que nous avons pu observer dans le service de notre Maître, M. Albert Robin, dans l'acte du chant l'articulation des mots était remarquablement mieux conservée que dans la parole spontanée; il chantait la *Marseillaise* de telle sorte qu'on pouvait reconnaître la plupart des mots; quelques mots seulement étaient forgés. Au contraire pour la parole spontanée, la paraphasie et la jargonaphasie étaient telles que le discours devenait complètement incompréhensible (Obs. 60).

Nous avons vu que le sensoriel reconnaît généralement son nom écrit ou prononcé devant lui, bien qu'il soit atteint de cécité ou de surdité verbale totale. Et cependant un tel malade ne peut prononcer correctement son nom. Il y a là une anomalie, mais en apparence seulement, et dont Freud a donné une explication très satisfaisante. Nous sommes tous habitués à entendre prononcer à chaque instant notre nom; c'est notre caractéristique, c'est depuis l'enfance le seul moyen qu'on ait pour attirer notre attention, pour s'adresser à nous. L'image auditive est donc très ancienne et très profonde. Assez souvent aussi nous avons l'occasion de voir notre nom écrit ou de l'écrire nous-même; à chaque instant nous recevons des lettres ou des papiers où est inscrit notre nom. L'image visuelle du nom est donc fortement marquée et persiste le plus souvent. Au contraire, nous ne prononçons presque jamais notre nom ; il est relativement très rare, par rapport au mot entendu, lu ou écrit, que nous ayons l'occasion de prononcer notre nom. Aussi l'image motrice d'articulation du nom est-elle relativement beaucoup moins profonde que l'image auditive ou visuelle et disparaît-elle beaucoup plus facilement. Un sensoriel qui reconnaît son nom écrit ou prononcé devant lui, est incapable de le prononcer.

L'aphasique sensoriel en prononçant ces mots sans aucun sens n'a pas le plus souvent conscience que les mots prononcés ne correspondent pas à l'idée qu'il veut émettre, et il se fâche de n'être pas compris. S'il s'aperçoit des troubles de son langage il entremêle assez souvent (Obs. 60) ses phrases de jurons qu'il articule nettement sans les altérer, parfaitement reconnaissables.

Parole répétée. — La parole répétée est très défectueuse chez le sensoriel. Les mots entendus ne sont pas compris et par suite ne sont pas répétés ; ou si la surdité verbale est incomplète, ou si le malade a cru comprendre le sens général de la phrase, la lésion du centre des images auditives aura les mêmes conséquences que pour la parole spontanée. La parole répétée présentera de la paraphasie et de la jargonaphasie.

Lecture à haute voix. — L'altération des images visuelles entraînera des phénomènes analogues. Les mots écrits ou imprimés placés devant le malade ne sont pas compris ; il tourne la page en tous sens parfois à l'envers, et cherche à deviner le sens. S'il cherche à lire à haute voix, sa parole présentera tous les caractères de la paraphasie et de la jargonaphasie.

La prononciation des chiffres est souvent moins altérée que celle des lettres et des mots. Parfois mais rarement le malade donne exactement le chiffre demandé. Le plus souvent il se sert de périphrases. Ainsi le malade de Blueler disait pour 4 : « Un de moins que dans la main. » Enfin il peut y avoir ici comme pour les lettres de la paraphasie et de la jargonaphasie.

d) **Écriture.** — Chez les aphasiques sensoriels l'écriture est toujours très troublée à la période d'état. Il est beaucoup plus facile d'étudier l'état de l'écriture chez le sensoriel que chez l'aphasique moteur. Celui-ci est en effet presque toujours hémiplégique droit. Au contraire, les zones sensorielles du langage sont beaucoup plus éloiguées de la zone psycho-motrice et la coïncidence de l'hémiplégie est exceptionnellement rare. Règle générale, le malade a conservé la possibilité de tous les mouvements du membre supérieur droit et des doigts de la main droite. Pour tous les usages ordinaires de la vie, il s'en sert d'une façon absolument normale, absolument comme avant sa maladie. Les conditions sont donc très favorables à l'étude de l'écriture.

Écriture spontanée. — Assez souvent le malade ne peut tracer sur le papier que des lignes informes, irrégulières, sans aucun sens, où il est impossible de distinguer le moindre rudiment de lettre ou de mot.

Mais il arrive souvent que l'écriture du nom propre soit conservée. Le malade écrit parfaitement son nom, mais il n'écrit que ce seul mot, quoi qu'on lui demande d'écrire. Il est, comme l'on dit, intoxiqué par le mot. Mais il n'en est pas moins agraphique total.

Nos malades (Obs. 54 et 60) en constituent des exemples remarquables. Le premier (Obs. 54) est incapable d'écrire spontanément même son nom ; à peine s'il ébauche la première lettre S. Dans les essais d'écriture sous dictée, d'après copie on retrouve toujours cette même lettre S vaguement esquissée et suivie de traits informes ne ressemblant en rien à des lettres. Notre second malade (Obs. 60) écrivait spontanément le seul mot : *Marce*. Sous dictée, d'après copie, toujours il ne reproduisait que ce même mot. Nous avons essayé de le faire écrire à l'aide des cubes alphabétiques : L'agraphie a été tout aussi absolue ; mais, fait très intéressant, dès que le malade se trouvait en face de ces cubes, immédiatement il choisissait les lettres *M* et *A* et les plaçait l'une auprès de l'autre, mettant tantôt l'*M* devant l'*A*, tantôt après ; exceptionnellement il rapprochait un *R*. Sous dictée, d'après copie, toujours il revenait à ces mêmes lettres *A* et *M*. Or c'étaient précisément les lettres qui commençaient *Marce* qu'il reproduisait sans cesse par l'écriture ordinaire. Avec les cubes alphabétiques il ne pouvait donc qu'ébaucher le seul mot qu'il écrivait spontanément.

Il existe encore pour l'écriture du nom un point que nous devons mettre en relief. Le malade qui écrit son nom spontanément donne sa signature, d'une écriture rapide et facile, sans oublier le paraphe ; les lettres sont nettes et bien formées. Au contraire, fait-on copier à ce malade son nom, l'écriture est lente, pénible, les lettres tremblées et mal formées. Si on compare la signature spontanée à la copie du nom (Obs. 59) on voit immédiatement que l'écriture spontanée du nom est infiniment plus belle, plus parfaite que l'écriture d'après copie. Ce fait prouve bien que le malade possède son nom écrit comme emblème, et non comme assemblage de lettres; le nom propre est donc tout à fait différent des autres mots.

Cette signature frappe encore par l'extrême ressemblance avec celle que traçait le malade avant son affection. En outre, si on l'arrête pendant qu'il écrit son nom, il ne sait plus où il en est rendu, il lui est très difficile de continuer, et plutôt que d'achever le mot commencé, il l'écrit de nouveau en entier. De même il lui est très difficile, parfois impossible, d'écrire isolément une des lettres de son nom, qu'il vient d'écrire en entier correctement. Il n'écrit les lettres qui composent son nom que dans l'ordre même où elles sont placées dans ce nom. Le malade écrit donc bien son nom, comme un emblème, un tout dont il ne peut dissocier les éléments. Ce malade, si on lui demande *seulement* d'écrire son nom, semblera avoir l'écriture parfaite. Erreur absolue, il ne peut écrire spontanément une seule lettre; et loin d'écrire couramment, il est agraphique total. Le nom personnel dans l'étude de l'aphasie, n'a donc aucune valeur; il est nécessaire de pousser plus loin l'examen pour se rendre compte de l'état des diverses modalités du langage.

L'agraphie avec conservation du nom seul est l'état caractéristique de l'écriture chez les aphasiques sensoriels.

Exceptionnellement certains malade présentent du côté de l'écriture des troubles analogues à ceux de la parole (Obs. 37). L'écriture est facile, courante; le malade écrit vite, couramment, sans difficulté ni peine apparente; les lettres sont bien formées, et régulièrement unies ensemble en syllabes et en mots. Mais ces mots ne correspondent pas à la pensée de l'auteur. Il avait dans l'idée tel mot, et il a tracé tel autre qui ne correspond pas le moins du monde. Parfois le malade saute une syllabe, ou redouble une syllabe. Enfin il peut écrire des mots sans aucune espèce de sens. On dit dans le premier cas que le malade a de la paraphasie en écrivant, et dans le second de la jargonaphasie en écrivant. Comme pour la parole, ces deux troubles sont le plus souvent mélangés et non pas isolés, purs. Il faut remarquer que dans ces cas, d'ailleurs exceptionnels, le malade écrit sans se rendre compte des mots tracés, en dehors du contrôle de la vue; il est incapable de relire ce qu'il a écrit. Les lettres sont plus grandes que normalement, et plus droites. Elle ressemblent à celles que l'on ferait avec un bandeau sur les yeux.

Dans l'immense majorité des cas, l'aphasique sensoriel a conservé la motilité parfaite de ses membres; son bras droit jouit de l'intégrité absolue de ses mouvements. Aussi le malade fait-il ses essais d'écriture en écriture ordinaire. Si exceptionnellement le bras droit est paralysé, le malade écrit alors de la main gauche. Le plus souvent alors il emploie même dans ce cas l'écriture ordinaire. Rarement il écrit de droite à gauche, en miroir. Cette écriture spéculaire n'a plus d'ailleurs aujourd'hui aucune importance. Elle ne constitue pas, comme on le prétendait jadis, une variété spéciale d'aphasie; elle représente l'écriture instinctive normale de la main gauche (Durand).

Règle générale, l'écriture des chiffres est mieux conservée que celle des lettres et souvent un malade est agraphique total qui peut encore tracer les chiffres, les nombres de deux et trois chiffres, les reconnaître, les distinguer les uns des autres et même exécuter les opérations élémentaires de l'arithmétique.

Écriture sous dictée. — L'écriture sous dictée est impossible. Le malade, étant atteint de surdité verbale, ne comprend ce qu'on lui ordonne, ni ne reconnaît les mots qu'on lui dicte; il est donc incapable de les tracer sur le papier. Parfois s'il croit avoir compris, et s'il s'essaie à traduire par l'écriture les mots qu'il a cru entendre, on remarque alors pour l'écriture sous dictée les mêmes altérations que pour l'écriture spontanée : ou bien le plus souvent il ne trace que des lignes informes ne ressemblant en rien à des lettres, ou bien il répète indéfiniment son nom, ou bien encore il dénote de la paraphasie en écrivant. En d'autres termes, on observe un parallélisme complet entre l'écriture sous dictée et l'écriture spontanée.

Écriture d'après copie. — Chez tout aphasique on doit rechercher successivement l'état de la copie d'un imprimé et l'état de la copie d'un manuscrit. L'aphasique sensoriel présente exactement les mêmes troubles, quel que soit le modèle d'écriture qu'on lui donne à copier. Il copie le modèle comme un dessin, trait pour trait, s'efforçant de rendre exactement ce qu'il a devant les yeux. Il copie comme un homme normal copierait des hiéroglyphes, de l'hébreu, du sanscrit ou du chinois (Gairdner). Il copie mécaniquement, servilement (Dejerine). Il transcrit donc la cursive en cursive et l'imprimé en imprimé. Si on lui enlève le modèle, il est incapable de continuer. Pour exécuter cette copie il lui faut un temps fort long ; pour copier quelques mots, l'aphasique sensoriel met une demi-heure, une heure et plus. En copiant l'imprimé, les lettres majuscules en particulier, il trace d'abord le squelette des mots, les lignes qui forment le dessin des mots, puis il noircit l'intervalle de ces traits. La fatigue arrive vite et il est difficile de prolonger longtemps la copie.

L'existence de l'agraphie sensorielle, autrefois très discutée, niée même par certains auteurs (Bernard), est aujourd'hui admise par tous les auteurs. Les faits cliniques vérifiés par l'autopsie sont venus dans ces dernières années démontrer d'une façon absolue que la destruction du pli courbe et de la première temporale entraîne outre les troubles de la lecture et de l'audition, la perte complète de l'écriture, malgré l'intégrité parfaite du pied de la deuxième frontale.

Les autopsies de M. Dejerine, de Berkhan, de Sérieux, de Banti et de Souques ont définitivement jugé la question. M. Pitres a admis son existence au récent congrès de Lyon (1894). Il est donc inutile d'insister sur un fait aujourd'hui démontré et indiscuté.

c) **Hémiopie.** — L'hémiopie homonyme latérale droite constitue un symptôme fréquent, presque constant de l'aphasie sensorielle. Quand on examine au campimètre le champ visuel du malade, on s'aperçoit que la moitié droite du champ visuel a complètement disparu. Exceptionnellement il n'existe que la moitié gauche du champ visuel, et la limite droite extrême passe exactement par le point de vision ; le plus souvent à la partie centrale le champ visuel empiète très légèrement sur la moitié droite du champ.

L'étude de l'hémiopie est particulièrement difficile à faire chez les sensoriels. Il est en effet très difficile de se faire comprendre de ces malades, puisqu'on ne peut communiquer avec eux ni par la parole ni par l'écriture. Pour se rendre compte de cette altération du champ visuel, il faut étudier soigneusement ces malades dans leurs actes journaliers, ou encore faire pénétrer, sans qu'ils s'en doutent, un objet dans leur champ visuel, et rechercher avec soin à quel moment ils l'aperçoivent.

Ce symptôme a été vu dans l'aphasie par Sander, Bernhardt Cohn, Huguenin ; mais ce n'est que depuis la connaissance de la

M.   4

cécité verbale que son étude a vraiment attiré l'attention des observateurs.

Les auteurs se sont très divisés sur la fréquence et la valeur de l'hémiopie dans la variété dite cécité verbale de l'aphasie sensorielle. D'après Bernard, « ni l'hémiopie, ni, en son absence, un symptôme équivalent, tel que le rétrécissement concentrique du champ visuel, n'ont encore fait défaut dans aucun cas de cécité verbale où l'examen de la vue a été convenablement pratiqué » ; J.-L. Prévost admet que l'on peut citer des observations de cécité verbale sans hémianopsie. La question est aujourd'hui définitivement jugée. La cécité verbale et l'hémiopie ne sont pas dépendantes l'une de l'autre et peuvent ou coexister ou être isolées. Dans les observations de Sérieux (1891), de Bernhardt (1874), on trouve signalé expressément l'absence d'hémiopie.

Déjà en 1891, M. Dejerine donnait la raison anatomique de la présence ou de l'absence de l'hémiopie dans les cas de cécité verbale. L'hémiopie tient à la section des radiations optiques de Gratiolet. Par sa face profonde, le pli courbe est en rapport immédiat avec ces radiations optiques, qui venues des lèvres de la scissure calcarine, centre de la vision générale, vont se rendre à la couche optique et au corps genouillé externe. Que la lésion reste localisée à la corticalité du pli courbe, la symptomatologie observée sera celle de la cécité verbale : perte de la compréhension des mots lus, paraphasie et agraphie ; le champ visuel sera intact ; l'hémianopsie n'existe pas. Que la lésion au contraire gagne les couches profondes, qu'elle atteigne et sectionne les radiations de Gratiolet, immédiatement l'hémiopie en sera la conséquence et viendra s'ajouter à la cécité verbale. L'hémiopie ne constitue donc pas un symptôme de la cécité verbale par lésion du pli courbe ; elle ne relève pas de la même lésion corticale que la cécité verbale ; elle représente un phénomène qui peut ou non coïncider avec elle, plus fréquemment l'accompagne, et indique que la lésion a franchi la corticalité pour couper les fibres blanches sous-jacentes.

En général, l'hémiopie ne gêne guère les malades qui n'en ont pas conscience. (Voir obs. 54). Le patient remédie à cette perte d'une moitié du champ visuel par des mouvements inconscients de la tête.

Le plus souvent, c'est par hasard que le malade la découvre. L'observation de Charcot en est un exemple bien remarquable. C'est en jouant au billard que M. P... découvrit son hémiopie. Il ne voyait que la moitié du billard et la moitié des billes. Parfois le malade en a parfaitement conscience et attire sur ce sujet l'attention du médecin.

L'hémiopie peut s'accompagner de perte de la sensation des couleurs dans la moitié du champ visuel atteinte. A l'hémiopie se surajoute l'hémiachromatopsie (Landolt, Dejerine, Vialet) qui relève de la même lésion.

Pour Vialet l'hémiachromatopsie apparaîtrait la première. Le malade perdrait d'abord la faculté de reconnaître les couleurs dans une moitié du champ visuel, tandis que la perception lumineuse est conservée. De l'étude clinique il conclut « l'hémiachromatopsie relève d'une perturbation fonctionnelle du début, de phénomènes d'ischémie consécutifs à la thrombose de l'artère occipitale et surtout du rameau calcarien de cette dernière, tandis que l'hémianopsie est la conséquence de la nécrose consécutive, puis de la sclérose du territoire cortical nourri par cette artère ».

f) **Motilité.** — Les aphasiques sensoriels jouissent de l'intégrité de leurs mouvements. Toutes les fois que la lésion est nettement localisée au siège de ce trouble aphasique, toujours la motilité est intacte. La force musculaire est conservée, parfois cependant très légèrement diminuée dans les quatre membres et également des deux côtés. (Voir obs. 54.)

L'aphasique âgé est en effet le plus souvent un athéromateux. Mais il n'y a pas de paralysie vraie, d'où la facilité de l'étude des troubles de l'écriture chez ces malades. Lorsque la paralysie apparaît, elle indique que la lésion a gagné en avant les zones psycho-motrices et le plus souvent alors à l'aphasie sensorielle vient s'allier l'aphasie motrice, donnant lieu ainsi à une aphasie complète, totale.

g) **Intelligence.** — 7° Ordinairement l'intelligence de ces malades est assez fortement touchée. Par la perte simultanée de l'audition, de la lecture, de la parole et de l'écriture, ils se trouvent séparés de tout commerce avec leurs semblables. En outre, la lésion détruit les images sensorielles des mots, les plus anciennes et les plus importantes. Aussi l'affaiblissement intellectuel est-il généralement plus accusé que dans l'aphasie motrice.

h) **Mimique.** — Ce déficit intellectuel se traduit dans la mimique. Le langage mimique, naturel, est en rapport avec l'intelligence du sujet. Par sa mimique l'aphasique sensoriel parvient à faire comprendre ce qu'il veut, ordinairement celle-ci est assez expressive; elle ne fait défaut, il n'y a amimie que lorsque l'intelligence a presque complètement disparu. Mais si on compare la mimique de l'aphasique sensoriel dont les images auditives et visuelles ont disparu, à celle d'un aphasique pur, sous-cortical, dont toutes les images du langage sont intactes, on est frappé de la différence. Chez l'aphasique pur la mimique est autrement rapide, variée et expressive. Chez l'aphasique sensoriel par lésion des images du langage, la mimique est toujours moins expressive que chez l'homme sain.

C. — Évolution et formes cliniques

Tel est l'état complexe du malade atteint d'une lésion ayant détruit la circonvolution d'enceinte de la scissure de Sylvius à sa partie postérieure : Surdité verbale, cécité verbale, paraphasie, agraphie et hémiopie (dans le plus grand nombre des cas pour ce dernier symptôme). Cette première période de l'affection peut durer un temps variable, dépendant uniquement du siège de la lésion.

Quand le gyrus supra marginalis est détruit, avec altération du pli courbe et de la partie postérieure de la première temporale, on a le type complet de l'aphasie sensorielle, tel que nous l'avons décrit, et cette aphasie persiste en général avec tous ses caractères pendant toute la survie du malade. Il reste pour toujours atteint de surdité et de cécité verbales, de paraphasie et d'agraphie.

Mais souvent la lésion qui frappe la circonvolution d'enceinte, prédomine vers le pli courbe ou vers la première temporale. Dans l'un et l'autre cas, au début on aura toujours le tableau complet de l'aphasie sensorielle; mais ce tableau sera passager, transitoire; et la symptomatologie se trouvera diminuée de l'un ou l'autre des phénomènes, le malade récupérera partiellement une de ses facultés.

Si la lésion prédomine au pli courbe, la surdité verbale s'atténue, mais jamais elle ne disparaît complètement. Toujours à de certains moments, à propos de certaines phrases le malade comprend avec peine, avec effort ce qu'on lui dit, et parfois même ne comprend pas du tout. La cécité verbale domine la scène clinique, mais ne l'occupe pas seule. Le malade a perdu la faculté de reconnaître les mots écrits. Il persiste alors la variété d'aphasie dite cécité verbale; elle

est caractérisée par les phénomènes suivants : Le malade est incapable de comprendre l'écriture, aussi bien l'imprimé que le manuscrit ;
il existe de la paraphasie pour la parole spontanée ; la parole répétée
est aussi altérée ; la lecture à haute voix est impossible ; l'agraphie
est totale ; enfin il existe presque toujours de l'hémiopie (voir obs. 53).

Avec une lésion prédominante dans le domaine des première et
deuxième circonvolutions temporales la surdité verbale persistera
indéfinie ; la variété d'aphasie sera dite « surdité verbale ». Le
malade a perdu la faculté de comprendre les mots entendus; il les
distingue comme bruits, mais non comme emblèmes d'une idée ; paraphasie pour la parole spontanée et la lecture à haute voix ; impossibilité plus ou moins accusée de la parole répétée ; cécité verbale,
qu'il faut souvent savoir mettre en relief, enfin agraphie totale. Ici
l'hémiopie manque constamment.

En d'autres termes, nous admettons avec notre maître M. Dejerine,
qu'il n'existe qu'une seule variété d'aphasie sensorielle, l'aphasie de
Wernicke. Elle peut persister telle pendant toute la durée de l'affection, ou être passagère. Elle fait place alors, et suivant la prédominance de la lésion, à l'une des deux sous-variétés : cécité verbale et
surdité verbale. Celles-ci ne sont dans l'immense majorité des cas
que des reliquats d'aphasie sensorielle. Il est exceptionnel de voir
l'affection, dans les variétés d'aphasie sensorielle par destruction
directe des images sensorielles du langage, se présenter, du début
jusqu'à la fin, sous la seule variété cécité ou surdité verbale. Presque
toujours il a existé, très passagèrement peut-être, de l'aphasie sensorielle que le médecin appelé trop tard n'a pu observer. Nous sommes
convaincu, par l'examen des malades que nous avons eus à notre
disposition pendant notre internat chez M. Dejerine, tant à
Bicêtre qu'à la Salpêtrière, nous sommes convaincu que souvent
des altérations de la lecture et de l'audition sont passées inaperçues
faute d'un examen suffisant. Le malade, honteux de son état, affirme
qu'il comprend tout ce qu'il lit, alors que souvent il ne comprend pas
un seul mot. Parfois il ne comprend qu'un seul mot et à l'aide de ce
mot devine l'ensemble de la phrase. Il est donc indispensable de se
livrer à des examens répétés et variés, de changer le sens des phrases
en employant autant que possible les mêmes mots, pour se rendre
compte que tel malade qui prétendait ou semblait comprendre complètement tout ce qu'il lisait, est cependant atteint de cécité verbale

parfois très prononcée. Lorsqu'on étudie — et nous avons fait cet examen sur un très grand nombre d'aphasiques moteurs corticaux, ainsi que Thomas et Roux — ces malades à ce point de vue, on arrive à démontrer, chez tous ceux qui n'ont pas récupéré la parole, l'altération fonctionnelle ou la perte d'évocation spontanée des images visuelles des mots. Mais, à mesure que chez les aphasiques moteurs corticaux la parole revient, les troubles de la lecture et de l'écriture s'atténuent et le malade récupère la possibilité de comprendre les mots écrits et de traduire spontanément ses pensées par l'écriture en même temps qu'il récupère la possibilité d'émettre spontanément par la parole toutes ses idées. De même pour les troubles de l'audition. Tel malade qui semble comprendre parfaitement la parole parlée, qui peut même suivre une conversation et s'y intéresser, présente cependant des troubles latents de surdité verbale qu'un examen approfondi et des artifices spéciaux mettent en pleine lumière ; nos collègues et amis Thomas et Roux ont mis le fait hors de doute.

Que vont devenir ces malades atteints de cécité ou de surdité verbales ? La restitutio ad integrum, la reprise de possession de toutes les facultés intellectuelles est exceptionnelle, si même elle est possible. Le professeur Lordat, qui a publié son auto-observation de cécité verbale, était incapable après sa guérison de faire son cours sans notes, ce qu'il faisait parfaitement avant son attaque. Règle générale, même dans les cas les plus favorables, l'aphasie sensorielle laisse à sa suite une diminution manifeste de l'intelligence, alors même que le malade a recouvré les divers modalités d'extériorisation du langage intérieur.

La cécité et la surdité verbales s'atténuent, le malade récupère la possibilité de comprendre la plupart des mots lus ou entendus ; mais la guérison complète n'existe pour ainsi dire pas ; il reste toujours des traces évidentes de la maladie. Les troubles de la parole et de l'écriture persistent d'ordinaire indéfiniment ; M. Dejerine a suivi des aphasiques sensoriels pendant 3 et 4 ans sans voir l'agraphie et la paraphasie disparaître. Parfois les troubles de la parole sont très accentués. Parfois encore le malade ne présente qu'une hésitation passagère pour certains mots. Dans le langage courant il a la parole assez libre pour pouvoir vaquer à ses occupations, mais certains mots l'arrêtent qu'il ne peut émettre qu'avec effort, après hésitation. Au contraire, le plus souvent l'agraphie persiste. Le malade ne peut réapprendre la valeur des signes de l'écriture, et bien qu'il ne présente pas trace de paralysie, il est incapable d'exprimer ses pensées par ce moyen. Enfin l'hémiopie, quand elle existait, persiste d'ordinaire indéfiniment. Comme exemple nous pouvons citer l'observation du professeur Pitres où le malade était agraphique seulement du côté droit et hémiopique, et que l'auteur donne comme un type d'agraphie pure. Or, ainsi que l'hémiopie le montre, il s'agit ici d'agraphie sensorielle, comme que l'a fait remarquer M. Dejerine.

Le pronostic est donc relativement plus grave que pour l'aphasie motrice de Broca, qui assez souvent guérit sans laisser de traces.

Chez l'enfant le pronostic est beaucoup moins sombre que chez l'adulte. Chez celui-ci, en effet, les cellules cérébrales sont hautement différenciées, chacune s'est spécialisée, et quand une lésion entraîne la destruction de ces cellules, la suppléance, bien que possible, se fait péniblement et lentement. Il n'en est pas de même chez l'enfant. Par hérédité certains groupes de cellules emmagasinent plus facilement telle variété d'images ; mais qu'une lésion enlève ce centre d'images déjà constitué, et un autre centre se reformera emmagasinant les images de même nature nouvellement acquises. Chez l'enfant les suppléances fonctionnelles sont faciles. Aussi dans l'immense majorité des cas, et bien que ce ne soit pas là une règle absolue, l'aphasie corticale, motrice ou sensorielle chez l'enfant, guérit sans laisser de trace. Il est de notion courante de trouver, à l'autopsie des malades frappés pendant l'enfance d'hémiplégie cérébrale, de vastes lésions ayant enlevé les centres ordinaires des images du langage, sans que l'examen le plus attentif ait pendant la vie révélé la moindre altération du langage. Comment se fait la suppléance ? Par les zones similaires corticales du cerveau droit ?

C'est ce qui semblerait résulter d'une observation de Wernicke : Un adulte devient aphasique et hémiplégique droit, puis récupère la parole ; une seconde attaque d'apoplexie rend de nouveau le malade aphasique en même temps que se développe une hémiplégie gauche. L'autopsie révèle une lésion ancienne du centre de Broca du côté gauche, et une lésion plus récente du pied de la troisième frontale droite.

§ II. — Aphasie totale.

Il existe une seconde variété complexe de troubles du langage, mélange des deux variétés d'aphasie, motrice et sensorielle. On la désigne sous le nom d'*aphasie totale*. Elle résulte de deux lésions, l'une ayant détruit la circonvolution de Broca, l'autre la circonvolution d'enceinte de la scissure Sylvius. Les caractères cliniques seront faciles à déduire. L'aphasie motrice est totale; le malade ne peut prononcer aucun mot ou seulement quelques rares mots spontanément, en répétant ou en lisant; la cécité verbale est totale, de même la surdité verbale; l'agraphie est aussi complète pour l'écriture spontanée, sous dictée ou d'après copie; la copie se fait mécaniquement, comme un dessin, l'imprimé en imprimé, le manuscrit en manuscrit; l'hémiopie est de règle. Le malade enfin est hémiplégique.

Cette variété d'aphasie tient à la fois des deux variétés motrice et sensorielle d'aphasie : Les troubles du langage parlé sont identiquement ceux de l'aphasique moteur cortical. A l'aphasie sensorielle ressortissent la cécité verbale et la surdité verbale, qu'on ne rencontre jamais à un degré aussi prononcé chez les aphasiques moteurs corticaux. Enfin l'écriture présente les mêmes caractères que chez le sensoriel vrai.

§ III. — Aphasies sensorielles pures.

A côté de ces formes d'aphasie il existe des variétés d'aphasie dites pures, c'est-à-dire des formes cliniques où le malade n'a perdu qu'une des modalités du langage, parole, lecture, audition, avec conservation des autres modes du langage. Ces formes constituent un groupe à part, trouble de réception ou d'extériorisation de la pensée.

L'usage veut que l'on décrive ces formes pures comme des variétés d'aphasie. Nous pensons qu'il vaudrait mieux, malgré le sens étymologique du mot aphasie qui convient aussi bien à l'aphasie motrice sous-corticale qu'à la variété corticale, nous pensons qu'il serait préférable de réserver le nom d'aphasie aux troubles du langage résultant de la lésion même de la zone du langage, où toutes les modalités du langage sont frappées par une seule lésion. Les aphasies pures devraient former un groupe à part; elles se caractérisent nettement par l'intégrité du langage intérieur (Dejerine), la notion du mot est parfaite : le malade n'a perdu que la faculté d'un mode d'extériorisation (parole spontanée) ou de réception (compréhension de la parole parlée ou écrite) du langage. Dans ces formes pures, la zone du langage est intacte, elle est seulement privée d'une de ses connexions avec la corticalité motrice, visuelle ou auditive.

La clinique et l'anatomie pathologique séparent nettement les formes pures d'aphasie des formes par lésion de la zone du langage. Cependant et pour nous conformer à l'usage, nous exposerons ici la symptomatologie des variétés sensorielles pures.

Des exemples cliniques de cécité verbale pure avaient déjà été publiés par Wesphal et Charcot, mais son existence anatomique et clinique n'a été démontrée que récemment par M. Dejerine (1892) qui l'a opposé nettement à la cécité verbale ordinaire et en a montré toutes les différences. Dans la cécité verbale pure le malade voit le mot écrit, il en distingue les traits, reconnait les différences entre deux mots; mais il est incapable d'en comprendre le sens. Il reconnait le mot en tant que dessin, mais non pas comme représentant d'une idée; le dessin du mot n'éveille plus dans son esprit l'idée correspondante. La perte de la compréhension des mots écrits est identique à celle que nous avons décrite dans l'aphasie sensorielle vraie. Mais les images visuelles sont intactes; le malade peut les évoquer spontanément : aussi il écrit parfaitement toutes ses pensées spontanément et sous dictée, mais il est incapable de se relire. Son écriture spontanée est plus grosse, plus droite qu'à l'état normal, il écrit comme quelqu'un qui aurait les yeux bandés. Cette impossibilité de comprendre la valeur des mots écrits altère beaucoup aussi l'écriture d'après copie. Le malade copie mécaniquement, servilement, trait pour trait, comme un dessin (Dejerine); il copie le manuscrit en manuscrit, l'imprimé en imprimé, cherchant à imiter le plus possible son modèle, et dès qu'on lui retire celui-ci, il s'arrête incapable de continuer. Mais son langage intérieur est intact (Dejerine). Il comprend tout ce qu'on lui dit, et peut évoquer spontanément toutes les images auditives. Il parle comme un individu normal sans présenter aucune trace de paraphasie ou de jargonaphasie. La symptomatologie se résume donc à la perte de la compréhension des mots écrits, au symptôme cécité verbale avec copie servile, et impossibilité de la lecture à haute voix. Mais la parole spontanée, la compréhension des mots entendus, l'écriture spontanée sont parfaitement conservées.

Le degré de cette perte de la compréhension des mots écrits ou imprimés, est d'ordinaire très accentué. Presque toujours la cécité verbale est totale, à la fois littérale et verbale. Les lettres n'ont aucun sens pour le malade. L'image visuelle générale du mot ne réveille plus l'image visuelle spécialisée du mot, en tant que terme du langage. Mais le malade peut lire par un artifice. C'est dans ces formes d'aphasie que le malade reconnaît parfaitement les mots écrits en suivant le tracé avec le doigt : Ses images du langage sont en effet intactes, et en suivant du doigt le tracé de la lettre, le malade en éveille l'image visuelle en son langage intérieur : de là la notion du mot survient.

La compréhension des chiffres peut être conservée (Dejerine) ou disparue comme celle des lettres et des mots (Redlich). Dans le premier cas le malade peut alors calculer facilement et faire toutes les opérations d'arithmétique comme avant sa maladie.

L'intelligence est en effet parfaitement intacte. Toutes les images du langage sont conservées, le langage intérieur s'exécute comme à l'état normal (Dejerine) ; le malade pense exactement de la même manière qu'avant sa maladie. Aussi l'intelligence n'est pas modifiée et la mimique est parfaite.

La clinique de cette variété de cécité verbale pure a été parfaitement élucidée par M. Dejerine (1892), et basée sur une autopsie démonstrative. Depuis cette époque, deux faits (Wyllie, Redlich) tout à fait confirmatifs, sont venus appuyer l'existence de cette modalité de trouble du langage. Nous reviendrons plus loin sur l'anatomie pathologique et la physiologie de cette variété.

La surdité verbale pure est beaucoup plus rare. Cliniquement elle est de tous points comparable à la cécité verbale pure. M. Sérieux en a publié une observation extrêmement remarquable. Le malade parle correctement sans altérer l'articulation des mots, sans chercher ses mots ; tout son registre vocal est intact comme qualité et comme étendue ; la lecture est parfaite, le malade comprend tout ce qu'il lit, pas de trace d'alexie, même latente ; mais la surdité verbale est complète, le malade ne comprend rien de ce qu'on lui dit, tous les mots entendus sont sans aucun sens pour lui. L'écriture spontanée et d'après copie est parfaite ; mais, l'écriture sous dictée est impossible. En résumé, toute la symptomatologie se borne à la perte de la compréhension des mots entendus avec intégrité parfaite du langage intérieur. La localisation anatomique de cette variété d'aphasie n'est pas bien connue. La seule autopsie publiée (Pick) est malheureusement incomplète. L'autopsie encore inédite de la malade de M. Sérieux viendra prochainement combler cette lacune.

CHAPITRE V

Diagnostic.

Le diagnostic de l'*aphasie sensorielle* est le plus souvent facile.

Tout d'abord on ne confondra pas l'aphasie tenant à une altération du langage, avec une *paralysie* des organes phonateurs : paralysie du larynx, paralysie de la langue, quelle que soit d'ailleurs la cause de ces paralysies. L'examen du malade fera facilement le diagnostic.

Quand il se présente au médecin, l'aphasique sensoriel fait au premier abord l'effet d'un sourd ou d'un dément. Si on lui parle, il ne comprend rien à ce qu'on lui dit, et ne s'intéresse en rien aux conversations que l'on tient en sa présence. S'il parle, il émet une série de sons sans suite, incompréhensibles par eux-mêmes ou par leur assemblage ; et si on ne le comprend pas, il s'emporte facilement. Et cependant un tel malade n'est pas sourd ; il entend parfaitement le tic-tac d'une montre, le moindre bruit lui fait tourner la tête, il n'a perdu que la notion de la valeur des mots. De même, ce n'est pas un aliéné. Ses paroles sont incompréhensibles, elles ne se rapportent en aucune façon aux questions qu'on lui pose ; mais il n'y a délire que dans les mots, il n'y en a pas dans les idées. Les idées personnelles spontanées du malade sont parfaites, logiquement conduites, et l'on a vu des sensoriels (Dejerine) pouvoir se tenir au courant de leurs affaires et les surveiller. En examinant ces malades avec soin, on se rend compte facilement que leur intelligence, pour diminuée qu'elle est, n'en existe pas moins. Dans la *confusion mentale* au contraire, affection avec laquelle autrefois on confondait l'aphasie sensorielle, la parole n'est incompréhensible que par l'état mental, le délire des mots n'est que la traduction du délire des idées. Qu'on donne à un tel dément une lecture à faire, il lira correctement; le sensoriel au contraire, le plus souvent sera incapable de lire, ou, s'il croit comprendre, sa lecture à haute voix sera tout aussi altérée et incompréhensible que la parole spontanée. Un examen complet et suivi de l'état mental du malade viendra d'ailleurs confirmer le diagnostic.

On ne confondra pas davantage l'aphasie avec les altérations de la parole que présentent les *paralytiques généraux* (abstraction faite des troubles mentaux que présentent ces malades) et les malades atteints de *sclérose en plaques*. Il s'agit ici de troubles dysarthriques qui n'ont rien à voir avec les altérations proprement dites du langage. Toutes les images du langage sont intactes, le langage intérieur est parfait ; mais la prononciation seule des mots est altérée.

La dysarthrie du pseudo-bulbaire est facile à différencier. Le pseudo-bulbaire ne parle pas par suite de la paralysie de tout son appareil phonateur, et la perte de l'articulation des mots est au prorata de la paralysie.

A une période très avancée, le malade ne peut articuler aucun mot, il ne fait plus entendre qu'un grognement sourd, monotone étouffé. Mais toutes ses images du langage sont intactes, il n'a pas trace de surdité ni de cécité verbales, ni d'agraphie.

Il sera donc très facile de le distinguer d'un aphasique vrai, moteur cortical ou sensoriel. De même on ne saurait le confondre avec un aphasique moteur sous-cortical. Comme celui-ci le pseudo-bulbaire indique parfaitement le nombre des syllabes d'un mot ; mais en dehors de la paralysie de la corde vocale du côté droit (Dejerine), l'aphasique moteur sous-cortical ne présente pas trace de paralysie de l'appareil phonateur : il ne parle pas parce qu'il ne peut passer de l'image motrice d'articulation au mouvement lui-même, et non pas par impossibilité du mouvement. En outre, l'aphasique moteur sous-cortical, dont toutes les images du langage sont intactes, a conservé, quand il cherche à s'exprimer, une intonation parfaite ; le pseudo-bulbaire a perdu toute intonation. L'intonation en effet disparaît quand les images du langage sont détruites, ou quand le malade ne jouit pas de l'intégrité motrice de son appareil phonateur. L'intonation ne saurait donc caractériser une variété d'aphasie, il n'y a pas lieu d'admettre, avec M. Brissaud une aphasie d'intonation.

Le mutisme hystérique sera facilement reconnu. Ici le malade est véritablement muet. Il ne peut émettre aucun son articulé, il est complètement aphone. C'est le mutisme complet. Mais le langage intérieur est intact et le malade écrit couramment. Cependant il existe des faits très nets d'agraphie hystérique. Dans ces cas l'agraphie est totale, absolue, elle existe pour l'écriture spontanée, l'écriture sous dictée et la copie qui devient impossible; tous les modes d'écriture sont frappés également. — Parfois les troubles de l'écriture sont illogiques, inexplicables. Une malade de M. Dejerine pouvait écrire facilement avec un crayon et était incapable d'écrire un seul mot avec une plume. Wernicke, Möbius ont signalé des cas d'aphasie sensorielle d'origine hystérique, avec surdité verbale, cécité verbale, paraphasie et paragraphie. M. Dejerine a vu une hystérique, après une période de mutisme, présenter de la paraphasie en écrivant. Le diagnostic est extrêmement important. De lui dépendent le pronostic et la thérapeutique. La recherche des stigmates, l'évolution de l'affection, les résultats de la thérapeutique suggestive viendront lever tous les doutes.

Parfois encore, chez un dysarthrique (paralytique général, pseudo-bulbaire), la dysarthrie se combine avec une lésion du centre de Broca. Mais ces malades comprennent la parole parlée, et l'examen de toutes les modalités du langage permettra de faire le départ de ce qui appartient à la dysarthrie et de ce qui relève de l'aphasie.

L'aphasie motrice sera facile à différencier. L'aphasique moteur ne possède que peu de mots à sa disposition, mots qu'il répète sans cesse; le sensoriel est un verbeux. Dans l'aphasie motrice, la cécité verbale est moins accusée, souvent il faut la déceler; la surdité verbale fait défaut, le malade comprend tout ce qu'on lui dit, bien qu'un examen attentif révèle un trouble de fonctionnement des images auditives, un défaut d'évocation spontanée de ces images (Thomas et Roux); l'agraphie est complète. Le malade n'écrit spontanément que son nom, sans oublier le paraphe; son nom constitue pour lui un emblème, parfois il est encore capable d'écrire quelques autres mots : son prénom, prénoms de ses enfants, lieu de naissance, profession. Mais toujours il est incapable d'écrire couramment d'une façon spontanée, de raconter par l'écriture, comme le ferait un individu normal, l'histoire de sa maladie. L'écriture sous dictée est tout aussi altérée. La copie est conservée, mais très différente de celle du sensoriel. L'aphasique sensoriel copie mécaniquement, trait pour trait, en dessinant le modèle. Il transcrit l'imprimé en imprimé et le manuscrit en manuscrit. Au contraire, l'aphasique moteur copie en transcrivant l'imprimé en manuscrit ; il copie de la même manière, en manuscrit, l'imprimé et le manuscrit. En transcrivant l'imprimé en manuscrit, il fait donc un acte intellectuel, il diffère donc nettement du sensoriel qui copie mécaniquement, servilement, comme nous copierions un dessin quelconque, de l'hébreu ou du sanscrit.

L'aphasique moteur sous-cortical ne saurait être confondu avec un aphasique sensoriel. En effet, l'aphasique moteur sous-cortical a perdu la faculté de parler spontanément, de lire à haute voix, de répéter la parole entendue. Il a perdu, en d'autres termes, la faculté d'articuler les mots, mais il a parfaitement conscience et des mots qu'il veut prononcer, et de ce qu'il aurait à faire pour les prononcer, des mouvements nécessaires à leur prononciation. Il peut, en effet, décomposer le mot en ses syllabes et ses lettres constituantes ; il peut serrer la main autant de fois que le mot contient de syllabes (Lichtheim) ; il fait autant d'efforts d'expiration qu'il y a de syllabes dans le mot (Dejerine). En outre, il comprend parfaitement la parole parlée et l'écriture imprimée ou manuscrite ; et il correspond facilement avec ses semblables par l'écriture. Il écrit en effet spontanément, sans faute, aussi couramment et aussi vite qu'un individu normal, et traduit par ce moyen toutes ses idées. Comme pour l'aphasique moteur cortical, quand il existe une hémiplégie droite, les essais d'écriture se font avec la main gauche.

Il faut surtout distinguer les aphasies sensorielles *pures*, — *cécité verbale pure, surdité verbale pure*, — des aphasies sensorielles vraies par altération de la zone du langage. Nous avons longuement insisté au chapitre précédent sur la symptomatologie de ces diverses formes ; nous nous contenterons de résumer ici leurs caractères différentiels.

D'une façon générale, dans l'aphasie sensorielle vraie par lésion de la zone du langage, toutes les modalités du langage sont altérées. Dans les aphasies sensorielles pures, un seul mode de compréhension de la pensée est altéré.

Dans la *cécité verbale pure* le malade est incapable de comprendre l'écriture imprimée ou manuscrite ; la copie est mécanique, servile ; la lecture à haute voix est impossible ; ici, comme dans la cécité verbale vraie par lésion de la zone du langage, le symptôme cécité verbale est toujours le même et revêt un aspect identique. Mais dans la cécité verbale pure, la parole spontanée est parfaite ; le malade écrit couramment, spontanément et sous dictée, enfin il a conservé intacte la compréhension de la parole parlée. En outre, le malade qui a conservé la faculté d'écrire spontanément, peut lire les mots écrits ou imprimés en suivant du doigt le tracé des lettres, ou quand on lui fait écrire avec le doigt des lettres dans l'espace. C'est avec ces malades que l'expérience réussit. L'intelligence est intacte puisque toutes les images du langage sont conservées. Enfin dans tous les cas publiés, l'hémiopie existe toujours. Au contraire, dans le cas de lésion du pli courbe, tout le langage intérieur est troublé. Le malade présente de la paraphasie avec jargonaphasie ; il est agraphique total, pour l'écriture spontanée, sauf pour son nom et quelques rares autres mots, il présente toujours un léger degré de surdité verbale. Enfin l'intelligence est toujours altérée.

De même pour la surdité verbale pure. Ici le malade est incapable de comprendre les mots prononcés devant lui, la parole répétée est par suite impossible, ainsi que l'écriture sous dictée. Mais, contrairement à ce que l'on observe dans l'aphasie sensorielle vraie, par lésion de la zone du langage, la parole spontanée est parfaite, la lecture est intacte, enfin l'écriture spontanée est normale, comme chez l'homme sain, la copie est parfaite, et le malade copie le manuscrit en manuscrit et l'imprimé en manuscrit.

En résumé, pour établir le diagnostic entre l'aphasie sensorielle vraie par lésion de la zone du langage et les aphasies sensorielles pures, on se basera surtout sur l'intégrité du langage intérieur se manifestant par l'intégrité de l'écriture spontanée, de la parole spontanée, et sur la localisation de la symptomatologie à une seule des modalités du langage.

Les auteurs allemands ont aussi admis l'existence d'autres variétés d'aphasie, dites transcorticales.

L'aphasie motrice transcorticale résulte de l'interruption des faisceaux qui unissent le centre des images motrices d'articulation au centre hypothétique de l'idéation. Cette forme toute théorique, serait caractérisée par ce fait que dans la parole répétée et surtout dans le chant, l'articulation des mots s'exécute plus librement et plus facilement que dans la parole spontanée. Pour M. Dejerine, cette répétition des mots et surtout la meilleure prononciation des mots dans l'acte du chant se montrent chez tous les aphasiques moteurs qui s'améliorent, et cette aphasie motrice transcorticale n'est que le stade d'amélioration de l'aphasie motrice corticale de Broca.

L'aphasie sensorielle transcorticale serait due à une destruction des faisceaux d'union entre le centre des images auditives et le centre d'idéation. Le malade ne comprend pas la parole parlée et présente de la paraphasie dans la parole spontanée. Mais il peut répéter les mots correctement, chanter, lire à haute voix, écrire sous dictée. Cette forme est aussi théorique que la précédente. On n'en connait pas une seule observation clinique nette, et par suite, il n'en existe pas de démonstration anatomique. Freud, d'ailleurs, de l'analyse des cas publiés est arrivé à la même conclusion.

Ces variétés transcorticales sont donc purement du domaine de l'hypothèse, et nous ne les avons signalées que pour en montrer le peu de fondement jusqu'ici.

Il nous reste à dire un mot d'un trouble particulier de la lecture, étudié par Berlin (1887) qui l'a désigné sous le nom de dyslexie. Le malade ne présente aucun trouble du langage intérieur. Le malade parle couramment, l'écriture est parfaite ; il n'existe pas trace de surdité verbale. Quand le malade commence à lire, la lecture est facile et courante, puis au bout de quatre à cinq mots, le malade est incapable de comprendre le sens des mots qui suivent. Après quelques secondes de repos, il peut reprendre sa lecture, mais bientôt l'alexie reparaît et ainsi de suite. Il s'agit en somme d'une alexie intermittente, d'une fatigue rapide des images visuelles tenant à une ischémie fonctionnelle du pli courbe, sans altération matérielle des images visuelles (Sommer, 1893), à une sorte de claudication intermittente du pli courbe (Pick, 1891).

Enfin il faudra différencier l'aphasie sensorielle de la cécité psychique et de l'aphasie optique, qui, ainsi que nous l'avons vu, peuvent l'accompagner. Dans la cécité psychique, qui se trouve souvent associée à l'aphasie sensorielle, le malade ne reconnaît ni les objets, ni les personnes ; il est dans la situation d'un enfant qui voit une personne ou un objet pour la première fois. Le malade atteint d'aphasie optique est incapable de dénommer les objets à l'aide de la vue seule ; il ne peut les dénommer qu'en les touchant, les sentant, etc...

CHAPITRE VI

De l'agraphie dans les différentes formes d'aphasie.

Nous avons vu quel rôle important joue l'agraphie dans la question si complexe en apparence du diagnostic des aphasies. M. Dejerine a insisté longuement dans ses travaux et ses leçons cliniques sur la valeur de l'agraphie; son importance est capitale; aussi, en nous basant sur les travaux de notre Maître, devons-nous y insister longuement.

D'où provient l'agraphie? Comment expliquer son absence ou sa présence?

Deux écoles, nous l'avons dit déjà à l'historique, sont en présence. Le professeur Charcot soutient l'existence d'un centre moteur autonome graphique, centre des images propres aux mouvements de l'écriture, différencié anatomiquement par Exner, et analogue aux autres centres du langage. Les images motrices de l'écriture font partie constituante de la notion du mot. La perte de l'écriture résulte d'une altération de ce centre d'images graphiques.

Wernicke, Kussmaul, Lichtheim, Gowers, notre maître, M. Dejerine, Freud, Oppenheim, ainsi que beaucoup d'autres auteurs nient l'existence d'un centre des images graphiques. On écrit en reproduisant sur le papier les images visuelles emmagasinées dans le pli courbe. Que ce centre visuel soit altéré, par lésion directe ou par retentissement d'une lésion des centres de Broca et de Wernicke, l'agraphie en est la conséquence. En d'autres termes, toute altération d'un centre d'images du langage, entraîne l'agraphie, sans qu'il soit besoin, pour l'expliquer, d'admettre l'existence d'un centre d'images graphiques.

De nombreuses controverses ont été soutenues à ce sujet; les arguments ont été accumulés de part et d'autre. Mais avant de les passer en revue, il est indispensable, croyons-nous, de nous occuper d'abord du siège de ce centre et du travail dans lequel Exner établit sa localisation. En 1881, Exner publia un travail sur les localisations dans les maladies cérébrales. Voici la méthode qu'il emploie dans ce but : Il divise *artificiellement* la corticalité cérébrale des faces externe, interne et inférieure de chaque hémisphère en 367 cases *arbitraires* (sic) limitées autant que possible par les sillons principaux, mais de grandeurs absolument inégales entre elles, les unes mesurant à peine quelques millimètres de côté, d'autres dépassant deux centimètres, toutes de formes absolument dissemblables, rectangulaires, ovalaires, limitées par des lignes droites ou courbes régulières ou par des lignes brisées. Puis, sur toutes les observations qu'il a recueillies dans la littérature médicale, il note : « 1° Combien de fois chaque case a été altérée dans le nombre des faits que l'on a observés ; 2° combien de fois chaque case a été atteinte quand se présentait le symptôme que l'on étudie ». A l'aide de ces deux chiffres, il établit le pour cent des lésions de chaque case pour un symptôme donné.

On voit immédiatement de combien de grosses objections cette méthode est passible. Il est vrai que lorsqu'Exner a écrit son mémoire, la nomenclature et l'étude des circonvolutions étaient moins avancées qu'aujourd'hui ; mais cependant ces objections conservent toute leur valeur et diminuent singulièrement l'importance actuelle de ce travail. Les cases sont tracées *arbitrairement*, elles prennent bien comme base les grands sillons, mais ne tiennent pas compte des sillons secondaires. Or, on sait combien ceux-ci varient avec chaque individu, et combien se ressemblent peu par les détails de leurs circonvolutions, deux cerveaux quelconques. La configuration extraordinairement variée de chacune des cases d'Exner vient compliquer le problème. Pour étudier des cerveaux par ce procédé, il faut placer le décalque tout artificiel d'Exner sur la corticalité et admettre à priori que tous les cerveaux sont identiquement superposables, ce qui n'existe pas. Aussi une même lésion sera placée par tel auteur dans telle case, tandis qu'un autre auteur la placera dans la case voisine. Seconde objection plus grave : Exner relève dans chaque observation tous les symptômes, note avec soin toutes les cases lésées et attribue à chaque case l'ensemble de la symptomatologie. Il arrive ainsi aux résultats extraordinaires qui suivent : Dans la dernière planche de son travail, qui en constitue la synthèse, il indique avec des couleurs différentes le siège des lésions avec lesquelles on a vu coïncider tel ou tel phénomène clinique. Voici ce qu'on peut y relever : 73 lésions peuvent donner naissance aux paralysies de la face ; elles sont pour la plupart (34) groupées à la partie moyenne des circonvolutions ascendantes, mais on en trouve 4 dans la troisième frontale, 14 dans la deuxième frontale, 11 au pli courbe, 2 au lobule du pli courbe, 8 dans la première temporale. La paralysie de l'hypoglosse relève de 15 lésions : 11 à la partie moyenne et inférieure des circonvolutions ascendantes, 1 à la troisième frontale, 1 à la deuxième et 2 au pli courbe. La lésion de 131 cases peut donner naissance aux paralysies des membres supérieurs, 8 de ces cases appartiennent à la troisième frontale, 13 à la deuxième, 11 à la première, 23 à la frontale ascendante, 18 à la pariétale ascendante, 14 à la pariétale supérieure, 33 au pli courbe, 6 au lobule du pli courbe, 4 à la première temporale et même une à la première circonvolution occipitale. Les centres des membres supérieurs se trouvent ainsi étendus de la pointe frontale à la pointe occipitale, du bord supérieur de l'hémisphère au premier sillon intertemporal avec prédominance à la partie moyenne de cette zone. Pour les troubles de la parole, 77 cases ont vu leur altération leur donner naissance : Ces cases siègent 14 dans la troisième frontale, 12 à la deuxième, 1 à la première, 11 dans la frontale ascendante, 2 dans la pariétale ascendante, 5 au pli courbe, 18 à la première temporale, et 14 à la deuxième temporale. Par cette énumération, on voit à quelles erreurs a conduit cette méthode fausse et quelle confiance on peut avoir en ces résultats. Pour ce qui concerne plus spécialement l'agraphie, l'auteur ne présente aucune observation personnelle, ni aucune observation pure d'agraphie. La statistique ne comprend que *quatre* cas (Bar, Nothnagel, Bourneville, Magnan). Dans tous ces cas il s'agissait de lésions complexes, sauf dans le cas de Bar où la lésion, localisée au pied de la deuxième frontale, avait donné à *la fois* de l'aphasie motrice et de l'agraphie. Dans aucun cas Exner ne s'est trouvé en face d'un symptôme isolé relevant d'une lésion unique ; toujours les symptômes étaient multiples, et cependant il n'hésite pas à attribuer à une lésion précise l'existence d'un symptôme noyé dans le complexus symptomatique. Nous avons insisté longuement sur ce mémoire pour montrer combien étaient peu fondées les conclusions tirées par l'auteur.

Pour soutenir l'existence de ce centre d'images graphiques, on a donné une série d'arguments que nous allons maintenant examiner.

A. — Arguments émis en faveur de l'hypothèse d'un centre de l'agraphie

1° Arguments psycho-physiologiques. — Ces arguments constituent le résumé de la conception du langage du professeur Charcot et ont surtout été exposés et défendus par M. Ballet. Pour Charcot, le mot est constitué de 4 éléments distincts, comme l'avait indiqué Hartley au siècle dernier : images auditive, visuelle, motrice d'articulation, graphique. Le mot est un complexus constitué par l'association de ces quatre espèces d'images. « Ces images réalisent des formules qui, durant la réflexion, servent à donner un corps à notre pensée et à la préciser. Quand nous réfléchissons, elles se présentent à notre esprit les unes plus vives, les autres moins vives, suivant nos tendances et nos aptitudes individuelles. Nous entendons mentalement, nous voyons, nous parlons ou même dans des cas exceptionnels, nous écrivons notre pensée. Ces opérations tout internes (vision, audition ou articulation mentale) rappellent par leur nature les opérations similaires au moyen desquelles nous entrons en relation directe avec nos semblables : l'audition des voix extérieures, la lecture des mots écrits, la parole articulée, l'écriture (Ballet) ». Suivant que, dans le langage intérieur, telle ou telle image devient prédominante, l'individu sera dit visuel, moteur, auditif ou graphique ; ceux chez qui toutes les images se présentent ensemble, sans prépondérance aucune, constituent le groupe des indifférents.

Ces arguments sont insuffisants pour étayer une théorie de l'aphasie. La médecine est une science d'observation ; la psychologie une science de raisonnement. La science médicale ne doit s'appuyer que sur des faits matériels qu'elle a mission d'interpréter ; la psychologie ne traite que de questions abstraites. La psychologie peut s'appuyer à juste titre et prendre comme base les observations médicales ; une théorie psychologique peut dériver de la médecine ; mais une théorie médicale ne saurait jamais découler de déductions psychologiques ; les faits seuls peuvent servir à l'établir. Et si la psychologie admet quatre éléments constitutifs dans un mot, il ne s'ensuit pas nécessairement qu'il doive y avoir dans le cerveau humain quatre centres distincts correspondant à chacun de ces quatre éléments distincts.

D'ailleurs cette théorie de la prédominance d'un centre, variable avec chaque individu, n'est rien moins qu'établie : les auteurs ont confondu deux choses très différentes, la mémoire générale d'une part et la notion du mot d'autre part. Il est bien certain que, pour la mémoire, chacun de nous met en jeu un mécanisme différent : tel retiendra mieux ce qu'il a entendu, tel ce qu'il a vu, tel ce qu'il a écrit. Pour apprendre et retenir quelque chose, tel lira, tel écrira, tel parlera tout haut ce qu'il veut retenir; mais quand cette personne pensera avec des images de mots, dans son langage intérieur, elle mettra en jeu ses images auditivo-motrices, et pensera par l'évocation de ces images.

Il faut d'ailleurs distinguer, quand on évoque une idée dans le langage intérieur, la variété de cette idée. S'agit il d'une idée abstraite, ou d'une idée se rapportant à un objet concret ? Dans ce dernier cas, la notion du mot est beaucoup plus complexe. L'exemple de la cloche du professeur Charcot est le type de ce groupe : suivant que nous penserons plus spécialement à telle ou telle qualité d'une cloche, forme, son, telle ou telle image viendra se montrer et au besoin prédominer : un peintre verra plutôt la cloche, un musicien l'entendra. Mais si l'on veut se rendre compte du mécanisme du langage intérieur, il faut précisément éviter un objet connu, et prendre la pensée dans sa plus simple expression. Il faut, en outre, éviter d'évoquer une phrase, une idée, un mot lu, écrit ou entendu, car alors il vient se mêler les circonstances accessoires de lieu, de temps, les caractères de la voix de la personne qui a prononcé ces mots, les caractères de l'écriture, du livre, etc..., toutes choses qui compliquent le problème. Il faut choisir une idée simple, dépourvue de tout caractère matériel.

Avec une idée abstraite, on aura les qualités essentielles de la pensée: on pourra se rendre compte en quoi réside essentiellement la notion du mot. Pensons une pensée abstraite : « Je pense, donc je suis », « $x^2 + px + q = o$ » immédiatement nous entendons ces mots résonner à notre oreille, en nous, profondément, en même temps que notre langue esquisse les mouvements nécessaires à les prononcer, on perçoit nettement dans la langue à ce moment un frémissement spécial, ébauche du mouvement. Nous avons conscience des mouvements nécessaires à l'articulation du mot. Nous avons fait l'expérience à bien des reprises, sur beaucoup de nos collègues qui se croyaient visuels, auditifs, moteurs, et chez tous nous avons obtenu les mêmes résultats : l'association de l'image auditive à l'image motrice d'articulation. Pour la mémoire générale pour retenir quelque chose, nous pouvons être plus ou moins différents ; pour la pensée, nous sommes tous identiques, nous sommes tous mixtes. La notion du mot résulte de l'évocation simultanée des images motrice d'articulation et auditive. Si au lieu d'une pensée abstraite, on pense à un objet matériel, alors les diverses qualités de l'objet se présentent à l'esprit ; mais ce sont des qualités secondaires, adjuvantes ; la notion même du mot réside essentiellement dans l'union de son image auditive et de son image motrice d'articulation.

Ces deux variétés d'images sont d'ailleurs les premières qu'acquiert l'enfant. L'enfant apprend la notion des mots d'abord par l'ouïe. La mère répète à chaque instant au bébé le même mot en lui indiquant l'objet qu'il désigne. D'abord, comme l'a bien fait remarquer Taine, l'enfant généralise le mot entendu à tous les objets analogues à celui désigné. Pour lui tous les hommes sont des « papa ». Ce n'est que plus tard qu'il apprend à restreindre le sens du mot. Quand la mère veut apprendre à parler à son enfant, elle frappe à la fois l'ouïe et la vue. Elle met son fils en face d'elle, et prononce le mot lentement, en le décomposant en ses syllabes, en même temps qu'elle exagère les mouvements des lèvres destinés à prononcer le mot ; et l'enfant regarde attentivement les lèvres de sa mère, puis s'essaie à répéter le mouvement des lèvres et le son entendu. L'éducation met donc en jeu chez nous au début, toujours les mêmes centres. Jamais on n'a vu un enfant, ni sourd, ni muet de naissance, commencer par apprendre à lire et à écrire avant d'entendre et de parler : dès le début se fait l'association des images auditives et motrices d'artiulation. Ces centres sont les premiers en date, et reçoivent les premières impressions de l'enfant. Mais tandis que pour M. Charcot et ses élèves l'habitude donne à un centre la première place dans la pensée, nous croyons au contraire que cette prédominance d'un centre unique et variable, n'existe que pour la mémoire générale. Pour la pensée, il en va tout autrement. Et si l'on croit à la prédominance d'un centre, c'est que par habitude on ne s'occupe que de cette variété d'images, et fait inconsciemment abstraction des autres. Pour un même objet, un peintre verra surtout le contour, la couleur, le musicien entendra surtout le son : Il pense avec des images d'objet ; mais s'il pense avec des images de mots, mais si l'un ou l'autre pense une idée abstraite, dépourvue de tout revêtement matériel, immédiatement, ils rentreront dans la loi commune ; les cellules auditives et motrices d'articulation par l'ancienneté de leurs images, par leur rôle dans l'éducation première reprendront toute leur importance. Les visuels et les auditifs de mémoire deviennent des mixtes, auditifs et moteurs d'articulation pour la pensée intime.

Développant les idées de son maître, le professeur Charcot, M. Marie (1883) se demande « si l'individu éduqué continue, lorsqu'il parle ou écrit, à passer par toute la série des opérations : Non, par suite de l'habitude il ne décompose plus ; peu à peu un des centres de réception devient prédominant, c'est de celui-là que l'individu se sert de préférence et presque exclusivement ». Pour nous, la série des opérations n'existe pas moins qu'au début, mais elle est latente. Il se passe là un fait banal de physiologie : Tout mouvement est d'abord volontaire, réfléchi, intentionnel ; puis, par la répétition du même mouvement, par l'habitude, le mouvement devient machinal, semi-inconscient ; et cependant aucun physiologiste n'a jamais soutenu que le mouvement définitif perfectionné n'exigeait pas toute la série des actes primitifs. Cette série n'est que simplifiée par la fréquente répétition du même acte, laquelle a entraîné des connexions plus intimes et plus multiples entre des cellules voisines, et par suite une exécution plus facile et plus rapide de l'acte. Pour latente que soit cette série d'actes complexes, elle n'en existe pas moins. De même pour la parole. Les cellules sont intimement unies entre elles ; les connexions entre les divers centres sont assurées par des voies multiples ; l'exercice exagéré d'un centre a multiplié les connexions de ce centre, le passage d'une image à l'autre est facilité, devient inconscient, mais la série des actes est toujours la même.

Il est facile de démontrer que tous les actes complexes de la pensée existent toujours inconscients, même chez l'individu où un centre semble dominer tout le langage intérieur. Un simple artifice, une observation banale que l'on peut faire chaque jour suffira pour cette démonstration. Prenez un individu aussi habitué à la lecture que vous puissiez le supposer ; par hypothèse même, ce visuel pensera surtout par ses images visuelles ; eh bien, donnez-lui à lire une

série de lettres formant des mots sans sens aucun, ou encore un mot
très rare, que l'on n'a jamais l'occasion de rencontrer dans la lecture
courante, ou enfin un mot de sa langue maternelle, mais employé
dans une science spéciale qui lui soit peu familière, immédiatement vous verrez cet homme, qui jouissait cependant du centre visuel
le plus autonome et le plus prépondérant, s'arrêter devant le mot,
hésiter, le décomposer en syllabes, le prononcer à voix basse ou en
lui-même, et, après cette analyse, le prononcer, et lentement, avec
soin, en écoutant sa parole, en vérifiant par l'ouïe si les mots prononcés correspondent bien à l'image visuelle. Ce fait nous arrive
souvent en présence de termes chimiques compliqués et peu familiers.

En d'autres termes, ce visuel redevient enfant. La série des actes
inconscients de la lecture courante redevient alors manifeste, et les
images auditives, reprenant la prépondérance qu'elles ont reçue de
l'éducation, surveillent et dirigent les images motrices d'articulation
et les images visuelles. Les actes du langage étaient donc les mêmes
identiquement que chez l'enfant; mais leur répétition fréquente avait
rendu si faciles les voies de passage d'une image à une autre, et avait
assuré si parfaitement les relations entre les deux images correspon-
dantes que ce passage restait inaperçu, inconscient. Un artifice l'a
remis en pleine lumière et montré son existence.

Ceci établi, on ne peut admettre que la surveillance de l'esprit
manque dans l'écriture courante. Bien entendu nous pouvons écrire
machinalement, comme nous pouvons le faire pour toute chose : lire,
marcher, siffler, etc... Quand nous exécutons ainsi un mouvement
sans y penser, nous n'en avons nulle conscience. Il est arrivé à chacun
de nous de parcourir des yeux une page écrite, machinalement, en
songeant à autre chose, et de se demander en arrivant à la fin ce qui
est contenu dans la page lue. De même pour l'écriture. Mais quand
nous écrivons, quand nous lisons d'une façon consciente, en sachant
ce qu'on écrit ou lit, l'esprit surveille constamment notre écriture ;
notre langage intérieur est excité dans toutes ses images constituantes, et s'il faut moins d'attention pour écrire avec la main droite
qu'avec un autre procédé, l'habitude seule l'explique, et en est l'unique
raison.

Enfin, la clinique vient à l'encontre de cette conception psychologique. Si on admet l'existence d'un centre prédominant, variable

suivant les individus, il doit en résulter qu'une même lésion doit entraîner des phénomènes variables suivant le type intellectuel de l'individu atteint. La destruction du centre de Broca entraînera des modifications considérables de tous les modes du langage chez un moteur d'articulation, tandis qu'elle n'aura que peu d'importance chez un visuel ou un auditif. La perte du centre des images auditives affectera beaucoup plus un auditif qu'un moteur d'articulation. De sorte qu'une même lésion présentera un aspect clinique différent suivant la formule psychique du malade. Or, c'est le contraire que la clinique nous démontre chaque jour. L'altération du centre de Broca entraîne dans tous les cas l'aphasie motrice avec agraphie et cécité verbale manifeste ou latente; la destruction de la première temporale a pour conséquence l'aphasie sensorielle : surdité et cécité verbales, paraphasie et agraphie. Comment une lésion du pli courbe entraîne-t-elle toujours, ainsi que l'a montré M. Dejerine, et c'est là un fait admis aujourd'hui par tous les auteurs, l'agraphie ? Devra-t-on admettre que tous les cas de destruction du pli courbe, publiés dans la science, ne se soient produits que chez des visuels? La similitude des cas cliniques relevant d'une même lésion démontre indirectement la similitude de fonctionnement des organismes et par suite est en contradiction avec cette théorie psychologique du langage.

Jusqu'à présent il n'a pas été rapporté une *seule* observation favorable à la théorie des moteurs, auditifs, visuels, etc. L'observation de **Hitzig** (1887), invoquée par MM. **Marie** (1888) et **Blocq** (1893) à l'appui de cette manière de voir, et dans laquelle une destruction des images auditives n'aurait eu aucun retentissement sur le langage articulé, n'est point en effet favorable à cette théorie.

M. le professeur **Hitzig** a bien voulu nous donner l'indication de cette observation et son opinion, ce dont nous lui sommes particulièrement reconnaissant. Voici ce qu'on lit dans cette observation. Une vieille dame présente des signes de ramollissement cérébral. « Il lui manque pour la parole un certain nombre de mots ; elle présente pour certains mots une paraphasie peu importante, de sorte qu'à ce point de vue il ne s'agit pas d'une forme absolument pure ; mais cependant, elle pouvait s'exprimer d'une façon très suffisante, pour qu'à un premier examen on ne remarque pas ce trouble de la parole. Elle était complètement hors d'état de comprendre ce qu'on lui disait. Enfin, après qu'elle se fût un peu améliorée, elle réagissait quand on prononçait certains mots, mais je crois qu'elle ne les comprenait pas, mais qu'elle reconnaissait plutôt l'analogie de son de ce qu'on lui disait, d'après les expériences faites antérieurement. Il faut remarquer qu'elle avait conservé très complètement la compréhension de la musique ; elle comprenait le chant, le sifflet ; elle chantait et répétait les mélodies, pas très exactement d'ailleurs. Enfin elle montra des symptômes faisant admettre l'existence d'un nouveau foyer de ramollissement de l'hémisphère droit. L'autopsie montra un ramollissement de l'hémisphère gauche, occupant surtout le lobe temporal, et particulièrement la première temporale, dans ses deux tiers postérieurs. Ce ramollissement de date ancienne était probablement la cause de la surdité verbale. A droite, il existait un foyer symétrique de date récente dans le lobe temporal. »

Cette observation, ainsi que nous l'écrit M. le professeur Hitzig, n'est donc pas une forme pure de surdité verbale. La parole spontanée était en partie altérée, et on ne saurait l'invoquer comme preuve de l'absence de troubles de la parole dans le cas de destruction des images auditives.

2° **Arguments expérimentaux.** — On a invoqué à l'appui de l'existence d'un centre des images graphiques ce fait que chez les hystériques hypnotisables, dans la période somnambulique, on peut produire de la cécité verbale sans agraphie et inversement de l'agraphie sans cécité verbale ou sans aphasie motrice. A cet argument, on peut objecter que l'hystérique est tout suggestion ; à un hystérique on peut faire exécuter tout ce que l'on voudra, comme mouvement simple ou complexe, faire décomposer un mouvement en ses éléments essentiels, sans qu'on puisse admettre par ce fait l'existence d'un centre. Une hystérique suggestionnable voit une choréique et imite ses mouvements. Dira-t-on qu'il y a un centre des mouvements de la chorée ? Non, bien évidemment. La suggestion chez les hystériques ne saurait avoir de valeur.

On a aussi invoqué en faveur du centre de l'écriture, ce fait que certains malades, incapables de lire un mot, peuvent arriver à ce résultat en suivant avec le doigt le tracé des lettres. M. Dejerine a montré, et nous l'avons déjà dit, que cette expérience ne réussit que chez un petit nombre de malades, chez ceux qui ont conservé l'écriture spontanée.

L'expérience, chez tous nos aphasiques moteurs et sensoriels, a toujours été identique : Tout aphasique n'écrivant pas spontanément est incapable de reconnaître les mots écrits en suivant du doigt leur tracé ; il ne reconnaît (et pas constamment) que les mots qu'il écrit spontanément. Cette expérience n'est donc pas en faveur d'un centre graphique.

3° **Arguments cliniques.** — Nous n'avons en vue ici que les faits cliniques publiés sans autopsie ; nous reviendrons plus bas sur les observations avec autopsie.

L'existence de cas démonstratifs d'agraphie sans autre trouble de la parole, d'agraphie pure, n'a jamais encore été bien démontrée.

Le professeur Charcot a publié l'histoire clinique d'un général russe, qui subitement perdit la faculté de s'exprimer en allemand et en français, ce qu'il pouvait faire jadis très facilement ; il comprenait encore ces deux langues, mais ne pouvait les parler. Peu à peu, le malade récupère la possibilité de parler assez bien en français, mais l'allemand reste perdu. Sur ces entrefaites, le malade s'aperçoit qu'il lui est impossible d'écrire un seul mot, bien qu'il ne soit pas paralysé. La parole en français se faisait exactement et couramment ; il pouvait lire le russe, le français et l'allemand, mais ne pouvait écrire dans aucune de ces trois langues, pas même en sa langue maternelle, le russe. Cette observation ne prouve en rien l'existence d'un centre graphique. Le malade a été aphasique moteur pour deux des trois langues qu'il parlait couramment. Il s'agissait donc d'aphasie motrice partielle ensuite améliorée. En outre, l'agraphie n'était pas totale, le malade pouvait écrire quelque mots spontanément. Quand on lui demande son adresse, il répond : Je demeure Hôtel de Bade, boulevard des Italiens ; il ne peut écrire que « *Je dem.* », mais il écrit, bien qu'avec peine, le reste de la phrase sous dictée. Il peut écrire le nom de Charcot sans grandes difficultés en russe, avec plus de peine en français ; il ne peut l'écrire en allemand. La copie enfin était conservée. L'agraphie était donc incomplète et au prorata de la parole spontanée dont le malade récupérait l'usage.

Dans le cas de M. Pitres, le malade était agraphique de la main droite, il écrivait de la main gauche ; pas trace d'ailleurs d'aphasie motrice, d'alexie, ni de surdité verbale. M. Pitres le considère comme un cas d'agraphie pure. Comme l'ont fait remarquer Wernicke et Dejerine, l'interprétation est toute différente. Le malade, dont l'observation est publiée avec détails, était aussi hémiopique. En outre, ce malade n'était agraphique que de la main droite. « Il écrivait parfaitement de la main gauche, soit spontanément, soit sous dictée, soit d'après copie, mais de la main droite il ne pouvait écrire ni spontanément, ni sous dictée, il ne pouvait que copier ce qu'il venait d'écrire de la main gauche. Chez lui, il faut nécessairement admettre une interruption entre la zone du membre supérieur de l'hémisphère gauche et le pli courbe gauche, alors que les connexions du pli courbe avec la zone motrice de l'hémisphère droit étaient intactes » (Dejerine). Enfin, le malade copiait servilement l'imprimé en imprimé, le manuscrit en manuscrit. Il s'agit donc d'un sensoriel guéri, et l'agraphie était chez lui le reliquat d'une aphasie sensorielle très améliorée.

Prévost (de Genève) a publié l'observation d'un malade atteint d'épilepsie jacksonnienne, ne présentant vraiment d'aphasie motrice qu'immédiatement après la crise; peu après, la parole revient lente et pénible, à vocabulaire restreint, mais suffisante cependant pour que le malade puisse exprimer sa pensée. L'absence d'autopsie est à regretter, mais il est probable, de par la clinique, qu'il ne s'agit que de troubles circulatoires (le malade est syphilitique) du centre de Broca, ou d'une altération très légère de ce centre, étant donné l'état de la parole spontanée. Rien d'étonnant alors à ce que l'écriture spontanée soit conservée, puisque les images motrices d'articulation sont pour la plupart intactes.

Récemment MM. Nicolle et Halipré ont publié une observation qui, d'après eux, « permet d'affirmer l'existence d'un centre de l'agraphie, sans rien préjuger d'ailleurs de sa localisation ». Cette conclusion n'est rien moins qu'exagérée. On sait qu'en ce qui concerne l'agraphie, l'écriture spontanée occupe la première place par rang d'importance. Pour n'être pas agraphique, un aphasique doit pouvoir traduire tout son langage intérieur par l'écriture. Or les auteurs oublient de nous parler précisément de l'écriture spontanée; ou plutôt à propos de l'écriture sous dictée, ils disent que le malade, quand on le lui demande, écrit les premières lettres de son nom en écriture ordinaire, son nom entier en écriture en miroir : Pas d'autres rensei-

gnements. Si le malade ne peut spontanément écrire que cela de par définition, il est *agraphique total*; et par suite l'observation tombe d'elle-
même. Cependant les auteurs accordent une grosse importance à ce
fait que quand le malade a copié le mot *bouton* en écriture ordinaire,
il peut l'écrire spontanément en écriture renversée. De là à l'existence
d'un centre graphique il y a loin. D'abord nous ferons remarquer que
d'après l'observation, cette expérience ne réussit que pour le mot
bouton ou quelques mots très simples; avec des mots un peu plus
compliqués elle ne réussit plus. La réussite de l'expérience est donc
l'exception; elle s'explique facilement par ce fait que le malade a
conservé encore quelques images visuelles; la copie les réveille, et
leur excitation est momentanément assez intense pour que le malade
puisse les reproduire par l'écriture. Quant à la distinction des rôles
du prétendu centre graphique et du centre visuel, elle est toute gratuite
et ne repose sur aucune base sérieuse. En outre, il ne s'agit pas dans
ce cas de cécité verbale pure puisque le malade présente une aphasie
motrice totale. La cécité verbale pure implique par définition l'intégrité
de tous les autres modes de langage.

4° **Arguments anatomo-pathologiques.** — On a demandé à
l'anatomie pathologique la démonstration d'un centre des images
graphiques. Nous avons vu au début de ce chapitre, sur quelles bases
reposait le travail d'Exner. Depuis, la clinique ne nous a pas encore
donné une autopsie d'agraphie pure.

L'existence de l'agraphie sensorielle, l'agraphie par lésion du pli
courbe, est aujourd'hui bien démontrée. Donc toute observation qui
présentera une lésion des zones sensorielles du langage ne pourra
servir à l'établissement du centre de l'agraphie. L'agraphie relèvera
de cette lésion sans qu'il soit besoin de faire intervenir une seconde
lésion. Cette remarque nous permet d'éliminer le fait de Henschen
cité à l'appui de l'existence d'un centre graphique par MM. Pitres et
Brissaud. Outre la destruction du pied de la deuxième frontale, une
plaque de ramollissement avait détruit le pli courbe et coupé la corticalité et les faisceaux blancs sous-jacents; le malade avait de la cécité
verbale avec agraphie, et la perte de l'écriture relevait de la lésion du
pli courbe (Dejerine).

De même aussi n'ont pas de valeur pour la démonstration d'un centre graphique autonome, les observations où à l'agraphie se joint l'aphasie motrice et où l'autopsie révèle une lésion des pieds des deuxième et troisième frontales. Toute destruction du centre des images motrices d'articulation entraîne la destruction de la notion du mot, et par suite l'agraphie. Nous avons contribué, ainsi que nos amis Thomas et Roux avec notre maître M. Dejerine, et après Trousseau, Gairdner, à montrer que chez tous les aphasiques moteurs corticaux dont les images visuelles sont d'ailleurs intactes, il existe des altérations plus ou moins latentes de la lecture mentale. Les images visuelles matériellement respectées, sont fonctionnellement troublées. L'évocation de l'image visuelle ne réveille plus la notion du mot puisque les images motrices d'articulation, indispensables à cette notion, sont détruites ; le malade est incapable d'évoquer la notion complète du mot dans son langage intérieur, et l'agraphie en est la conséquence. Ainsi s'expliquent les observations de Nothnagel, Tamburini et Marchi, Dutil et Charcot. Le cas de Bar est le seul cas connu de lésion isolée du pied de la deuxième frontale, cette lésion qui d'après la théorie de Charcot aurait du donner une agraphie pure, entraînait à la fois l'aphasie motrice et l'agraphie. On ne peut donc la donner comme une preuve d'un centre graphique.

Inversement les partisans du centre graphique moteur autonome ont fait valoir des observations où une lésion du centre de Broca avait été suivie d'aphasie sans agraphie.

Kostenitch a publié un fait de ce genre. Il s'agit d'un homme de 56 ans, dont l'aphasie motrice, complète, totale, date de 17 ans. L'écriture spontanée de la main gauche est parfaite : « je suis paralysé depuis dix-sept ans, du côté droit ; la parole, le mot est perdu ; oui je puis parler, j'entends parfaitement, je puis écrire et dessiner de la main gauche ». Il chante les mélodies, mais sans pouvoir en donner le texte ; il peut calculer de tête. Pas trace de cécité ni de surdité verbale. Il existe une hémiplégie droite. A l'autopsie on trouve une atrophie générale de l'hémisphère gauche, surtout prononcée au lobe frontal. La troisième frontale est complètement ramollie, sauf à sa partie supérieure. L'examen microscopique montre que toute la substance blanche du lobe frontal est atteinte jusqu'à la pointe ; mais la lésion détruit surtout la substance blanche. La substance blanche est complètement désorganisée, transformée en tissu fibrillaire infiltré de leucocytes. La corticalité très diminuée forme une couche mince. La corticalité est assez fortement altérée et surtout dans la circonvolution de Broca où elle est à son maximum. Les cellules nerveuses ne présentent presque plus de prolongements elles sont pour la plupart atrophiées. Partout « l'infiltration est moindre dans la corticalité ». Ce cas ne prouve en rien l'existence d'un centre des images graphiques. Mais cette observation est susceptible d'une autre interprétation : Cliniquement le malade ne présente pour tout symptôme que de l'aphasie motrice totale, sans aucun autre trouble du langage, c'est-à-dire le tableau typique de l'aphasie motrice pure sous-corticale. Or si nous étudions la relation d'autopsie, qu'y voyons-nous? L'auteur y insiste lui-même. Le lobe frontal gauche est recroquevillé, ratatiné surtout au niveau de la troisième frontale; mais la lésion est beaucoup plus accentuée dans la substance blanche. Dans la corticalité on peut retrouver des cellules atrophiées et privées de leurs prolongements. Il s'agit donc bien évidemment d'une aphasie motrice pure sous-corticale. Le ratatinement de la corticalité relève de la perte des fonctions de cette corticalité par destruction de ses faisceaux de projection.

L'observation de Guido Banti n'est pas beaucoup plus démonstrative. Un homme est atteint subitement d'hémiplégie droite et d'aphasie; le lendemain Banti peut l'observer. Toute trace d'hémiplégie a disparu; l'aphasie motrice est totale, le malade est incapable de prononcer une seule parole, spontanément, par lecture, ou en répétant un mot entendu. L'écriture est parfaite sous tous ses modes, le malade écrit rapidement et sans faute l'histoire de sa maladie, le nom des objets qu'on lui présente. Pas trace de cécité ni de surdité verbale. Peu à peu le malade s'améliore de son aphasie; en trois ans la guérison est parfaite, le malade s'exprime facilement, sans chercher les mots; cependant un examen attentif permet de déceler encore un léger trouble du langage; ainsi il dit « staoddinario » pour « straordinario ». L'autopsie, pratiquée cinq ans après l'attaque, révèle « un ramollissement de la partie postérieure du pied de la troisième frontale gauche, comprenant toute la partie limitée entre la scissure prérolandique et la branche antérieure de la scissure de Sylvius; il occupait toute la corticalité, et n'atteignait la substance blanche que sur une épaisseur de quelques millimètres ». Cette observation, malgré ses apparences, n'a pas cependant une valeur absolue, irréfutable.

D'abord le malade a presque totalement guéri de son aphasie en trois ans ; il est regrettable que l'auteur ne nous dise pas au bout de combien de temps il a récupéré ses premiers mots. L'examen n'a été pratiqué qu'immédiatement après l'attaque, et le malade n'a pas été suivi. Il est certain, de par l'autopsie, que la lésion n'a pas dû détruire toutes les cellules de la circonvolution de Broca. En effet, cinq ans après la lésion, la substance blanche sous-jacente était intacte et ne présentait pas trace de dégénérescence descendante, ce qui ne saurait exister avec une destruction totale de la corticalité. La lésion n'était que légère, la plupart des images motrices d'articulation étaient conservées ; de là la conservation du fonctionnement des cellules visuelles, car il n'y avait pas trace de cécité verbale, et conservation de l'écriture spontanée. L'aphasie motrice totale du début pouvait relever pour la majeure partie d'un trouble fonctionnel. Il est regrettable que l'auteur ne nous donne en outre aucun examen microscopique de l'état des cellules de la troisième frontale. Cette observation n'est donc pas décisive.

Dans le cas de Osler (1891) que l'on a aussi invoqué en faveur de l'existence d'un centre graphique, l'écriture n'était pas intacte. Il s'agit d'un homme de 72 ans qui fut pris brusquement de cécité verbale typique, avec hémianopsie homonyme latérale droite. La parole spontanée est altérée. Quand on lui demande son métier (teneur de livres : bookkeeper), il répond : « keep, keep, keep ; oh you say it for me » ; et dans le titre de son observation, Osler note la paraphasie. Pour l'écriture, l'auteur s'exprime ainsi : « Le malade a de la difficulté de l'écriture depuis son attaque ; il écrit son nom ; il écrit aussi bien les yeux fermés que les yeux ouverts ; il écrivait le nom de l'hôpital et les mots « Philadelphia record », mais ne lisait pas les mots qu'il avait écrits ». Et plus bas : « Il était difficile de le faire écrire et il était impossible pour lui d'écrire à la dictée quelque phrase que ce soit. Il écrivait le mot « record », mais quand il voulait l'épeler, il lisait « Freedom ». La surdité verbale n'existait pas, le malade s'apercevait quand il se trompait en parlant. Bien que l'observation soit peu détaillée, il est impossible de dire que ce malade avait l'écriture parfaite et qu'il représente un cas typique de cécité verbale par lésion du pli courbe sans agraphie.

Si l'on rassemble tout ce qui précède, on voit que ni la psychologie, ni l'expérimentation, ni la clinique, ni l'anatomie pathologique ne donnent de fait irréfutable, rien ne démontre d'une façon absolue l'existence d'un centre d'images graphiques.

Les adversaires de ce centre ont, de leur côté, accumulé une série d'arguments démontrant que la conception même d'un centre était inadmissible : un centre des images graphiques ne peut exister.

B. — Arguments contraires a l'hypothèse d'un centre de l'agraphie

Si l'on étudie les observations d'aphasie motrice aussi bien que d'aphasie sensorielle, on voit que toutes les fois que le centre d'images motrices d'articulation, ou que les centres sensoriels, auditif et visuel, sont touchés, et que les fibres blanches qui les unissent sont détruites secondairement, le langage est altéré dans tous ses modes. L'agraphie existe toujours. Au contraire, si ces centres sont intacts, si la lésion atteint non pas les fibres d'association de ces centres entre eux, mais les fibres qui les unissent aux noyaux moteurs bulbaires pour le centre de Broca, aux centres généraux visuel et auditif pour les centres sensoriels, le langage intérieur est intact, toutes les images sont conservées (Dejerine). Le malade passe facilement d'une image à l'autre et les évoque sans peine; la symptomatologie se réduit uniquement à la perte de la fonction du faisceau lésé. L'agraphie n'existe jamais. Donc la clinique nous enseigne que l'agraphie résulte de l'altération de la zone du langage, en un point quelconque de son étendue. Jamais la clinique n'a fourni un seul exemple d'agraphie pure, isolée, qui ne soit le reliquat d'une aphasie motrice ou sensorielle (Dejerine).

L'anatomie pathologique confirme ces données de la clinique. Toutes les observations concordent. Et pour ce qui concerne la prétendue localisation du prétendu centre des images graphiques, une seule observation, celle de Bar (1878), présente une lésion uniquement localisée au pied de la deuxième frontale. Agé de 62 ans, d'une culture intellectuelle assez élevée, le malade présentait une aphasie motrice totale avec parésie du côté droit de la face. L'agraphie était totale, le malade ne pouvait tracer que quelques bâtons, et cependant il n'existait qu'une très légère parésie du bras droit. Quarante heures après, l'amélioration arrive. La parésie droite disparaît ; l'aphasie reste totale. L'écriture se borne aux mots « c'est entendu », qu'il trace toujours les mêmes sans faute d'orthographe. Puis la parole revient. Le malade prononce sans cesse les mots « par devant », mais si on veut les lui faire écrire, on lit « c'est entendu ». Quelques jours après, on le trouve le matin écrivant et ayant toute une page de papier grand format avec le même mot, mille fois répété : « Jam, Jam ». Peu à peu, la parole s'améliore ainsi que l'écriture « qui est à ce moment l'image fidèle de la parole » (Bar). L'autopsie ne révèle qu'une lésion très nettement limitée au pied de la deuxième frontale. Si la localisation du centre d'Exner-Charcot était exacte, on aurait dû avoir dans ce cas le type de l'agraphie pure. Et l'observation parfaitement précise, indique la présence de l'aphasie motrice, et le parallélisme absolu de la parole et de l'écriture.

Comment peut-on concilier, avec la théorie d'un centre graphique indépendant, ce fait clinique observé par beaucoup d'auteurs, de la concordance parfaite des troubles de l'écriture et des autres altérations de langage ?

La clinique nous montre l'écriture s'améliorant à mesure que l'aphasie motrice ou sensorielle guérit. M. Bar dit textuellement que chez son malade l'écriture a été l'image fidèle de la parole. Mlle Skwortzoff (1881) a recueilli chez M. Magnan (voir plus bas observation IX), l'observation d'un malade qui ne pouvait écrire spontanément que les mots qu'il pouvait prononcer spontanément et comprendre en lisant. De même Cramer (voir plus bas obs. XXX) note expressément que son malade ne peut écrire les noms des objets qu'il ne peut dénommer. Avec la théorie des centres indépendants, il faut admettre une lésion ayant détruit dans les trois groupes d'images motrices d'articulation, graphiques et visuelles identiquement les mêmes images, et ayant respecté exactement les mêmes images. Est-ce vraisemblable ? Et cette remarque n'est-elle pas en faveur au contraire de la théorie que nous soutenons : l'intime connexion de tous les centres entre eux, et le retentissement général sur tous les centres qu'entraîne la lésion de l'un d'eux ?

Mais beaucoup d'autres arguments ont été soutenus contre l'existence de ce centre graphique.

Nous nous servons de notre main droite pour l'écriture uniquement par effet d'éducation et d'habitude ; mais on peut écrire avec un point quelconque du corps (Wernicke, Dejerine) pourvu qu'il soit assez mobile : Avec la main gauche, avec le pied, avec le coude, avec un crayon tenu entre les dents, on peut même tracer des lettres en courant. S'il existe un centre moteur de l'écriture, ce centre est beaucoup plus étendu qu'on le dit, et il doit comprendre toute la zone psychomotrice. Les partisans du centre d'Exner ont répondu à cet argument : « L'écriture de la main droite est une modalité du langage, l'écriture avec un autre point du corps est un acte de motilité générale qui n'exige pas de centre spécialisé ; cette variété d'écriture exige une attention soutenue, une surveillance constante de l'esprit qui manque absolument dans l'écriture courante » (Pitres). Nous avouons ne pas bien comprendre cette objection. Quand l'enfant apprend à écrire, l'écriture est bien un mouvement voulu, attentif, absolument comme chez l'adulte le fait d'écrire avec un crayon entre les dents. Si l'écriture de la main droite devient plus facile, l'habitude seule donne ce résultat ; les cellules de la motilité des doigts, appelées sans cesse à fonctionner ensemble, multiplient leurs connexions et facilitent l'accomplissement du mouvement ; un amputé congénital des deux bras apprendrait à écrire facilement avec un crayon mis entre les orteils ; l'habitude peut rendre l'écriture aussi facile à l'aide d'un point quelconque du corps, qu'avec la main droite. Que par hérédité, l'éducation soit plus facile à faire pour la main droite rien de plus acceptable ; mais on peut, en apprenant dès l'enfance, arriver à écrire par un point quelconque du corps aussi facilement qu'avec la main. L'écriture est donc au début, pour la main droite comme pour un point quelconque du corps, un acte de motilité générale ; l'habitude, la répétition seule de l'acte rend le mouvement plus facile.

Et si cette habitude suffit pour faire admettre un centre d'images,

faudra alors admettre un centre d'images pour tous les mouvements du corps humain : pour les mouvements des doigts du pianiste, pour tous les actes des métiers manuels. Un tel centre n'aurait aucune valeur.

Un argument du même ordre a été donné par M. Dejerine. On

peut écrire par des procédés très variés : l'habitude de la machine à écrire pénètre de plus en plus dans nos mœurs. Que deviennent alors les images graphiques ? Se modifient-elles avec la modification même des mouvements nécessaires à l'écriture ? Où devra-t-on aussi considérer ce mode d'écriture comme relevant uniquement de la motilité générale. Alors comment expliquer que des gens peuvent penser et écrire immédiatement avec la machine à écrire ?

Cette discussion nous force à bien établir le point suivant : Le centre de l'écriture, pour ses partisans, est un centre d'images graphiques, analogue aux autres centres d'images motrices et non point un centre moteur simple.

Pour l'acte de l'écriture il existe bien évidemment entre les cellules de la motilité générale des doigts des connexions qui facilitent l'accomplissement de l'acte. Il s'agit là uniquement d'une partie du centre des mouvements du membre supérieur.

Mais entre ce centre purement moteur et un centre d'images motrices il y a loin. Si l'on considère le centre graphique uniquement comme un centre moteur pur, sans images des mouvements propres à l'écriture, cela revient à admettre que la répétition des mouvements spécialisés suffit à établir l'existence d'un centre ; et alors on ne pourra en refuser pour tous les mouvements spécialisés : jeu du pianiste par exemple, et tous les mouvements spécialisés quels qu'ils soient auront droit à un centre. Mais tous ces centres ne seront que des dépendances des centres de la motilité générale avec laquelle ils se confondront. Ils ne seront que le résultat d'associations cellulaires créées par l'habitude et rendant le mouvement à accomplir plus sûr et plus facile.

Ainsi compris, personne ne saurait nier l'existence de ces associations cellulaires et de ce centre uniquement moteur.

Mais la discussion n'est pas là. Elle porte seulement sur la conception d'un centre des images graphiques. Existe-t-il pour l'écriture des images analogues aux images auditives, visuelles, et motrices d'articulation. Toute la question est là. L'agraphie est-elle, suivant l'expression de Charcot, l'aphasie de la main ? L'agraphie est-elle une amnésie des images graphiques (Charcot).

S'il existe un centre d'images graphiques, centre des mouvements coordonnés de l'écriture, quand ce centre est atteint, toutes les moda·

lités de l'écriture doivent être atteintes, ainsi que l'a dit M. Dejerine. Quand un malade copie un modèle manuscrit, il exécute bien évidemment les mêmes mouvements que s'il écrivait spontanément les mêmes mots. Or il est de notion courante, qu'un aphasique moteur, incapable d'écrire spontanément le moindre mot, copie parfaitement un modèle. Comment expliquer, si les images graphiques existent, qu'un tel malade ait perdu les images pour l'écriture spontanée, et les ait conservées pour la copie? La copie relèverait, répond-on, d'un acte de motilité générale, indépendant du centre vrai de l'écriture (Pitres). Cette explication est inadmissible.

La copie de l'aphasique sensoriel qui est servile, trait pour trait, machinale, reproduction plus ou moins grossière du dessin mis devant les yeux, relève bien de la motilité générale. Mais il n'en est plus de même pour la copie de l'aphasique moteur. Celui-ci copie en transcrivant l'imprimé en manuscrit. Il comprend la lettre imprimée, et lui substitue en copiant la lettre cursive correspondante. La vue de la lettre imprimée a donc réveillé l'image de la lettre cursive correspondante; il se passe donc chez lui un acte cérébral, bien évidemment indépendant de la motilité générale; « le malade fait dans cette copie les mêmes mouvements qu'il ferait dans l'écriture spontanée » (Dejerine). Ce mode de copie, si l'on admet l'existence des images graphiques, exige le réveil de ces images graphiques; alors comment expliquer la perte de l'écriture spontanée qui utilise ces mêmes images? il est impossible, avec l'hypothèse d'un centre d'images graphiques, d'expliquer, chez l'aphasique moteur cortical, la perte de l'écriture spontanée, avec conservation de l'écriture sous copie, qui met en jeu exactement les mêmes images.

M. Dejerine a fait en outre une objection qui a une grosse valeur. Les gauchers, bien que se servant de la main gauche pour tous les usages ordinaires de la vie, apprennent habituellement à écrire de la main droite par éducation. Pour les usages ordinaires de la vie, ils sont droitiers du cerveau, pour l'écriture ils se servent du cerveau gauche. Qu'un tel malade devienne aphasique moteur, il présentera en même temps une hémiplégie gauche. Mais la main droite qui jouit de tous ses mouvements ordinaires a perdu la faculté d'écrire. Les exemples cliniques sont assez nombreux (Bernheim 1885, Parisot 1891, Magnan 1891, Dejerine 1892), mais l'absence d'au-

topsie leur enlève de leur valeur ; on peut toujours supposer l'existence
d'une lésion bilatérale : l'une à droite, entraînant l'aphasie et l'hémiplégie gauche, l'autre dans le cerveau gauche, détruisant le centre
d'images graphiques. Il serait cependant bizarre que toutes les fois
où une lésion se localiserait au centre des images graphiques et don-
nerait l'agraphie pure, toujours elle se manifesterait chez des gauchers, tandis que depuis vingt ans on la recherche en vain chez des
droitiers.

Pour nous rendre compte du mécanisme de l'agraphie, nous avons
fait à la Salpêtrière, dans le service de M. Dejerine, une série d'expériences sur les aphasiques moteurs de ce service. Le point capital
est de savoir s'il existe des images graphiques, et si la perte de
l'écriture tient à la destruction de ces images, ou si au contraire on
écrit en transcrivant sur le papier les images visuelles emmagasinées
au pli courbe, et si l'agraphie n'est que le résultat d'une altération
directe ou indirecte de ce centre, d'une altération de la notion du mot.
Pour arriver à ce résultat, il suffisait de faire écrire les malades, de
leur faire traduire leurs pensées à l'aide de lettres, en supprimant les
mouvements mêmes de l'écriture. Le procédé auquel nous nous
sommes arrêté était connu depuis longtemps. Déjà Perroud, en 1864,
le premier l'a employé pour étudier l'écriture d'une de ses malades ;
« Marie G... affirme savoir écrire, il était bien intéressant de cons-
tater ce qu'était devenue chez elle la faculté du langage écrit ; nous ne
pouvions faire écrire notre sujet en lui plaçant une plume entre les
doigts, les mouvements de la main droite étaient encore trop incer-
tains pour lui permettre de tracer des caractères lisibles. Cette circons-
tance nous a empêché de savoir si la malade pouvait former des lettres.
Nous avons dû nous borner à rechercher s'il lui était possible de
construire des syllabes et des mots. Pour résoudre ce problème nous
avons donné à notre sujet un alphabet écrit, dont les lettres étaient
détachées, en la priant de former des mots avec les lettres qu'elle
avait à sa disposition. Or cette expérience nous a convaincu que Marie
manquait complètement de la faculté d'arranger plusieurs lettres en
syllabes et les syllabes en mots. Lorsque par exemple on lui disait
d'écrire *tome* en lui donnant les lettres dont ce mot se compose, elle
arrangeait ces lettres d'une manière bizarre en les plaçant irrégulià-
rement les unes à la suite des autres. » Malheureusement, Perroud
ne chercha pas à faire écrire la malade avec la main gauche et par

suite il est impossible de comparer les résultats de ces deux procédés d'examen. Ogle (1867, obs. IV) ne pouvant obtenir de son malade qu'il essayât d'écrire de la main gauche, lui donne des lettres isolées. Le malade est incapable d'écrire même son nom, tandis qu'il le copie parfaitement. Lichtheim, chez un de ses malades agraphique par les procédés ordinaires de l'écriture, chercha sans résultat à le faire écrire avec des lettres isolées. Le résultat fut négatif, et Lichtheim se prononce contre l'existence d'un centre d'images graphiques.

Nos recherches ont porté sur 10 malades, prises à des degrés divers de l'affection ; sur chacune de ces malades nous avons fait d'abord avec l'écriture ordinaire (main droite si possible, ou main gauche) des essais d'écriture spontanée (nom, puis histoire de la maladie), d'écriture sous dictée, d'écriture d'après copie, enfin écrire le nom d'un objet présenté. Puis nous avons mis entre les mains de nos malades un jeu de cubes alphabétiques, cubes de bois portant une lettre sur chacune de leurs faces. L'écriture consistait à rapprocher en ordre convenable les lettres destinées à constituer le mot, sans faire intervenir le tracé même du mot. Il s'agit donc d'une écriture typographique. Comme points de comparaison, sur deux de nos malades non atteints d'aphasie, et présentant un degré de culture analogue à celui de nos aphasiques, nous avons répété cette double série d'expériences. Pour tous les modes de l'écriture le résultat a été chez eux parfait, les mots étaient aussi bien reproduits que par l'écriture ordinaire ; il existait seulement une certaine lenteur, nécessitée par la recherche de la lettre désirée. Voici maintenant les résultats obtenus chez nos aphasiques. Par l'écriture ordinaire, une malade ébauchait quelques lettres de son nom, tandis qu'elle copiait bien. A cela seul se réduisait la faculté d'écrire. Avec les cubes alphabétiques il en était de même, rassemblant les premières lettres de son nom, incapable de l'écrire en entier ; la copie présentait les mêmes caractères qu'avec l'écriture ordinaire : bonne, bien supérieure à l'écriture spontanée.

Six malades pouvaient écrire leur nom, mais étaient incapables d'écrire spontanément une phrase quelconque ; l'écriture sous dictée était très défectueuse, la copie bien conservée. Avec les cubes alphabétiques les résultats furent les mêmes : les malades écrivirent leur nom, quelques mots usuels qui leur furent dictés, copièrent facilement un imprimé, mais furent dans l'impossibilité absolue de nous faire connaître, avec ce procédé, l'histoire de leur maladie.

Une malade presque guérie de son aphasie motrice avait récupéré la faculté d'écrire spontanément et sous dictée, sauf pour certains mots, comme Salpêtrière, qu'elle était incapable d'écrire. Avec les cubes, elle écrivit parfaitement l'histoire de sa maladie, mais resta complètement incapable d'écrire le mot « Salpêtrière » qu'elle n'avait pu écrire avec l'écriture ordinaire.

Enfin nos deux dernières malades étaient complètement guéries d'une aphasie ancienne. Elles étaient capables d'écrire spontanément d'une façon parfaite, d'écrire sous dictée et de copier. Avec les cubes, elles opéraient aussi vite et aussi parfaitement qu'avec l'écriture ordinaire, tout comme un individu sain.

Il y a donc parallélisme absolu entre l'écriture ordinaire et l'écriture avec les cubes alphabétiques. Les malades écrivent avec un procédé exactement tout ce qu'elles peuvent écrire avec l'autre ; si toute espèce d'écriture ordinaire a disparu, la malade est incapable de reproduire les mots en assemblant les cubes ; si au contraire l'amélioration se produit, ou si la malade est moins gravement atteinte, les mêmes modes d'écriture sont touchés ou respectés, que l'on se serve de l'un ou de l'autre procédé d'écriture.

L'agraphie ne consiste donc pas, chez les aphasiques moteurs, corticaux vrais dans l'impossibilité de tracer sur le papier les lettres et de les assembler en mots ; elle ne tient pas à une perte d'images graphiques ; elle résulte d'un trouble plus élevé, d'un acte intellectuel : l'impossibilité d'évoquer dans le langage intérieur la notion même des lettres et des mots, de décomposer le mot en les syllabes et les lettres le constituant ; en d'autres termes, elle relève de l'altération même de la notion du mot. C'est pour cette raison que les agraphiques ne peuvent pas mieux écrire avec des lettres mises à leur disposition que lorsqu'ils ont une plume entre les doigts. L'agraphie, perte de la notion du mot, et non perte d'une image motrice graphique, n'est donc pas liée à l'altération d'un centre moteur graphique autonome, spécialisé par les mouvements de l'écriture.

Depuis la publication de ces recherches, M. Pitres les a vérifiées dans un travail récent. Comme dans nos cas, son malade, incapable d'écrire la plume à la main, était aussi incapable d'écrire avec des lettres mises à sa disposition. Tout cet ensemble de faits concordants est en contradiction avec un centre d'images graphiques.

Il aurait été intéressant de rechercher comment un aphasique moteur, ayant fait usage depuis longtemps de la machine à écrire, se servait de cet appareil après sa maladie. De même il aurait été utile de connaître l'état de l'écriture par les cubes alphabétiques chez un typographe devenu aphasique. Nous n'avons malheureusement pu faire ces expériences ; mais nos recherches sur le mécanisme de l'agraphie nous permettent de prévoir que même dans ces cas le malade aurait été aussi incapable d'écrire avec la machine à écrire ou avec les cubes alphabétiques que la plume à la main.

Il nous faut mettre en garde les observateurs contre une cause d'erreur avec laquelle nous avons été aux prises. Dans le service de notre excellent maître, M. Albert Robin, un aphasique très cultivé, agrégé, professeur de rhétorique en province, en voie d'amélioration très nette au point de vue de la parole, sans cécité ni surdité verbales, pour la lecture ou la parole courantes, écrivait parfaitement son histoire avec les cubes alphabétiques. Avec la main gauche (car le bras est très contracturé) il se refusait d'abord à écrire, prétendant qu'il ne saurait ; enfin il traçait quelques mots de l'histoire de la maladie ; puis, trouvant son écriture imparfaite, honteux de son état, il jetait la plume et refusait de continuer. Il ne faudrait pas prendre ces faits pour de l'agraphie ; le malade n'écrit pas parce qu'il a honte de l'imperfection matérielle de son écriture.

En résumé ni la clinique, ni l'anatomie pathologique ne donnent la preuve d'un centre d'images graphiques.

Un grand nombre d'arguments tant cliniques qu'anatomo-pathologiques s'opposent à l'existence d'un tel centre. Il n'existe pas pour l'écriture, ce que l'on constate pour la parole parlée, la lecture et l'audition des mots : On connaît de nombreux faits cliniques, vérifiés par des autopsies, de formes pures d'aphasie motrice et de cécité verbale.

Ces formes pures démontrent absolument l'existence de mémoires spécialisées du langage, d'images spéciales : motrices d'articulation, visuelles, auditives. Au contraire jamais on n'a observé de cas d'agraphie pure. Il y a donc, de par la clinique, une différence essentielle, l'écriture d'une part, la parole parlée, la lecture mentale et la compréhension des mots entendus d'autre part. Les images motrices d'articulation, visuelles et auditives sont démontrées par les formes pures ; tout s'accorde à démontrer l'absence des images graphiques.

CHAPITRE VII

Conception générale de l'aphasie. Zone du langage.

Comment devons-nous concevoir le mécanisme du langage ? Quelle idée devons-nous nous faire de l'aphasie ? Tous les auteurs qui se sont occupés de ce sujet ont donné successivement des opinions dissemblables, basées sur leur conception générale de l'aphasie et sur l'état clinique et anatomo-pathologique de la question au moment où ils écrivaient.

Tout le monde connait la conception de Charcot, classique en notre pays. La fonction du langage comprend quatre centres d'images correspondant aux quatre modalités du langage de Hartley : Deux moteurs, centre d'images motrices d'articulation, centre d'images motrices graphiques ; deux sensoriels : centre d'images auditives, centre d'images visuelles. Ces centres bien que réunis entre eux, présentent une certaine autonomie. L'éducation peut donner à l'un de ces centres une prédominance absolue et suivant que, en pensant on met en jeu plus spécialement tel ou tel centre, on est dit visuel, moteur, graphique, auditif ; les indifférents se servent aussi bien et sans prépondérance d'un centre que d'un autre. La théorie du professeur Charcot repose sur l'indépendance relative des centres autonomes basée sur une conception psychologique du langage. Cette théorie est sujette à de nombreuses objections que nous avons discutées. La psychologie ne peut suffire à établir une théorie médicale ; rien ne prouve l'existence d'un centre de l'agraphie, tout s'accorde à en démontrer l'absence ; si les hommes étaient si dissemblables au point de vue du mécanisme du langage intérieur, une même lésion devrait donner des phénomènes cliniques dissemblables suivant le type psychologique de l'individu. Or toutes les observations cliniques publiées avec autopsie démontrent que dans tous les cas une même lésion a toujours donné les mêmes symptômes (nous avons discuté précédemment toutes les observations, exceptionnelles d'ailleurs, qui semblent au premier abord contraires à cette règle). Enfin, la présence de la paraphasie et de l'agraphie dans l'aphasie sensorielle, démontre les connexions intimes entre les trois centres d'images et est incompatible avec la théorie des centres autonomes.

Les auteurs allemands Wernicke, Lichtheim ont donné successivement des schémas explicatifs basés sur l'existence de ces trois centres d'images, l'écriture n'étant que la reproduction sur le papier des images visuelles et n'ayant pas d'images spéciales. Ces schémas ont un point commun. Ils admettent que pour le langage intérieur les hommes utilisent tous les mêmes images, de la même manière, avec la même prédominance. De par l'éducation les images auditives se forment les premières, elles sont les plus profondément gravées et dirigent toujours le fonctionnement du langage intérieur, au moins dans sa plus grande partie; les images motrices d'articulation se forment ensuite très rapidement, leur union avec les précédentes est intime, précoce, et l'union de ces deux images constitue la base première, toujours présente, du langage intérieur; chez les illettrés, elles existent seules, et les individus de cette catégorie pensent uniquement à l'aide de ces deux images. Chez les lettrés vient s'adjoindre, mais au second plan, à titre secondaire, le centre des images visuelles. Ces trois centres sont intimement unis entre eux, toute lésion de l'un retentit sur tous les autres, mais toujours de la même manière pour une même lésion, suivant une loi préétablie par le mode d'éducation commun à tous les individus et non variable avec chacun de nous (1).

Ces schémas, très utiles pour les démonstrations et l'explication des phénomènes, sont cependant susceptibles d'un reproche très

(1) Chez les sourds-muets et les aveugles de naissance le mode d'éducation et d'acquisition des images du langage est différent. Les sourds-muets privés des images auditives et motrices d'articulation, ont les images visuelles prédominantes; les aveugles complètent les images auditives et motrices par le tact. Il serait très intéressant d'étudier l'aphasie dans ces cas et de voir les conséquences cliniques entraînées par une lésion de l'un des centres ordinaires du langage. Malheureusement nous n'avons pu trouver chez les auteurs aucune observation d'aphasie chez les sourds-muets ou les aveugles. Cette question serait cependant d'un haut intérêt et mériterait d'attirer l'attention des médecins placés à la tête des établissements spéciaux d'éducation des sourds-muets et des aveugles.

sérieux que leur a fait surtout Freud. D'abord dans certains cas, rares il est vrai, ils ne sont pas en complet accord avec la clinique et il faut admettre deux ou plusieurs lésions pour expliquer tous les phénomènes cliniques d'une seule observation. Ensuite ils prêtent trop à l'imagination et permettent la création de types cliniques hypothétiques avec lésions bien déterminées en théorie, mais que l'on n'a encore jamais rencontrés en clinique. Dans leurs grandes lignes ces schémas sont la reproduction fidèle de la clinique, mais certains faits spéciaux sont en désaccord avec eux.

Freud a insisté dans sa conception générale de l'aphasie sur un point jusqu'alors un peu laissé dans l'ombre : l'importance des faisceaux d'association qui unissent un centre à un autre. Déjà Lichtheim avait décrit les aphasies de conductibilité ; mais ce qui pour Lichtheim ne constituait que des formes d'aphasie, devient pour Freud toute l'aphasie. L'altération de la parole tient pour lui surtout à ce que le malade ne peut passer d'une image à une autre image. Les centres, placés à la périphérie de la zone du langage, ne sont que des points les plus éloignés des autres centres, où par suite les fibres d'association sont les moins abondantes et où une lésion localisée a le plus de chances de se cantonner à une seule modalité du langage. Si au contraire la lésion enlevait la partie moyenne de la zone du langage, là où s'entre-croisent toutes les fibres d'association, la clinique montrerait des altérations dans tous les modes de manifestations du langage.

En somme, pour Freud la lésion des faisceaux d'union occupe le premier plan, la lésion des centres passe au second. Cette conception, acceptée par M. Pitres, n'est encore jusqu'ici que théorique. L'auteur n'a apporté aucun fait personnel ou puisé dans la science pour en démontrer l'exactitude. Elle est donc encore à l'état d'hypothèse et manque de la consécration anatomo-clinique. Si la lésion des faisceaux blancs joue un grand rôle, si cette théorie semble contenir une grande part de vérité, on peut reprocher à Freud de l'avoir exagérée et d'avoir trop annihilé le rôle des centres d'images.

A notre avis, une conception du langage doit se baser uniquement sur les faits cliniques avec preuve anatomo-pathologique ; elle doit tenir compte et de l'existence des centres d'images démontrés et des faisceaux d'association qui les unissent. Elle doit donc reposer à la fois sur la clinique et l'anatomie normale et pathologique.

La clinique et l'anatomie pathologique nous démontrent l'existence indiscutable de trois centres d'images nécessaires à la fonction du langage : le centre des images motrices d'articulation, ou centre de Broca ; le centre des images auditives, centre de Wernicke ; et le centre des images visuelles. Ces trois centres sont admis par tous les auteurs et leur existence ne saurait aujourd'hui être mise en doute.

La situation de ces trois centres sur la corticalité cérébrale est aussi bien démontrée. Tous siègent dans l'hémisphère gauche ; le cerveau droit n'a rien à voir avec la fonction du langage (1). Le centre de Broca, centre moteur d'articulation occupe le pied de la troisième circonvolution gauche ; les deux centres sensoriels, centres de réception des images auditives et visuelles, siègent à la partie postérieure de la scissure de Sylvius dans la partie postérieure de la première circonvolution temporale (centre de Wernicke), le gyrus supra marginalis et le pli courbe.

Ces trois centres sont donc tous situés, comme l'ont fait remarquer Charcot et Freud, sur la circonvolution qui entoure en haut, en arrière et en bas la scissure de Sylvius, sur la circonvolution d'enceinte de cette scissure. Cette circonvolution bordante circonscrit de toute part la fossette sylvienne, et se continue par des plis de passage et surtout par des fibres blanches sous-corticales avec la corticalité voisine. Réunissant ces trois centres à fonctions déjà bien connues dans un groupement d'ensemble, Freud donna à cette région, qu'il eut le tort de trop étendre en arrière, le nom très logique et très expressif de *zone du langage*. De même que dans la corticalité cérébrale une certaine région est plus spécialement prédisposée aux mouvements volontaires, zone psycho-motrice, de même chez les droitiers, mais pour l'hémisphère gauche seulement, un territoire déterminé contient les centres des images du langage.

Cette réunion des centres du langage en une zone n'est pas arbitraire. Elle est commandée et justifiée et par la position de ces centres autour d'un des sillons primordiaux de l'encéphale, et par l'irrigation commune de tous ces centres par le même vaisseau, l'artère sylvienne.

La position de ces centres, par rapport à la corticalité générale de l'hémisphère, n'est pas livrée au hasard. Ce n'est pas sans raison que

(1) Sauf chez les gauchers, où toute la zone du langage est comprise dans le cerveau droit.

le centre de Broca s'est développé à la partie antérieure de la zone du langage, le centre de Wernicke à sa partie postéro-inférieure et le centre des images visuelles à la région postéro-supérieure. Examinons la situation de ces centres par rapport au rôle connu des parties voisines de la corticalité et nous allons voir, comme Freud l'a indiqué, la question apparaître sous un jour tout nouveau. Le centre de Broca, centre d'emmagasinement des images motrices d'articulation, centre moteur, est situé au contact immédiat de la zone psycho-motrice générale, à la partie inférieure de cette zone, dans le voisinage même des origines corticales des nerfs grand hypoglosse, facial et masticateur. Le centre des images motrices d'articulation est donc immédiatement accolé au centre moteur des muscles qui innervent la face, les lèvres, la langue, le voile du palais, le larynx et le pharynx, c'est-à-dire des muscles dont les mouvements assurent le mécanisme moteur matériel de l'articulation des sons. En d'autres termes, le centre des images motrices d'articulation, centre des souvenirs des mouvements nécessaires à l'articulation des mots, est immédiatement en contact avec les cellules cérébrales qui matériellement assurent l'exécution des mouvements d'articulation des mots. Le centre des images visuelles des lettres et des mots, comme l'a montré le premier M. Dejerine, occupe la région du pli courbe. Si nous examinons la corticalité voisine, nous voyons que ce centre se trouve en contact intime avec le centre de la vision générale qui comprend, ainsi que l'ont montré les recherches remarquables de v. Monakow, de Henschen et de notre regretté collègue Vialet, les bords de la scissure calcarine, les lobules lingual et fusiforme ; par sa face profonde ce pli courbe est en rapport immédiat avec le faisceau de la vision générale : radiations optiques de Gratiolet. La situation de ce centre des images visuelles du langage est donc dans les mêmes rapports avec le centre de la vision générale, que le centre d'images motrices d'articulation avec la zone de motilité générale. Enfin le centre de Wernicke, centre des images auditives, occupe la première circonvolution temporale gauche, partie supérieure de la région que l'on considère comme le centre de l'audition générale.

Si nous résumons en quelques mots ces rapports, nous voyons que chacun des centres d'images du langage est immédiatement en rapport avec la portion de corticalité cérébrale qui emmagasine les impressions générales de la même catégorie : centre moteur près de la zone motrice, centre visuel près de la zone visuelle, centre auditif près de la zone auditive. Chacun de ces centres n'est, en quelque sorte, qu'une portion de cette zone générale, différenciée, appropriée à une fonction spécialisée, le langage. Chacun de ces centres occupe en outre l'extrémité, la périphérie de la zone générale motrice, visuelle ou auditive, et précisément la portion de cette zone générale qui est le plus immédiatement en contact avec la zone générale voisine : c'es. l . li courbe, partie de la zone visuelle la plus rapprochée de la zone auditive et de la zone motrice qui emmagasine les images visuelles du langa ... La partie postérieure de la première temporale, point de passage entre la zone auditive temporo-sphénoïdale et le pli courbe, point extrême de la zone visuelle, est uniquement en possession des images auditives du langage. Enfin le centre des images motrices d'articulation occupe le point le plus rapproché et de l'origine des nerfs qui président à l'acte matériel du langage, et des centres des images visuelles et auditives différenciées pour le lanage. La conception de la zone du langage est donc parfaitement logique au point de vue purement anatomique.

La clinique vient de son côté confirmer cette conception, en montrant que toute altération de cette zone entraîne des altérations de toutes les modalités du langage.

Le langage comprend trois centres d'images, intimement unis entre eux, de telle manière que toujours une altération quelconque de l'un de ces centres retentit sur les autres, en troublant leur fonctionnement. Après Trousseau, Gairdner et d'autres auteurs, nous avons étudié avec notre maître M. Dejerine l'état de la lecture mentale chez les aphasiques moteurs vrais, corticaux. Chez tous ces aphasiques moteurs corticaux il existe une altération plus ou moins accusée de la lecture mentale, et cela pendant une période plus ou moins longue et variable d'ailleurs suivant les cas. L'étude de la lecture mentale chez les aphasiques exige un examen méthodique. Il est indispensable de se défier des affirmations du malade. En général il soutient qu'il lit parfaitement et comprend tout ce qu'il lit, alors qu'il n'en est rien, tout comme il donne une page écrite de sa main, mais copiée sur un modèle, comme étant d'écriture spontanée (H. Jackson). L'aphasique souffre de son infirmité, il semble craindre qu'on ne le considère comme diminué dans son intelligence et il essaie par tous les moyens possibles de combattre cette opinion. Au contraire quand le malade a récupéré la faculté de comprendre la lecture, mais seulement alors, il avoue que pendant longtemps les caractères de l'écriture n'avaient pour lui aucun sens et qu'il n'y voyait que du noir sur du blanc. Pour examiner l'état de la lecture mentale divers procédés sont à mettre en œuvre :

1° On présente au malade un certain nombre de mots imprimés ou manuscrits désignant des objets, et on lui demande de montrer l'objet correspondant : c'est là le seul procédé possible lorsque l'aphasie motrice est totale et complète ;

2° Lorsque le malade a encore quelques mots à sa disposition, on lui donne à lire un passage de lecture familière, fait divers de journal par exemple, et on lui demande de raconter à l'aide de la mimique et des mots qui lui restent ce qui est contenu dans l'article qu'il vient de lire ;

3° On pose par écrit au malade une question familière sur un sujet qui l'intéresse directement : « Êtes-vous marié ? » ; « avez-vous des enfants ? ; « quel métier faisiez-vous ? » La réponse indique si le malade comprend ou non la question écrite. Cependant il faut remarquer que les mots « marié », « enfants », « métier » frappent suffisamment le malade pour lui faire deviner le sens général de la phrase. Il ne comprend pas à proprement parler, il devine plutôt. On répète alors l'expérience en posant des questions analogues, avec les mêmes mots principaux, mais en changeant le sens de la phrase : « A quel âge vous êtes-vous marié ? » ; « quel âge a votre dernier enfant ? » On verra alors si la réponse a changé avec la demande et si le malade comprend vraiment ce qu'il lit. Dans les expériences précédentes le centre de la lecture agit seul, mais on peut lui venir en aide par le centre de l'audition ;

4° On donne une page écrite ou imprimée au malade et on lui dit de rechercher tel mot qu'on lui indique ;

5° On montre au malade un mot quelconque et on lui demande si ce n'est pas là tel ou tel autre mot : par exemple on indique au malade le mot « liberté » et on lui demande si ce n'est pas là le mot « république » ;

6° On peut encore faire intervenir l'action adjuvante simultanée des centres moteurs d'articulation et auditif en disant au malade de lire à haute voix, si possible, un passage indiqué et de raconter ensuite ce qu'il contient. Il est bien entendu qu'on n'utilisera jamais dans ces expériences le nom, ni le plus souvent le prénom du malade, qui d'ordinaire restent parfaitement reconnus.

Dans tous les cas d'aphasie motrice vraie, corticale, que nous avons examinés, la cécité verbale existait manifeste ou latente.

Le degré d'alexie variait d'ailleurs avec chaque malade. L'une ne reconnaissait que quelques lettres ; d'autres reconnaissaient des mots mais pas une phrase entière ; une lisait les mots isolés, mais les oubliait immédiatement. Aucune de ces aphasiques corticales ne présentait de cécité verbale absolue, complète. Ces troubles de la lecture mentale chez les aphasiques moteurs corticaux existent dans tous les cas, quel que soit le degré de culture intellectuelle du malade. On l'observe aussi bien chez les malades d'hôpitaux que dans la clientèle privée. M. Dejerine a observé un médecin, guéri aujourd'hui de son aphasie motrice, et resté hémiplégique droit, qui tant qu'il n'a pu parler convenablement, n'a pu ni écrire de la main gauche, ce qu'il fait aujourd'hui très facilement, ni comprendre ce qu'il lisait. En outre l'intervention du centre auditif, ainsi que l'avait bien vu Trousseau, ne suffit pas à réveiller les images visuelles. Cette cécité verbale, par retentissement d'une lésion du centre de Broca, peut durer plus ou moins longtemps, de quelques mois à six années et plus. A mesure que l'aphasie motrice guérit, que le malade peut prononcer quelques mots, la cécité verbale disparait, le malade recommence à écrire, et en général l'alexie et l'agraphie disparaissent avant que la parole soit complèt   nt récupérée. Il ne nous a pas semblé, dans nos recherches, qu'il y eut une différence au point de vue du degré de l'alexie — entre une aphasie motrice légère, passagère et une destruction complète du centre de Broca. De nouvelles recherches seraient nécessaires à ce point de vue.

Nos collègues et amis A. Thomas et J. C. Roux, internes de M. Dejerine, ont continué et approfondi ces premières recherches. Ils ont démontré que, même chez les malades qui semblaient posséder « l'intégrité de la lecture, il existe néanmoins des modifications qui peuvent se présenter avec des intensités très différentes, mais suivant une loi qui est presque toujours la même. Ce sont là les troubles latents de la lecture. Pour les mettre en lumière, il faut les

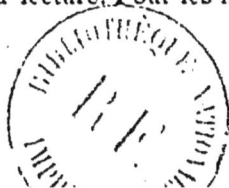

provoquer. C'est en modifiant le dessin du mot ou l'agencement de ses lettres et de ses syllabes qu'on peut saisir ces altérations de la lecture. 1° Le mot sera écrit verticalement, en plaçant chacune des lettres qui le composent non pas à la suite l'une de l'autre, mais au-dessous l'une de l'autre ; 2° le mot sera écrit horizontalement en syllabes séparées ; 3° le mot sera écrit horizontalement en lettres séparées ; 4° enfin on présentera successivement au malade les diverses lettres qui composent un mot dont il devra faire la synthèse : c'est la lecture par lettres isolées. Chez les sujets normaux, même chez des neurasthéniques susceptibles de présenter certains troubles de la lecture, les résultats ont toujours été négatifs. De ces recherches qui ont porté sur 17 malades, les auteurs tirent les conclusions suivantes: 1° Les troubles de la lecture qui sont, pour ainsi dire, constants chez les aphasiques moteurs corticaux, disparaissent lentement, mais laissent encore, à une époque très reculée, des traces qu'il est possible de mettre en lumière ; 2° L'aphasique moteur cortical qui recommence à lire recouvre successivement: a) le dessin du mot ; b) l'association des syllabes qui forment le mot ; c) l'association des lettres qui forment la syllabe ou le mot. Ils récupèrent en un mot la lecture dans un ordre chronologique absolument inverse de celui suivant lequel l'enfant apprend à lire.

Dans un travail plus récent Thomas et Roux se sont attachés à déterminer l'état de l'évocation spontanée des images auditives verbales chez les aphasiques moteurs corticaux. « 1° Nous montrons au sujet un objet usuel (vêtement, partie du corps, etc.) dont le nom contient plusieurs syllabes; les objets choisis ne doivent avoir qu'une désignation. 2° Nous prononçons aussitôt plusieurs syllabes parmi lesquelles se trouve, soit la première syllabe du nom de l'objet, soit la dernière, soit la syllabe intermédiaire. 3° Lorsque la syllabe faisant partie du nom de l'objet est prononcée, le malade doit faire un signe affirmatif indiquant qu'il reconnaît cette syllabe. Chez les sujets normaux toutes les syllabes sont reconnues et sans hésitation; il en est de même chez les individus privés de la parole, mais non apha-siques (pseudo-bulbaires). L'expérience a porté sur sept aphasiques moteurs vrais ne parlant pas, ou n'ayant récupéré que quelques mots. Chez tous ces malades la première syllabe est assez souvent reconnue ; mais la dernière syllabe ou la syllabe intermédiaire ne sont jamais

reconnues. Ce fait prouve que le malade n'évoquait pas l'image auditive du nom de l'objet, sinon il eût reconnu la dernière syllabe ou
la syllabe intermédiaire. Dans le cas où la première syllabe a été
reconnue, il faut admettre qu'à elle seule elle peut évoquer l'image
auditive verbale. »

Toutes ces recherches sont absolument concordantes entre elles :
Elles démontrent l'union intime des centres du langage. Pour cette
fonction du langage, comme l'a dit Freud, et comme nous l'avons
montré avec notre maître M. Dejerine, il existe « une zone unique
étendue du pied de la troisième circonvolution frontale gauche au pli
courbe, et englobant la partie postérieure de la première circonvolution temporale. Chaque extrémité de cette zone comprend un
centre d'images du langage : la circonvolution de Broca contient les
images motrices d'articulation, la première temporale les images
auditives, le pli courbe les images visuelles. Chacun de ces centres
tire sa spécialisation de sa position dans la corticalité générale :
Centre de Broca accolé à la zone motrice, centre de Wernicke en
continuité avec la zone visuelle, pli courbe contigu à la zone auditive. Ces centres sont intimement unis entre eux par des fibres
d'association que nous montre l'anatomie, formant un tout complexe indissolublement uni, une zone unique avec trois centres secondaires. Toute altération de cette zone en un point quelconque de son
étendue entraîne, non pas des troubles limités à tel ou tel mode
du langage, mais une altération de tous les modes du langage avec
prédominance de ces troubles sur le mode correspondant au centre
d'images directement atteintes par la lésion ». L'aphasie motrice
domine si la lésion siège au centre de Broca, la surdité verbale domine
si la lésion a détruit la partie postérieure de la première temporale,
la cécité verbale domine avec une lésion du pli courbe, mais toujours
en même temps on trouve tous les modes du langage altérés. En
d'autres termes, jamais de forme pure d'aphasie avec une lésion de la
zone du langage, toujours altération de tous les modes du langage avec
altération plus marquée des images directement détruites par la lésion.

« Il ne faudrait pas croire qu'une lésion de cette zone entraînât des
altérations égales pour les divers modes du langage; il existe en effet
une véritable hiérarchie des centres, présidant aux diverses modalités
du langage, hiérarchie tenant au mode même d'éducation et d'acqui-

sition des images; et les images sont d'autant plus fixes, d'autant plus résistantes, qu'elles sont d'ordre d'acquisition plus anciennes. Les deux premiers centres, de beaucoup les plus fixes, sont les centres des images auditives et motrices d'articulation; ce n'est que beaucoup plus tard que l'enfant apprend à rattacher aux images auditives et motrices l'image visuelle des mots, transcription manuscrite ou imprimée de la parole entendue et parlée. L'écriture enfin est celui de tous les modes du langage qui s'apprend en dernier, aussi voit-on l'agraphie exister dans toutes les formes d'aphasie relevant de lésions siégeant dans la zone du langage » (Dejerine et Mirallié). Une lésion quelconque de cette zone, par exemple du centre de Broca, retentira donc d'abord sur les acquisitions les plus récentes, l'écriture, altèrera ensuite le fonctionnement des images visuelles, d'où l'alexie très nette, et retentira peu sur les images auditives, plus anciennes : la surdité verbale sera latente et il faudra la mettre en lumière. De même la destruction des images auditives, les plus anciennes, retentira sur tout l'appareil du langage entraînant des troubles de la parole parlée (paraphasie), l'agraphie et l'alexie.

Pour le langage intérieur, la conservation de ces trois images est indispensable. La notion du mot résulte de l'évocation simultanée des trois images auditive, motrice d'articulation et visuelle, et du passage rapide et facile de l'une de ces images à l'autre. Toutes les fois qu'un de ces groupes d'images a disparu, la notion du mot est altérée; le langage intérieur est atteint (Dejerine); l'évocation spontanée du mot dans le langage intérieur est impossible ou incomplète; ainsi s'explique le retentissement général de la lésion sur tous les modes du langage.

Mais cette zone du langage n'est pas isolée au milieu de la corticalité cérébrale. Chacun de ces centres est uni avec la portion de corticalité où siège la fonction générale dont il n'est qu'un élément spécialisé : Le centre de Broca est intimement uni avec les cellules d'origine des nerfs moteurs encéphaliques, aussi bien de l'hémisphère droit que de l'hémisphère gauche, et avec les noyaux bulbaires; le pli courbe est relié aux zones visuelles générales qui bordent la scissure calcarine dans l'un et l'autre hémisphère, la première temporale est en connexion intime avec les autres circonvolutions temporo-sphénoïdales, centre de l'audition générale. Que ces faisceaux d'union de la zone du langage avec les autres zones de la corticalité soient détruits et le malade perd un de ses modes d'extériorisation ou de réception du langage; mais, ainsi que l'a montré M. Dejerine, toujours dans ces cas le langage intérieur est intact, caractère différentiel capital avec les lésions de la zone du langage. L'on a alors une variété d'aphasie pure : aphasie motrice sous-corticale, cécité verbale pure de Dejerine, surdité verbale pure. La notion du mot n'est en rien altérée; la symptomatologie est réduite à la perte d'un seul mode d'expression de la pensée, tous les autres modes persistent, et en particulier il n'y a jamais d'agraphie.

L'aphasie motrice pure ou sous-corticale est facile à expliquer : Le malade a conservé ses images motrices d'articulation, il sait parfaitement et les mots qu'il veut prononcer et les mouvements nécessaires à leur prononciation; mais par suite de la destruction des faisceaux de projection de la troisième frontale, il ne peut passer de l'idée à l'acte moteur. On comprend ainsi la perte de tous les modes de la parole parlée.

Comment expliquer la cécité verbale pure? Pour M. Dejerine l'alexie résulte de la destruction des faisceaux qui unissent les centres généraux de la vision droite et gauche a pli courbe gauche. Le malade perçoit les mots écrits en tant que dessin, mais leur impression sur les cellules visuelles générales ne se transmet plus aux images visuelles du langage, et par suite ne réveille plus l'image visuelle du mot, la vue du mot ne réveille plus l'image visuelle du mot. Pour Redlich, l'alexie résulterait de la destruction des fibres qui unissent la zone visuelle générale au centre auditif. La vue du mot ne réveille plus l'image auditive du mot et par suite la notion du mot. Cette opinion de Redlich, basée sur la négation des images visuelles, n'est pas acceptable. D'abord l'existence des images visuelles est surabondamment démontrée; la destruction du pli courbe donne une symptomatologie aujourd'hui bien déterminée. En outre, si l'opinion de Redlich était exacte, le malade devrait avoir de l'aphasie optique. En effet, si le malade ne lit pas par ce fait que l'image du mot, reçue dans le centre de la vision générale, ne va plus réveiller l'image auditive de ce mot, de même la vue d'un objet ne devrait réveiller l'image auditive de l'objet. En d'autres termes, le malade s'il ne lit pas les mots, ne doit pas davantage pouvoir dénommer les objets. Or c'est le contraire qui existe. Il s'agit donc, dans la cécité verbale pure, d'un défaut de passage du centre visuel général au centre des images visuelles du langage. Au point de vue anatomo-pathologique, les trois autopsies publiées actuellement sont parfaitement concordantes entre elles et démontrent que la cécité verbale pure de Dejerine, résulte de la destruction des lèvres de la scissure calcarine, des lobules lingual et fusiforme et des faisceaux qui en partent. Cette variété (Dejerine, Redlich, Wyllie) relève donc d'une lésion corticale : Le terme d'alexie sous-corticale ne saurait être conservé; on devra la distinguer comme cécité verbale sans altération de l'écriture ou plutôt comme « cécité verbale pure de Dejerine » qui le premier en a donné la localisation précise.

La surdité verbale pure doit s'expliquer comme la cécité verbale pure. Mais la seule autopsie publiée (Pick) est trop incomplète, pour qu'on puisse se faire une opinion un peu ferme à ce sujet.

Il nous est possible maintenant de résumer dans un tableau d'ensemble la conception générale de l'aphasie et la symptomatologie de ses diverses variétés, telles qu'elles résultent des travaux et de l'enseignement de notre maître M. Dejerine.

§ I. — Lésions de la zone du langage.

Aphasies vraies. Tous les modes du langage sont atteints et le langage intérieur altéré (Dejerine).

1° Aphasie motrice corticale : lésion du centre de Broca :

a) Perte de la parole spontanée. Destruction des images motrices d'articulation. Conservation relative du chant.

b) Perte de la parole répétée.

c) Perte de la lecture à haute voix.

d) Perte de l'écriture spontanée (sauf le nom propre du malade et quelques rares autres mots).

e) Perte ou altération très profonde de l'écriture sous dictée.

f) Conservation de l'écriture d'après copie : le malade copie en transformant l'imprimé en manuscrit.

g) Cécité verbale manifeste ou latente, altération de la lecture mentale. Jamais d'hémiopie.

h) Conservation de la compréhension de la parole parlée, mais altération de l'évocation spontanée des images auditives.

i) Hémiplégie droite dans l'immense majorité des cas par extension de la lésion à la zone psycho-motrice.

2° APHASIE SENSORIELLE. — LÉSION DU GYRUS SUPRA-MARGINALIS, DU PLI COURBE ET DE LA PREMIÈRE TEMPORALE

a) Parole spontanée : paraphasie et jargonaphasie. Très rarement aphasie motrice. Images motrices d'articulation conservées, mais privées du contrôle sensoriel : le malade est un verbeux.

b) Parole répétée : impossible ou aussi altérée que la parole spontanée. Conservation relative de l'air du chant avec paraphasie pour les paroles.

c) Lecture à haute voix : paraphasie et jargonaphasie.

d) Écriture spontanée : agraphie complète ou paragraphie et paraphasie en écrivant (sauf pour le nom propre du malade et quelques rares autres mots).

e) Écriture sous dictée : impossible ou mêmes altérations que pour l'écriture spontanée : paragraphie et paraphasie en écrivant.

f) Copie machinale, servile, trait pour trait comme un dessin, copie de l'imprimé en imprimé, du manuscrit en manuscrit. Copie très longue et très difficile.

g) Cécité verbale : perte de la compréhension de la parole manuscrite ou imprimée, sauf pour le nom. Hémiopie homonyme latérale droite si les faisceaux blancs sous-jacents sont coupés : donc inconstante.

h) Perte de la compréhension de la parole entendue : surdité verbale, sauf pour le nom et quelques rares autres mots.

i) Presque jamais de trouble moteur des membres.

Cette aphasie sensorielle comprend deux sous-variétés, ordinairement reliquats de la forme précédente.

a) *Surdité verbale corticale.* — Les symptômes pour la parole, l'écriture, la compréhension des mots parlés sont ceux de l'aphasie sensorielle, mais la cécité verbale est moins accentuée. D'une façon générale le malade comprend plus ou moins ce qu'il lit, mais il existe

des altérations latentes de la lecture mentale qu'il est facile de
déceler.

b) Cécité verbale corticale. — Il s'agit d'une aphasie sensorielle
où la surdité verbale a plus- ou moins complètement disparu, bien
que perceptible encore par instants. La cécité verbale est alors au
premier plan. Parole et écriture comme chez les sensoriels,

3° APHASIE COMPLEXE, TOTALE

Destruction complète de la zone du langage. Aphasie sensorielle
avec aphasie motrice. Disparition de toutes les images du langage,
avec altération profonde du langage intérieur.

a) Perte de la parole spontanée, répétée et de la lecture à haute
voix comme dans l'aphasie motrice.

b) Cécité verbale avec ou sans hémiopie.

c) Surdité verbale.

d) Agraphie totale. Copie servile de l'imprimé en imprimé, et du
manuscrit en manuscrit.

e) Hémiplégie droite.

§ II. — Aphasies de conduction centripète ou centrifuge.

Aphasies pures. Zone du langage intacte. Intégrité du langage
intérieur (Dejerine).

1° APHASIE MOTRICE PURE SOUS-CORTICALE :

a) Perte de la parole spontanée. Mais conservation des images
motrices d'articulation : Le malade fait autant d'efforts d'expiration
(Dejerine), serre autant de fois la main qu'il y a de syllabes dans
un mot (Lichtheim).

b) Perte de la parole répétée. Dans le chant, conservation de l'air,
mais perte de l'articulation des mots.

c) Perte de la lecture à haute voix.

Conservation de :

d) Écriture spontanée.

e) Écriture sous dictée.

f) Écriture d'après copie.

g) Compréhension de l'écriture.

h) Compréhension de la parole parlée.

i) Hémiplégie droite fréquente souvent avec paralysie de la corde vocale correspondante (Dejerine).

Le seul trouble est la perte de l'articulation des mots dans tous ses modes.

2° CÉCITÉ VERBALE PURE (DEJERINE)

a) Intégrité de la parole spontanée.

b) Intégrité de la parole répétée.

c) Perte de la lecture à haute voix.

d) Conservation de l'écriture spontanée.

e) Conservation de l'écriture sous dictée.

f) Copie servile, comme un dessin, copie l'imprimé en imprimé, le manuscrit en manuscrit.

g) Cécité verbale : Perte de la compréhension de l'écriture et de la lecture mentale. Mais intégrité des images visuelles. Le malade peut comprendre l'écriture en suivant le tracé des lettres avec le doigt. Toujours hémiopie homonyme latérale droite.

h) Compréhension de la parole parlée.

i) Pas de trouble moteur des membres.

La symptomatologie se résume à la cécité verbale avec ses deux conséquences : perte de la lecture et altération de la copie.

3° SURDITÉ VERBALE PURE

a) Conservation de la parole spontanée.

b) Perte de la parole répétée.

c) Conservation de la lecture à haute voix.

d) Conservation de l'écriture spontanée.

e) Perte de l'écriture sous dictée.

f) Copie parfaite : copie l'imprimé en manuscrit.

g) Conservation de la compréhension de l'écriture.

h) Perte de la compréhension de la parole entendue.

i) Pas de trouble moteur des membres.

En d'autres termes, le malade est atteint de surdité verbale et par suite ne peut répéter les mots entendus, ni écrire sous dictée.

CHAPITRE VIII

Anatomie normale et pathologique de la zone du langage.

Il nous semble indispensable de décrire ici complètement l'anatomie normale des parties de l'écorce cérébrale qui contiennent les images du langage. Chez les droitiers ces centres du langage sont tous situés sur l'hémisphère gauche ; l'hémisphère droit n'a rien à voir avec la faculté du langage. Les gauchers au contraire, qui pour le langage fonctionnent cérébralement avec leur hémisphère droit, emmagasinent leurs images du langage dans cet hémisphère droit ; chez eux l'aphasie motrice accompagne l'hémiplégie gauche et les lésions de l'hémisphère droit n'entraînent jamais de troubles du langage. L'étude anatomique de ces centres forme le complément nécessaire de notre étude clinique. Nous suivrons pas à pas dans cette description l'ouvrage de M. et Mme Dejerine sur « l'Anatomie des centres nerveux », auquel nous empruntons tout ce qui suit.

§ 1. — Développement.

Comme tout le système nerveux, la zone du langage dérive du feuillet externe du blastoderme. L'aspect de cette zone varie avec le développement même de la fosse sylvienne.

La fosse sylvienne apparaît vers la quatrième semaine de la vie embryonnaire, sur la surface extérieure de la portion axiale du cerveau antérieur. Elle s'accentue les semaines suivantes et devient d'autant plus profonde que le manteau cérébral est plus étendu.

En se développant, chaque vésicule hémisphérique, bourgeonnement latéral du cerveau antérieur, donne naissance aux lobes frontal, pariétal et temporal. Le lobe temporal, situé au début au-dessus de l'axe transversal qui passe par la fosse sylvienne, se porte peu à peu en arrière, puis en bas et en avant, et déborde bientôt en bas la fosse sylvienne. Chaque vésicule hémisphérique entoure ainsi la fosse sylvienne d'un anneau presque complet, ouvert seulement en bas et en avant, et affecte la forme d'un rein ou d'une fève, dont le hile correspond à la fosse sylvienne ou au futur lobule de l'insula.

Au commencement du quatrième mois, la fosse sylvienne s'allonge; elle se rétrécit et se dirige obliquement en haut et en arrière, et cette obliquité tient très probablement au développement du lobe occipital. Puis le segment antérieur se coude, grâce au développement que prend le lobe fronto-pariétal, qui lui forme vers le cinquième mois une sorte d'opercule. En se développant, l'opercule recouvre de plus en plus la fosse sylvienne; il s'insinue entre le segment antérieur de la scissure de Sylvius qui devient la branche antérieure, et le seg-ment postérieur plus long, qui devient la branche postérieure ou horizontale de cette scissure.

Donc, toute la zone du langage se développe aux dépens de la même vésicule hémisphérique et sa forme est déterminée par son enroulement autour de la scissure de Sylvius préexistante.

§ 2. — Anatomie normale.

L'anatomie de la zone du langage présente à étudier : 1° la scissure de Sylvius qui en constitue comme le squelette; 2° la circonvolution d'enceinte.

SCISSURE DE SYLVIUS. — La scissure de Sylvius (fig. 1) se présente sous l'apparence d'une fente dirigée obliquement de bas en haut et d'avant en arrière; elle est, en réalité, très profonde et sépare le lobe frontal et le lobe pariétal situés au-dessus, du lobe temporal situé au-dessous. Venue de la face inférieure de l'hémisphère, elle atteint sa face externe et se divise en deux branches, antérieure et posté-rieure.

La branche postérieure (S (p) fig. 1) est de beaucoup la plus impor-tante pour nous. Elle continue la direction de la scissure de Sylvius et se dirige obliquement en haut et en arrière, séparant le lobe temporal du lobe pariétal. Après un parcours de 8 à 10 centim., elle se termine vers la partie moyenne du lobe pariétal par un double éperon qui limite en avant le gyrus supra marginalis ou circonvolution marginale supérieure. L'éperon supérieur est souvent très court; parfois il entaille profondément la deuxième circonvolution pariétale. L'éperon inférieur est généralement court et peu profond; il sépare la première circonvolution temporale du gyrus supra marginalis. Le bord supérieur de cette branche postérieure de la scissure de Sylvius présente, au niveau du lobe pariétal, une, deux, ou même trois incisures profondes, les incisures pariétales de Broca. On trouve quelquefois une incisure semblable au niveau du lobe frontal, en avant de l'opercule rolandique, c'est l'incisure frontale de l'opercule de Brissaud.

La branche antérieure de la scissure de Sylvius n'appartient à la zone du langage que par sa branche verticale (S (v). Celle-ci peut naître isolément, directement de la scissure de Sylvius. Elle se dirige en haut et en avant et pénètre dans la partie postérieure de la troisième circonvolution frontale. Cette branche est constante chez l'homme. Elle limite en avant le pied de la troisième frontale et constitue la limite antérieure de la zone du langage.

La partie de l'écorce cérébrale comprise entre la branche horizontale antérieure et la branche postérieure porte le nom d'opercule, et forme la lèvre supérieure de la scissure de Sylvius, recouvrant l'insula. Les lobes pariétal et temporal s'anastomosent au niveau de l'extrémité postérieure de la scissure de Sylvius par des plis de passage constants, soit superficiel, soit profond. Le pli de passage superficiel constitue la circonvolution marginale supérieure ou gyrus supra marginalis (Gsm); le pli de passage profond est souvent dédoublé, il est situé dans le fond de la scissure, en arrière du lobule de l'insula et constitue la région rétro-insulaire de Broca ou circonvolution temporale profonde (fig. 2, Tp).

CIRCONVOLUTION D'ENCEINTE. — La portion de corticalité qui constitue la zone du langage et qui entoure la branche postérieure de la scissure de Sylvius, emprunte successivement des portions de territoire aux lobes frontal, pariétal et temporal. Nous allons examiner successivement ces divers segments.

La zone du langage commence en avant, sur la lèvre supérieure de la scissure de Sylvius, au pied de la troisième frontale ou circonvolution de Broca. Ce pied constitue la partie postérieure de la troisième circonvolution frontale. En avant, il est limité par la branche

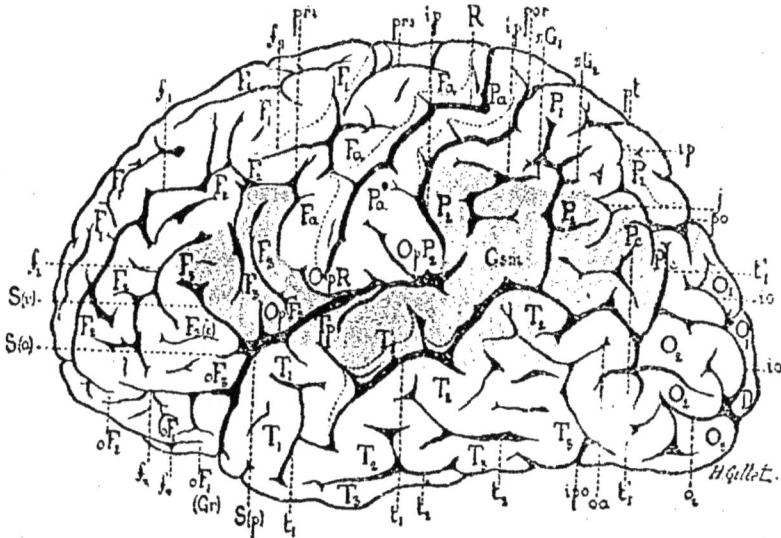

FIG. 1. — *Face externe de l'hémisphère gauche.*

Les lèvres de la scissure de Rolando (*R*) des sillons interpariétal (*ip*), post-rolandique (*por*), prérolandique supérieur (*prs*) et parallèle (*t₁*), ont été légèrement écartées. La zone du langage est *colorée en bleu.*

D, circonvolution descendante. — F_1, F_2, F_3, première, deuxième, troisième circonvolutions frontales. — F_3 (*c*), cap de la troisième circonvolution frontale. — *Fa*, circonvolution frontale ascendante. — f_1, f_2, premier et deuxième sillons frontaux. — f_3, troisième sillon frontal ou incisure en *H*. — f_4, sillon olfactif ou quatrième sillon frontal. — *Gsm*, gyrus supra marginalis. — *io*, sillon intraoccipital. — *ip*, sillon interpariétal. — *ipo*, incisure préoccipitale. — *j*, incisure de Jensen. — O_1, O_2, O_3, première, deuxième, troisième circonvolutions occipitales. — o_2, deuxième sillon occipital. — *oa*, sillon occipital antérieur. — oF_1, oF_2, oF_3, partie orbitaire des première, deuxième et troisième circonvolutions frontales. — oF_1 (*Gr*), gyrus rectus. — OpF_3, opercule frontal. — *OpR*, opercule rolandique. — OpP_2, opercule pariétal. — P_1, P_2, première et deuxième circonvolutions pariétales. — *Pa*, circonvolution pariétale ascendante. — *Pc*, pli courbe. — *po*, scissure pariéto-occipitale. — *por*, sillon postrolandique. — *pri*, *prs*, sillons prérolandiques inférieur et supérieur. — *pt*, sillon pariétal transverse. — πG_1, πG_2, premier et deuxième plis verticaux de Gromier. — *R*, scissure de Rolando. — *S* (*a*), *S* (*v*), *S* (*p*), branches antérieure, verticale et postérieure de la scissure de Sylvius. — T_1, T_2, T_3, première, deuxième, troisième circonvolutions temporales. — *Tp*, circonvolution temporale profonde. — t_1, sillon parallèle ou premier sillon temporal ; t'_1, sa branche verticale. — t_2, deuxième sillon temporal.

verticale ascendante de la scissure de Sylvius. Il se continue avec le cap de Broca, partie moyenne de la troisième circonvolution frontale, sous la forme d'un pli étroit et allongé, qui tantôt se rétrécit (fig. 2) et tantôt s'élargit, de manière à constituer un petit lobule irrégulièrement quadrilatère (fig. 1). Il envoie à la deuxième circonvolution frontale un pli anastomotique quelquefois profond, le plus souvent superficiel. Alors, le pli se dirige en bas, parallèlement à la circonvolution frontale ascendante, décrit une courbe à concavité supérieure qui embrasse l'extrémité inférieure du sillon prérolandique inférieur et le sépare de la scissure de Sylvius, puis s'insère finalement par un pli étroit, mince, court, et souvent profond, à la partie tout à fait inférieure de la circonvolution frontale ascendante en formant l'*opercule frontal* (OpF$_3$) Ce pied présente, du reste, de très grandes variétés individuelles. Par son bord inférieur, ce pied forme l'extrémité antérieure de la lèvre supérieure de la branche postérieure horizontale de la scissure de Sylvius; par sa face profonde, il recouvre la face supérieure de la région insulaire antérieure, dont il est séparé par un sillon antéro-postérieur, le sillon marginal supérieur de l'insula (fig. 2).

En arrière de l'opercule frontal se trouve l'*opercule rolandique* (OpR). Limité en avant et en arrière par deux incisures de la scissure de Sylvius, il est constitué par l'anastomose des circonvolutions frontale et pariétale ascendantes. Il décrit une courbe à concavité supérieure qui embrasse l'extrémité inférieure du sillon de Rolando.

A l'opercule rolandique fait suite la circonvolution pariétale inférieure. Très flexueuse, elle est située au-dessous du sillon interpariétal et divisée en deux parties, antérieure et postérieure, par le sillon intermédiaire vertical de Jensen. La partie antérieure naît de l'extrémité inférieure de la pariétale ascendante par un pied en général étroit, quelquefois profond, qui constitue l'*opercule pariétal* (OpP$_2$) elle décrit des flexuosités plus ou moins nombreuses, et jette à la première circonvolution temporale un pli de passage, qui contourne, l'extrémité postérieure de la scissure de Sylvius (premier pli de passage pariéto-temporal). Cette partie antérieure de la circonvolution pariétale inférieure a reçu le nom de gyrus supra marginalis (c'est le lobule du pli courbe de Pozzi). Puis la circonvolution s'élargit en haut, contourne le sillon intermédiaire de Jensen, coiffe l'extrémité postérieure du sillon parallèle en décrivant une courbe à convexité supérieure et se bifurque en deux anses : l'anse antérieure contourne en arrière le sillon parallèle pour s'anastomoser avec la deuxième circonvolution temporale et former le pli courbe de Gratiolet (deuxième pli du passage temporo-pariétal, gyrus angulaire); l'anse postérieure se jette sur la deuxième circonvolution occipitale.

En résumé, le sillon intermédiaire de Jensen, reconnaissable à sa situation immédiatement en avant de la scissure perpendiculaire externe, divise le lobule pariétal inférieur en deux portions : une antérieure ou gyrus supra marginalis, une postérieure ou pli courbe.

Pour Freud, la zone du langage s'étend beaucoup plus loin en arrière, et atteint presque la pointe du lobe occipital. Cette extension fa'a rentrer dans la zone des régions qui sont manifestement en dehors d'elle; elle lui incorpore le siège de la cécité verbale pure, et entraîne la confusion entre l'aphasie sensorielle vraie et la cécité verbale pure de Dejerine, que la clinique et l'anatomie pathologique nous ont montrées essentiellement différentes. Il faut donc, avec notre maître M. Dejerine, arrêter la zone du langage à la partie postérieure du pli courbe : les lésions situées en arrière de cette circonvolution laissent intact le langage intérieur.

En bas, la zone du langage comprend les extrémités postérieures des première et deuxième circonvolutions temporales, qui forment la lèvre inférieure de la branche horizontale de la scissure de Sylvius. La première circonvolution temporale borde immédiatement cette scissure. Née de la pointe temporale, elle va en arrière s'anastomoser avec la circonvolution pariétale inférieure, en formant le gyrus supra marginalis. A ce niveau, elle est séparée du pli courbe par le sillon intermédiaire de Jensen. Sa face supérieure recouvre l'insula dont elle est séparée par le sillon marginal postérieur de l'insula ou rigole inférieure de Broca. A sa partie postérieure, elle s'anastomose avec la région pariétale : 1° par deux plis de passage profonds, plis de passage temporo-pariétaux profonds ou région rétro-insulaire de Broca (fig. 2, Tp); 2° par un pli de passage superficiel, le gyrus supra marginalis (fig. 1, Gsm). Son bord inférieur est limité par le sillon parallèle, qui tire son nom de sa direction parallèle à la scissure de Sylvius et sépare la première temporale de la deuxième. Ce sillon est souvent interrompu par un pli de passage, plus souvent profond que superficiel, qui unit entre elles les deux premières temporales. Cette deuxième temporale se prolonge en arrière dans le pli courbe, elle n'appartient à la zone du langage, comme la première temporale, que par son tiers postérieur.

Toute cette zone corticale correspond à la zone du langage et cependant il nous faut faire remarquer, que l'opercule rolandique qui sépare la troisième frontale de la pariétale inférieure, appartient à la zone motrice, et forme comme une enclave de cette zone, dans la zone du langage. La zone du langage semble comme enroulée autour de cet opercule et prend ainsi l'apparence d'un fer à cheval dont la concavité embrasse le pied de la zone motrice (fig. 1).

Par sa face profonde, cette zone du langage recouvre le lobule de l'insula que l'on aperçoit lorsque l'on écarte les lèvres de la scissure de Sylvius (fig. 2). On sait quel rôle on a fait jouer, à une certaine époque, aux lésions de l'insula dans les phénomènes de l'aphasie. Certains auteurs avaient même cherché à établir l'existence d'une variété spéciale d'aphasie de l'insula. Ce rôle possible de la région insulaire tient, non pas à la corticalité même de l'insula, mais aux faisceaux blancs sous-jacents qui unissent entre eux les différents points de la corticalité de la zone du langage.

Faisceaux d'association propres a la zone du langage. — Lorsque l'on examine une coupe microscopique de cette région, colorée par les procédés de Pal et de Weigert, on se rend compte facilement que toute la face profonde est tapissée par une série de fibres qui naissent du sommet des circonvolutions, et se rendent par un trajet curviligne vers une circonvolution voisine : ce sont les fibres en U ou fibres courtes d'association.

Ainsi que l'ont fait remarquer M. et Mme Dejerine, « il est probable que ces fibres ne se recouvrent de myéline chez l'enfant et ne se distinguent de la masse générale des fibres nerveuses, que lorsque l'éducation et l'exercice ont incité deux territoires corticaux à fonctionner à l'unisson ».

Fibres longues d'association unissant la zone du langage à la corticalité éloignée. — Le faisceau *longitudinal supérieur ou arqué* (fig. 2), situé à la base des circonvolutions de l'opercule sylvien, en dehors du pied de la couronne rayonnante et à la hauteur du tronc du corps calleux, décrit une courbe ouverte en bas et en avant. Parallèles au bord supérieur du putamen, les fibres les plus inférieures et les plus superficielles atteignent le sillon marginal supérieur de l'insula, dissocient le bord supérieur de l'avant-mur, recouvrent en dehors les fibres du pied de la couronne rayonnante et concourent à former la partie supérieure de la capsule externe. Au niveau de la limite postérieure de la scissure de Sylvius, le faisceau arqué décrit une courbe à concavité antérieure, qui embrasse le bord postérieur du putamen, puis ses fibres se déploient en éventail, s'entre-croisent avec les fibres de la couronne rayonnante et du bourrelet du corps calleux et longent, pendant quelque temps, la base des circonvolutions pariéto-occipito-temporales. Les fibres les plus superficielles se portent en avant, recouvrent en dehors le faisceau uncinatus, et s'irradient dans la crête de la partie antérieure de la première circonvolution temporale; les suivantes se terminent dans le segment postérieur de cette première circonvolution temporale et dans la deuxième temporale, où elles s'entre-croisent avec les fibres de la couronne rayonnante et les fibres du bourrelet du corps calleux. Les plus profondes, enfin, s'irradient dans les crêtes du gyrus supra marginalis, du pli courbe, et des circonvolutions de la face externe du lobe occipital (fig. 2). Sur les coupes vertico-transversales ce faisceau est triangulaire; il présente un bord inféro-interne perpendiculaire aux fibres de la couronne rayonnante qui s'insinue entre la capsule externe et l'avant-mur, un angle inféro-externe qui correspond à la base des circonvolutions de l'opercule sylvien, et un angle supérieur qui se perd dans la couche des fibres avoisinantes. En avant, son origine est très discutée. Pour Meynert il se terminerait dans l'opercule rolandique et dans l'opercule de la troisième frontale. Il constituerait un faisceau d'association reliant la face externe des régions temporo-occipitales à la convexité du lobe frontal. M. et Mᵐᵉ Dejerine ont montré que ce faisceau ne semble composé que de courtes fibres d'association mettant en connexion deux circonvolutions voisines; ses couches profondes contiennent seules des fibres longues, reliant deux circonvolutions un peu plus éloignées; mais il ne semble pas réunir deux lobes éloignés.

Le *faisceau occipito-frontal* de M. et Mᵐᵉ Dejerine, constitue un long faisceau d'association entre le lobe frontal et le lobe temporo-occipital. Il prend son origine dans toute l'écorce du lobe frontal (face externe, pôle frontal, face orbitaire), forme le tapetum et s'irradie dans les circonvolutions de la face externe du lobe temporo-occipital. Il relie donc le lobe temporo-occipital au lobe frontal, à la convexité de l'hémisphère et à l'insula. Il est formé comme le faisceau

M   8 longitudinal de fibres courtes, d'inégale longueur. Il se distingue des longs faisceaux d'association par sa situation profonde et sous-épendymaire : il est situé en effet en dedans du système de projection, tandis que les autres longs faisceaux d'association occupent une position excentrique par rapport à ce système.

Le lobe temporal est encore uni au lobe occipital par le *faisceau*

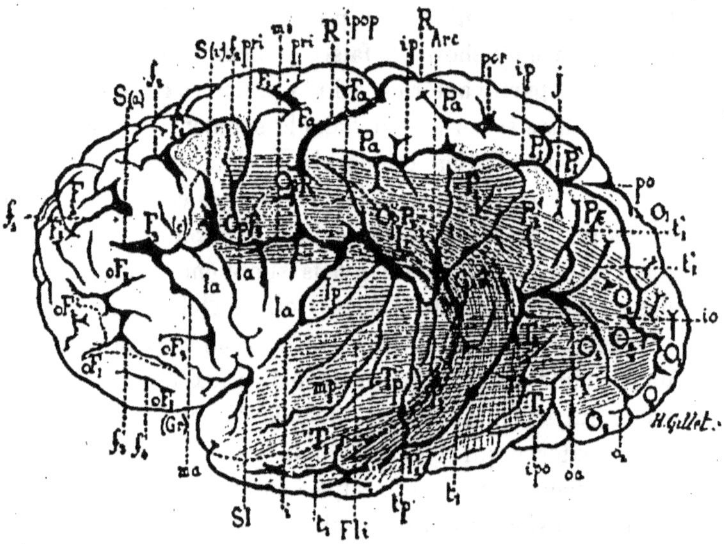

FIG. 2. — Elle représente la même région que la figure 1. Les lèvres de la scissure de Sylvius écartées permettent de voir : *Ia*, circonvolutions antérieures de l'insula. — *Ip*, circonvolution postérieure de l'insula. — *mp*, sillon marginal postérieur de l'insula. — *Tp*, circonvolution temporale profonde. — Faisceaux d'associations : *Fli*, faisceau longitudinal inférieur. — *Arc*, faisceau longitudinal supérieur ou arqué. — La zone du langage est colorée en bleu.

longitudinal inférieur. Ce faisceau n'appartient à la zone du langage que par les fibres très abondantes qui se rendent à la première temporale. Il naît de l'écorce du pôle et de la face externe du lobe occipital, et reçoit chemin faisant des fibres venues du cunéus, des lobules lingual et fusiforme ; il se porte d'arrière en avant et entoure d'un anneau complet la corne occipitale. Au voisinage du carrefour ventriculaire, la couche, d'épaisseur égale au début, se déforme, grâce au développement considérable du forceps au niveau de l'angle supéro-interne du ventricule. Les fibres du faisceau longitudinal infé-

rieur se rassemblent alors le long de la paroi externe et de l'angle
inféro-externe du ventricule, où elles forment un faisceau compact et
serré. Les fibres venues des parois supérieure et externe de la corne
occipitale, se rapprochent de son angle inféro-externe en se dirigeant
obliquement en bas et en avant. Les fibres qui d'abord longeaient la
paroi interne de la corne occipitale, immédiatement en dehors du
stratum calcarinum, convergent vers le même point en se portant
obliquement en bas et en avant, et en longeant pendant une partie de
leur trajet le plancher du carrefour ventriculaire. Puis le faisceau
abandonne des fibres dans la corticalité des trois circonvolutions
temporales et surtout à la première et va se terminer au pôle temporal. Le faisceau longitudinal inférieur relie donc tout spécialement
la zone visuelle au lobe temporal. C'est lui qui, comme l'ont montré
MM. Dejerine et Vialet, se trouve intéressé dans la variété de
cécité verbale dite cécité verbale pure de Dejerine.

Cette zone du langage, cantonnée dans l'hémisphère gauche, est
reliée aussi à l'hémisphère du côté opposé. Les fibres venues de
l'opercule sylvien (pied de la troisième frontale, partie inférieure des
circonvolutions rolandiques et région adjacente de la pariétale inférieure), de la partie postérieure des première et deuxième temporales
se portent obliquement en haut et en dedans, décrivent une courbe à
concavité inféro-interne, traversent le faisceau arqué de Burdach,
le pied de la couronne rayonnante et une partie du faisceau occipito-
frontal. Elles passent dans l'hémisphère opposé en constituant la
partie la plus inférieure du tronc du corps calleux. Les fibres venues
de la circonvolution pariétale inférieure font partie de l'étage moyen
de ce tronc du corps calleux. Dans ce tronc du corps calleux les
fibres s'entre-croisent de telle façon que les fibres superficielles
deviennent profondes, et que les fibres venues des régions antérieures s'irradient dans les régions plus postérieures de l'autre hémisphère, et vice-versa. Donc, si le corps calleux contient, comme l'ont
soutenu Reil, Arnold et en particulier Meynert, de véritables
fibres commissurales, qui relient et associent dans leur fonctionnement les régions homologues et symétriques des deux hémisphères
il contient en outre un grand nombre de fibres d'association inter-
hémisphériques, qui assurent les connexions de régions asymétriques
des deux hémisphères (Dejerine).

Les fibres qui naissent de la troisième circonvolution frontale s'irradient dans un plan vertico-transversal et contribuent à former les radiations du genou du corps calleux.

Telles sont les connexions multiples que présente la zone du langage avec la corticalité du même hémisphère, et la corticalité de l'hémisphère opposé.

Fibres de projection. — De toute cette corticalité partent des fibres de projection venues des cellules pyramidales de la corticalité. Les mieux connues sont celles qui viennent de la troisième frontale.

Les fibres venues de la corticalité de la troisième frontale constituent le faisceau pédiculo-frontal inférieur de Pitres et contiennent le faisceau de l'aphasie des auteurs. Ces fibres se dirigent à travers le centre ovale vers la capsule interne. A partir de ce niveau, leur situation et leur trajet ont été décrits diversement par les auteurs. M. Brissaud admet que les fibres du faisceau pédiculo-frontal inférieur et celles du faisceau frontal inférieur se réunissent en un même faisceau, le faisceau géniculé. Au niveau de la capsule interne, il constitue le genou de cette capsule, puis il descend vers le pied du pédoncule. Là, il est situé immédiatement en dehors du faisceau psychique, qui constitue le bord interne de l'étage inférieur du pédoncule. MM. Raymond et Artaud dissocient le faisceau géniculé et y reconnaissent : En avant un faisceau de l'aphasie, en arrière le faisceau de l'hypoglosse. « Le faisceau pédiculo-frontal inférieur ou faisceau de l'aphasie, traverse la capsule interne dans son segment antérieur, en avant du faisceau géniculé, en arrière du faisceau intellectuel, et se place dans le pédoncule entre le faisceau géniculé (situé en dehors) et le faisceau intellectuel (situé en dedans) » (Raymond et Artaud). Dans son *Atlas d'anatomie du système nerveux*, M. Brissaud place le faisceau géniculé au niveau du pied du pédoncule, immédiatement en dehors du faisceau de l'anse lenticulaire qui se confondrait en partie avec lui. Le faisceau de l'anse lenticulaire occuperait dans le pied du pédoncule la région qu'on assignait jadis au faisceau psychique. Par la méthode des coupes microscopiques sériées, appliquée à un grand nombre de faits de dégénérescences secondaires relevant de lésions corticales nettement limitées, M. Dejerine a démontré (1893) que cette conception du pied du pédoncule n'était pas conforme à la réalité. Le segment antérieur de la capsule interne n'a rien à voir avec le pied du pédoncule. Ce segment antérieur est constitué par un faisceau radié fronto-thalamique, qui né de la corticalité frontale se rend à la partie antérieure de la couche optique, et disparait avec celle-ci, c'est-à-dire à la région sous-optique. Le faisceau antérieur de la capsule interne n'est donc pas un faisceau descendant vers le pied du pédoncule : en d'autres termes, le faisceau psychique n'existe pas ; il n'est ni plus ni moins psychique, ou intellectuel que les autres faisceaux cérébraux ; la destruction de ce prétendu faisceau psychique n'a jamais entraîné la perte de l'intelligence, on pense avec toute sa corticalité cérébrale, on pense avec tout son corps. L'intelligence n'est pas dévolue à un faisceau et à une zone limitée des lobes frontaux. — Les fibres de projection venues du pied de la troisième frontale et de la partie adjacente constituent le genou de la capsule interne ; elles appartiennent au segment postérieur de la capsule interne dont elles constituent l'extrémité antérieure. Elles sont nettement limitées en avant par les fibres fronto-thalamiques qui coupent leur direction sous un angle plus ou moins ouvert; en arrière, elles se continuent sans ligne de démarcation avec les fibres du faisceau pyramidal. A la région sous-optique, la capsule interne se réduit à son segment postérieur. Les fibres fronto-thalamiques ont disparu avec la couche optique. Le faisceau géniculé occupe la partie antéro-interne du faisceau des fibres de projection. Au niveau du pied du pédoncule, il occupe la même situation. Il constitue le bord interne même du pied du pédoncule. Quant au faisceau de l'anse lenticulaire, il appartient à l'étage supérieur du pédoncule et n'entre en rien dans la constitution de l'étage inférieur.

Le lobe temporal émet de son côté des fibres de projection, obliques de bas en haut, de dehors en dedans. Ces fibres, fibres temporo-thalamiques, de M. et Mᵐᵉ Dejerine, se rassemblent à la partie externe et supérieure de la corne sphénoïdale, s'entre-croisent dans toute leur longueur avec le faisceau longitudinal inférieur, passent sous le noyau lenticulaire et se dirigent obliquement, en dedans et en haut vers la partie postéro-inférieure de la couche optique.

Enfin du lobe pariétal inférieur partent des fibres de projection qui vont se rendre dans le segment postérieur et externe de la couche optique.

RAPPORTS DE LA ZONE DU LANGAGE. — Nous devons étudier maintenant les rapports que présente la zone du langage. Ces rapports sont de deux ordres. Les uns, rapports superficiels, se font avec les méninges et la boîte osseuse du crâne. Ils font partie de la topographie crânio-cérébrale. Nous ne les rappelons que pour mémoire.

Les rapports profonds, entre la zone du langage et les parties sous-jacentes de l'hémisphère sont beaucoup plus importants.

Prise dans son ensemble, la zone du langage recouvre les circonvolutions profondes de l'insula de Reil et la région rétro-insulaire. Par cette région elle répond dans la profondeur de l'hémisphère gauche aux corps opto-striés.

A la partie moyenne de la région, à la face profonde de l'insula de Reil, on trouve successivement de dehors en dedans : 1° Une couche de substance blanche, étendue au-dessous de la corticalité de l'insula et qui porte le nom de capsule extrême. 2° Au-dessous, une couche parallèle de substance grise, régulière par sa face profonde, légèrement festonnée par sa face externe, constitue l'avant-mur. 3° Une nouvelle couche de fibres myéliniques tapisse la face profonde de l'avant-mur : c'est la capsule externe. 4° Par sa face interne la capsule externe repose, sans présenter d'adhérence avec elle, sur la face externe du putamen.

La troisième frontale, qui constitue l'extrémité antérieure de la zone du langage, correspond seulement par son extrémité postérieure à la région précédente. Le pied de cette circonvolution, à sa partie antérieure répond au centre ovale de Vieussens, et plus profondément au segment antérieur de la capsule interne, à l'extrémité antérieure du ventricule latéral, coiffée par la substance grise sous-épendymaire et par le faisceau occipito-frontal.

Le pli courbe représente l'extrémité postérieure de la zone du langage. Il est situé sur un plan postérieur aux noyaux gris centraux. Le lobule supra marginalis ne correspond que par son extrémité antérieure à la région opto-striée postérieure. Par sa face profonde la circonvolution pariétale inférieure repose sur le centre ovale du lobe temporo pariétal. Dans celui-ci on distingue le faisceau longitudinal inférieur, étendu d'avant en arrière. Immédiatement en dedans de lui se trouvent les radiations optiques de Gratiolet, qui nées des bords de la scissure calcarine, vont s'épanouir dans le segment postérieur de la couche optique et dans le corps genouillé externe. Plus profondément enfin on trouve le tapetum et la corne occipitale du ventricule latéral entourée par la substance grise sous-épendymaire. Ces rapports sont extrêmement importants. Ils expliquent en effet la coïncidence de l'hémiopie avec la cécité verbale. L'hémiopie ne relève en rien de la lésion du pli courbe, qui est tout à fait indépendant des phénomènes de la vision proprement dite. Une lésion limitée à la corticalité de la région n'entraîne jamais l'hémiopie ; mais que la lésion gagne vers la profondeur, qu'elle sectionne le longitudinal inférieur et coupe les radiations optiques de Gratiolet, alors, mais alors seulement, on voit apparaître l'hémiopie (Dejerine). L'hémiopie n'est donc pas liée à la lésion du pli courbe ; elle peut ne pas exister avec une lésion même étendue en surface, mais limitée en profondeur à la corticalité. Quand elle existe, l'hémiopie indique que la lésion a dépassé la face profonde de la couche corticale et qu'elle a gagné et interrompu les radiations thalamiques.

La première circonvolution temporale n'appartient que par son tiers postérieur à la zone du langage. Elle représente le point le plus infé-rieur de cette zone, placée en avant et au-dessous de la pariétale inférieure. La face profonde repose sur le centre ovale, ici très épais ; profondément on rencontre le faisceau longitudinal inférieur, l'extré-mité antérieure des radiations de Gratiolet, l'extrémité postérieure du noyau caudé : elle correspond en d'autres termes au segment rétro-lenticulaire de la capsule interne de M. et Mme Dejerine.

CIRCULATION ARTÉRIELLE. — Toute cette région reçoit son sang artériel d'un seul vaisseau : l'artère sylvienne. L'artère sylvienne est la plus volumineuse des artères cérébrales. Continuant directement la carotide interne, elle naît sur la face inférieure de l'hémisphère, elle se dirige en dehors et en haut en décrivant une courbe à conca-vité postérieure qui embrasse la pointe du lobe sphénoïdal, en partie recouverte par celui-ci. Bientôt elle atteint le pôle de l'insula, là elle s'infléchit en arrière, croise successivement le grand sillon de l'insula et l'insula postérieur, et arrive dans la rigole postérieure qu'elle par-court de bas en haut. Puis elle contourne le pli de passage temporo-pariétal en décrivant autour de lui une boucle constante et gagne l'extrémité postérieure de la scissure de Sylvius. Se redressant alors une dernière fois, elle s'échappe de cette scissure et se termine en fournissant l'artère du pli courbe (Testut). Son mode de division est variable (Charpy). Tantôt dès le pôle de l'insula elle se divise en ses branches terminales, par un éventail de quatre branches, tantôt on observe une bifurcation avec subdivision ultérieure d'une branche en trois, ou encore trois branches dont une se bifurque plus loin. Quoi qu'il en soit, et c'est là un point capital dans l'anatomie de cette région, toutes les artères qui fournissent le sang artériel à la zone du langage, viennent toutes du même tronc, l'artère sylvienne. Cette artère et ses branches sont toujours situées dans l'espace sous-arachnoïdien plein de liquide qui porte le nom de canal sylvien (Charpy).

Les branches de l'artère sylvienne sont au nombre de cinq :

L'artère frontale inférieure (Duret) ou artère de la troisième frontale, naît au niveau du pôle de l'insula, fournit à la circonvolution de Broca et atteint la partie inférieure de la deuxième frontale. Charcot l'a vue plusieurs fois oblitérée dans l'aphasie. L'artère frontale ascendante fournit à la circulation des deux tiers inférieurs de cette circonvolution, et au pied de la deuxième frontale.

La pariétale ascendante se ramifie sur les deux tiers inférieurs de la circonvolution du même nom et sur le pied des première et deuxième pariétales.

La pariétale inférieure, continuation du tronc de la sylvienne, est destinée à la pariétale inférieure et à la partie inférieure de la première pariétale. L'artère de la première temporale, souvent multiple, se répand sur la circonvolution temporale supérieure, et parfois sur les autres temporales. Enfin l'artère du pli courbe, véritable branche terminale de la sylvienne, sort de la scissure de Sylvius pour aller irriguer le pli courbe, la partie la plus reculée du lobe temporal et la partie antérieure du lobe occipital.

L'importance de cette unité de circulation est d'un intérêt primordial dans l'histoire de l'aphasie. Elle rend compte des modalités cliniques variables avec le point où siège la lésion artérielle.

Comme pour toute la circulation cérébrale, les avis des auteurs sont partagés en ce qui concerne la richesse anastomotique de cette artère avec les artères voisines. Pour Duret, les artères cérébrales représentent le type des artères terminales. Les anastomoses entre artères voisines sont extrêmement rares, et d'autant plus rares qu'on considère des rameaux de plus petit calibre. Chaque artère commande un territoire isolé, chaque ramuscule possède un territoire encore plus fermé. Au contraire Heubner, Cadiat, Charpy, soutiennent que la richesse anastomotique est extrême, et pour le tronc artériel et pour ses rameaux. Testut prend une opinion mixte. Les anastomoses existent, suffisantes, avec des artères saines, pour permettre l'injection, par une seule artère, de toute la circulation artérielle du cerveau ; insuffisantes, avec des artères malades, pour permettre au sang de revenir assez rapidement et en assez grande abondance pour sauver de la nécrobiose leur territoire brusquement privé d'apport sanguin.

§ 3. — Physiologie. Psychologie.

Nous n'avons pas l'intention d'insister longuement ici sur le mode de fonctionnement de la zone du langage : tout ce travail en a été le développement et la démonstration. Nous nous contenterons de le résumer en quelques mots.

La zone du langage comprend trois centres d'images : images motrices d'articulation, images visuelles, images auditives. Chacun de ces centres d'images se trouve situé à la partie de la zone du langage la plus rapprochée de la zone générale correspondante : centre moteur d'articulation, auprès de la région psycho-motrice, au pied de la troisième frontale ; centre d'images visuelles, au pli courbe et au lobule pariétal inférieur, partie de la zone du langage la plus rapprochée de la zone visuelle générale ; enfin centre d'images auditives, au contact de la région temporo-sphénoïdale auditive.

La limite de chacun de ces centres est toujours un peu indécise, et il est impossible de préciser d'une façon quasi-mathématique, où commence et où finit chaque centre. Chacun d'eux, en effet, occupe non seulement la crête de la circonvolution, mais encore les faces et le fond des sillons, où ils sont en rapport immédiat avec les gros vaisseaux placés dans le fond même de ces sillons. Ces centres sont plutôt des territoires différenciés des zones générales, où s'emmagasinent les mémoires différenciées pour le langage : mémoires motrices d'articulation au centre de Broca, mémoires visuelles des mots au pli courbe, mémoires auditives au tiers postérieur de la première temporale. Ces circonvolutions constituent le point central du territoire différencié, dont les limites irrégulières peuvent s'étendre plus ou moins loin, à la rencontre des territoires voisins.

Tous ces centres sont intimement unis entre eux : toute lésion de l'un de ces centres, en détruisant un groupe d'images, altère immédiatement, par le fait de cette unique lésion toutes les modalités du langage. La clinique et l'anatomie pathologique démontrent que toujours une même lésion, détermine identiquement les mêmes phénomènes cliniques chez tous les individus.

Cette identité symptomatique entraîne comme corollaire l'identité de fonctionnement de la zone du langage.

Tous les êtres humains pensent par le même mécanisme, par le même processus intellectuel. Différents pour la mémoire, nous sommes tous identiques pour la notion du mot. Elle ne faut pas confondre d'ailleurs la notion du mot avec la notion de l'idée que représente le mot. On peut avoir la notion d'un mot, le prononcer et ne pas savoir ce qu'il représente. De même on peut avoir la notion d'une idée sans avoir la notion du mot correspondant. La notion du mot est indépendante de la notion de l'idée du mot. Celle-ci est un phénomène purement intellectuel, psychique. Elle a pour base la notion du mot, mais ces deux notions ne sont pas indissolublement unies, l'une peut disparaître sans l'autre. Le mot n'est que la matérialisation de l'idée ; l'idée peut persister alors que la possibilité d'émettre ou de reconnaître le mot a disparu ; de même on peut prononcer ou entendre le mot en tant que mot sans qu'il y ait dans l'esprit réveil de l'idée attachée à ce mot. L'enfant, longtemps avant de savoir parler, avant d'avoir la possibilité d'exprimer sa pensée par les mots, a déjà des idées ; il sait manifester ses volontés, d'une manière très imparfaite, sans doute, mais cependant compréhensible. Il pense avant de savoir parler. Il pense avec des images d'objets, objets qu'il désire, objets qui lui font peur ; éduqué, il pensera surtout avec des images de mots. L'aphasique a perdu les images des mots, mais a conservé les images d'objets. Il ne pense plus avec les images de mots, mais avec des images d'objets. Son intelligence est évidemment diminuée, mais la faculté de penser persiste, atténuée, et la pensée se fait par un autre groupe d'images, par le même procédé que la pensée de l'enfant qui ne sait pas encore parler.

La notion du mot repose sur l'union fondamentale des images auditives et des images motrices d'articulation. Le réveil simultané de ces deux images est nécessaire et suffisant pour cette notion. Qu'on ne puisse passer d'une image à l'autre et la notion du mot disparaît. On comprend immédiatement la perte de la notion du mot par lésion de la circonvolution de Broca ou par destruction du centre de Wernicke. Le centre des images visuelles est un centre secondaire, non indispensable. La vue d'un mot écrit ne réveille la notion du mot qu'en excitant les images auditives et motrices d'articulation, quel qu'en soit d'ailleurs le mécanisme. La destruction du pli courbe n'altère donc la notion du mot qu'indirectement: La vue du mot ne réveille plus les autres images, et par suite le malade n'a plus la compréhension des mots lus (Dejerine).

Enfin, pour l'écriture, il n'existe pas d'images motrices graphiques: On écrit en transcrivant sur le papier les images visuelles emmagasinées au pli courbe.

La perte de la notion du mot est la caractéristique des lésions de la zone du langage. Quand cette notion est altérée, toutes les modalités du langage sont atteintes : parole parlée, lecture, audition et écriture ; cette dernière disparaissant ou étant toujours profondément altérée. La prédominance des symptômes sur les images directement détruites par la lésion indique la variété d'aphasie.

Dans les aphasies pures, les images des mots sont toutes intactes, le langage intérieur est parfait (Dejerine). La symptomatologie se borne à un seul ordre de phénomènes, toutes les autres modalités du langage étant intactes. L'écriture spontanée est toujours conservée.

§ 4. — Anatomie pathologique.

L'anatomie pathologique de l'aphasie, bien qu'ébauchée par Bouillaud et Dax, ne commence vraiment qu'avec Broca (1861). Pendant les années qui suivirent, les auteurs cherchèrent surtout à confirmer ou à infirmer la localisation anatomique de Broca. Aujourd'hui la question s'est élargie ; de nouvelles formes classiques ont été décrites, que des lésions anatomiques sont venues définitivement établir. On peut dire qu'actuellement, si les auteurs discutent encore sur la conception de l'aphasie, sur la clinique et la physiologie psychologique du langage, tout le monde est d'accord sur les divers points de l'anatomie pathologique.

Étude macroscopique. — La clinique, basée sur l'anatomie pathologique, a établi d'une façon définitive, la localisation des trois centres d'images du langage. Le centre des images motrices d'articulation siège à la partie la plus postérieure de la troisième circonvolution frontale gauche, — au pied de cette circonvolution, — les images visuelles occupent la région du pli courbe gauche, à la partie la plus postérieure de la zone du langage, à la partie la plus antérieure de la zone visuelle générale ; — enfin les images auditives se rassemblent dans le tiers postérieur de la première circonvolution temporale et la partie adjacente de la deuxième temporale, au voisinage même des images visuelles du langage et de la zone auditive générale.

Quand on procède à l'autopsie d'un malade ayant présenté une variété d'aphasie par lésion de la zone du langage, les circonvolutions de cette zone ne présentent plus, en totalité ou sur un point limité, leur aspect normal. Suivant la variété de l'aphasie, la lésion peut s'étendre à toute la zone du langage : ce sont les aphasies complexes ou totales ; plus souvent elle se limite à un point de ce territoire, et suivant le centre d'images détruit par la lésion, l'affection sera étiquetée aphasie motrice ou sensorielle.

Les méninges sont souvent adhérentes à la corticalité sous-jacente ; si l'on veut décortiquer le cerveau, — ce que l'on ne doit jamais faire quand on se propose d'examiner la pièce après durcissement, par la méthode des coupes microscopiques sériées, — en enlevant les membranes, on arrache en même temps la partie de corticalité sous-jacente qui lui adhère intimement.

L'aspect de la lésion est variable. Parfois il s'agit d'un foyer de ramollissement, d'une plaque jaune ancienne qui a détruit tout ou partie de la corticalité. D'autres fois la lésion semble moins nettement caractérisée. On ne remarque qu'une diminution très sensible dans l'épaisseur des circonvolutions. Leur volume est considérablement réduit, et il est facile de s'en rendre compte par comparaison avec la région homologue de l'autre hémisphère. Leur saillie n'est plus au niveau de la corticalité environnante ; la circonvolution semble comme déprimée. Au palper, la région semble mollasse, flasque, sans résistance ; on éprouve une sensation presque de pseudo-fluctuation. On a l'impression que la circonvolution ne repose plus sur son plan résistant normal, mais que le plan sous-jacent a perdu sa consistance. Enfin, et c'est un point sur lequel nous voulons insister, à l'examen superficiel parfois on ne note rien de bien précis ; à peine si en un point, une circonvolution semble un peu amaigrie, mal développée. Mais que l'on examine avec soin le fond des sillons — et cet examen ne devra se faire qu'après durcissement pour ne pas altérer la forme de la pièce, et après débit de cette pièce en coupes microscopiques sériées — on trouvera alors, sur la zone du langage, au contact des parties profondes des centres, des artères thrombosées, des foyers de ramollissement plus ou moins étendus, fusant vers la profondeur et séparant une circonvolution de ses connexions. Telle est la lésion que nous avons rencontrée dans notre cas et sur laquelle nous reviendrons plus loin.

Avec les aphasies pures, la lésion est de même nature ; mais son siège est tout à fait différent. Ces lésions ne sont bien connues que pour l'aphasie motrice sous-corticale et la cécité verbale pure de Dejerine. On ne connaît actuellement qu'une seule autopsie publiée de surdité verbale pure (Pick, voir obs. 55), malheureusement très incomplète.

Pour l'aphasie motrice sous-corticale, Pitres, Charcot, Dejerine et d'autres auteurs, ont établi d'une façon indiscutable que la symptomatologie relevait de la destruction des faisceaux de projection du pied de la troisième frontale gauche, du faisceau pédiculo-frontal inférieur. En quelque point de son trajet que ce faisceau soit sectionné, l'aphasie motrice pure en sera la conséquence.

M. Dejerine (1892) a pu pratiquer la première autopsie de cécité verbale pure et différencier cliniquement et anatomiquement cette variété de la cécité verbale ordinaire. Dans ce fait la cécité verbale pure relevait d'une lésion de la face inférieure, de la face interne et de la pointe du lobe occipital gauche : « La lésion occupait le lobe occipital et plus particulièrement les circonvolutions de la pointe occipitale de la base du cuneus ainsi que celles du lobule lingual et du lobule fusiforme. Les circonvolutions de cette région étaient petites, ratatinées, atrophiées et jaunes. La lésion se continuait dans la substance blanche sous-jacente, et pénétrait en forme de coin dans la profondeur, atteignant l'épendyme ventriculaire de la corne occipitale et les radiations optiques qui étaient grises, atrophiées et dégénérées. Du côté de la corticalité, ce foyer avait détruit la substance grise des circonvolutions qui bordent la partie postérieure du sillon temporo-occipital interne. Cette lésion était donc située en pleine zone corticale visuelle » (Dejerine). Depuis cette époque deux nouvelles autopsies ont été publiées, absolument confirmatives de la précédente, tant au point de vue clinique qu'au point de vue anatomo-pathologique (Willie 1894, Redlich 1894). Ces trois observations parfaitement concordantes établissent donc d'une façon absolue et la clinique et la lésion de la cécité verbale pure de Dejerine.

ÉTUDE MICROSCOPIQUE. — Ces études macroscopiques ont actuellement fourni tous les renseignements que l'on pouvait leur demander. Aujourd'hui que la structure du cerveau est mieux connue, que l'on étudie au microscope d'une façon systématique les lésions sériées d'un hémisphère, on doit employer pour l'aphasie la même méthode. Actuellement c'est le seul moyen que nous ayons pour faire progresser la question ; l'examen détaillé des cas d'aphasie en montrant le sens des faisceaux dégénérés, leur point de départ, leur terminaison, permettra seul de pénétrer plus avant dans le mécanisme si complexe et encore discuté des fonctions du langage. De telles recherches sont encore peu avancées, et les travaux bien que déjà très importants sont encore peu nombreux (Dejerine, Vialet, Redlich).

Voici la méthode que recommande notre maître M. Dejerine, méthode qu'il a employée à plusieurs reprises avec son élève le Dr Vialet, et telle que nous l'avons employée nous-même. A l'autopsie on note aussi exactement que possible, et l'on reporte sur un schéma, la lésion macroscopique que l'on observe. On pratique alors, pour permettre le durcissement plus facile et plus assuré, une coupe laissant intacte la région atteinte ; le plus souvent on aura recours à la coupe de Flechsig élevée, telle que la pratiquent M. et Mme Dejerine. Puis, en se gardant bien de décortiquer l'hémisphère, on met la pièce dans le liquide de Müller et on en surveille le durcissement. Après durcissement, on dessine au calque la corticalité externe des deux fragments, de façon à avoir un dessin exact de toutes les circonvolutions et de tous les sillons de cette corticalité, dessin qui sera très utile plus tard pour repérer les coupes. La pièce est ensuite déshydratée et incluse lentement, en bloc, dans la celloïdine d'abord très liquide, puis de plus en plus épaisse. Quand l'imprégnation est complète et l'inclusion parfaite, on coupe cette pièce avec un microtome spécial. Chaque coupe pratiquée est recueillie sur un papier filtre numéroté, si bien que, la pièce débitée, on possède avec leur

ordre exact, toutes les coupes faites. Les coupes sont faites horizontalement, suivant toute la longueur de l'hémisphère. En pratiquant
ces coupes d'une façon systématique et régulière, après un nombre
de coupes toujours le même, de trente en trente coupes, par exemple,
on décalque sur une lame de verre dépoli, la surface de section de la
pièce et sur ce décalque, avec l'aide du schéma de la corticalité pris
avant l'inclusion, il est facile de reconnaître exactement à quel point
de l'écorce cérébrale on est parvenu.

On peut ainsi repérer très exactement les circonvolutions bordantes
et préciser d'une façon absolue le siège même des lésions observées.
Ces coupes recueillies sont colorées systématiquement de dix en dix,
par les méthodes de Pal ou de Weigert, de façon à établir les limites
supérieure et inférieure de la lésion; puis quand ces limites sont déterminées, on pratique des colorations sur des coupes beaucoup plus
rapprochées, de deux en deux ou de trois en trois. On peut ainsi
superposer exactement les différents stades de la lésion dans leur
ordre exact et la reconstituer dans tous ses détails.

Voici les résultats qu'a déjà donnés cette méthode.

Dans une observation d'aphasie sensorielle, MM. Dejerine et
Vialet (th. Vialet 1893), ont montré les lésions consécutives à une
plaque jaune corticale siégeant sur la pariétale inférieure, et la partie
postérieure de la première temporale.

La lésion respecte la pointe occipitale ; les lésions corticales
commencent à la deuxième occipitale, elles pénètrent profondément,
détruisant à ce niveau toute la couche sagittale ; en hauteur la lésion
s'étend du sillon interpariétal jusqu'à la troisième occipitale. Les
trois couches de fibres qui tapissent la face externe du ventricule
latéral sont dégénérées ; le longitudinal inférieur, les radiations
optiques sont en partie seulement détruits. Le longitudinal inférieur
est remarquablement bien conservé dans toute sa partie interne et
dans la paroi inférieure du ventricule. Enfin en avant la lésion a détruit
toute la corticalité de la moitié postérieure, la première temporale, et
tout le lobule pariétal inférieur, ainsi que le pied de la pariétale
ascendante et la partie postérieure de l'insula. Toute la partie postérieure de la capsule interne est intéressée depuis le centre ovale jusqu'à sa partie inférieure. Les radiations optiques sont englobées dans
la lésion primitive à la partie supérieure de la couche optique ; à

mesure qu'on descend on y retrouve un plus grand nombre de fibres saines. Le faisceau longitudinal inférieur présente des altérations parallèles. Le champ de Wernicke est surtout très altéré dans ses parties supérieures. Le pulvinar est le siège d'une dégénérescence manifeste. Le corps genouillé externe présente une décoloration de toute sa capsule de fibres blanches ; le corps genouillé interne est atrophié, ainsi que le tubercule quadrijumeau antérieur.

C'est par le même procédé que MM. Dejerine et Vialet ont étudié un cas de cécité verbale par lésion isolée du pli courbe. La pointe occipitale est indemne. La lésion commence à la pointe du ventricule où pénètre le ramollissement: les deux forceps sont intacts ; les fibres situées sur la paroi externe du ventricule ont particulièrement souffert. La zone des radiations est surtout décolorée. A la partie supérieure de la couche optique on observe deux ordres de lésions : une postérieure très accusée se montre dans la zone des radiations optiques ; l'autre antérieure occupe la couronne rayonnante au niveau du tiers postérieur de la couche optique, la dégénérescence secondaire porte à la fois sur le faisceau longitudinal inférieur et les radiations, tandis que le tapetum est bien conservé. Le pulvinar, le corps genouillé externe sont dégénérés. Le champ de Wernicke est amaigri, enfin on note une bandelette de dégénérescence dans le quart postérieur de la capsule interne.

Notre cas diffère un peu des précédents par ses résultats. Dans les deux cas précédents la corticalité de la zone du langage, première temporale et pli courbe, était nettement intéressée par la lésion.

Dans notre observation au contraire, et en dehors d'une très petite lésion ayant enlevé la crête du pli courbe dans une très petite étendue (voy. fig. 6) — lésion insuffisante pour expliquer toute la symptomatologie constatée, — Dans notre observation, le gros foyer primitif était sous-cortical et siégeait à la base du gyrus supra marginalis, de l'union de la première temporale avec la pariétale inférieure et détruisait en partie la circonvolution postérieure de l'insula.

Tandis que l'examen microscopique ne nous révélait qu'un ratatinement des circonvolutions situées en arrière de la scissure de Sylvius, l'examen microscopique nous montrait trois foyers primitifs : 1° un foyer, de beaucoup le plus important, situé dans le sillon marginal postérieur de l'insula, sectionnait la base de la circonvolution pariétale inférieure, juste à son point d'union avec l'insula. De là elle envahissait tout le gyrus supra marginalis, détruisant toutes les fibres blanches centrales de cette circonvolution et la partie de corticalité adjacente à la scissure de Sylvius. 2° Un second foyer occupait la base de l'opercule rolandique, au point où il se continue avec l'insula. Enfin un troisième foyer, ne mesurant guère que quelques millimètres de diamètre, enlevait la crête de la circonvolution du pli courbe, et entraînait une dégénérescence secondaire très nette, dans la partie moyenne de la substance blanche de cette circonvolution.

Ces trois foyers entraînaient à leur suite des dégénérescences secondaires. Le foyer principal, en gagnant les couches profondes avait sectionné complètement le segment rétro-lenticulaire de la capsule interne de Dejerine, les radiations thalamiques et le longitudinal inférieur. En arrière de ce point la dégénérescence rétrograde suivait la face externe du ventricule latéral et atteignait le lobe occipital. Les fibres du corps calleux qui entourent l'extrémité postérieure du ventricule latéral sont dégénérées ; elles forment à ce niveau une zone à fibres claires, peu colorées, qui va se perdre bientôt au milieu des autres fibres du corps calleux. En avant la dégénérescence pénétrait dans la partie postérieure de la couche optique. Le pulvinar est très atrophié ; ses fibres radiées ont disparu, le corps genouillé externe a son enveloppe de fibres blanches moins épaisse et moins riche que normalement.

En avant le foyer placé sous la partie profonde de la frontale ascendante, de forme ovoïde, s'étend d'avant en arrière, en dehors de la corne frontale du ventricule latéral qu'il n'atteint en aucun point. Ce foyer de ramollissement a entraîné des dégénérescences secondaires qui se propagent en avant vers la pointe du lobe frontal et qui en haut gagnent la région du centre ovale. Celui-ci paraît à ce niveau très peu coloré, et présente une sorte de raréfaction de ses éléments, plutôt qu'une véritable dégénérescence. — Dans la capsule interne et le pédoncule on retrouve deux bandes de sclérose. L'une, placée immédiatement en arrière des fibres du genou de la capsule interne, occupe la partie la plus antérieure du segment postérieur de cette capsule ; l'autre, postérieure, était placée à l'union des trois quarts antérieurs avec le quart postérieur de la capsule interne. Dans le pied du pédoncule on retrouve ces deux faisceaux dégénérés : l'un à la partie externe des fibres géniculées ; l'autre en dedans du faisceau de Turck, à l'union du cinquième externe avec les quatre cinquièmes internes du pied du pédoncule. La lésion de la crête du pli courbe entraîne la dégénérescence d'un petit pinceau de fibres qui occupe la partie médiane de la circonvolution, se dirige en arrière et en dedans et se perd bientôt dans la dégénérescence de la masse blanche non différenciée. Notons enfin la dilatation extrême de la corne occipitale du ventricule latéral.

Des fragments de la corticalité pris à différents points (pied de la troisième frontale, pied de la deuxième frontale, pli courbe, première temporale, pointe sphénoïdale), débités en coupes minces et colorées par la méthode de Rosinn, nous ont montré des cellules corticales parfaitement intactes, sauf en deux points. Au niveau de la crête du pli courbe, sur toute la surface détruite par une des lésions primitives, toutes les cellules ont disparu et sont remplacées par un tissu lacunaire de prolifération névroglique ; de chaque côté de la lésion insulaire enfin toutes les cellules corticales ont aussi disparu, et sont remplacées par le même tissu névroglique proliféré.

Cette lésion est facile à interpréter. La lésion primitive principale occupait le sillon marginal postérieur de l'insula et séparait le pli courbe de toutes ses connexions avec la zone du langage. Les images visuelles des mots, à part la lésion très localisée de la crête du pli courbe, étaient en majeure partie respectées ; mais elles n'avaient plus de rapports avec les autres images du langage. L'isolement du pli courbe amenait évidemment, au point de vue du fonctionnement du langage intérieur, le même résultat qu'une lésion directe des images visuelles des mots. C'est la première fois, croyons-nous, qu'on ait étudié par la méthode des coupes microscopiques sériées une lésion de cette nature ; c'est une preuve de l'importance capitale que présente cette méthode dans l'anatomie de l'encéphale ; cette observation montre, si on compare l'aspect macroscopique de la lésion avec les résultats fournis par l'examen des coupes microscopiques sériées, combien il faut ajouter peu de créance à l'examen macroscopique des pièces. L'examen méthodique microscopique permettra seul, en donnant des observations anatomo-cliniques complètes et superposables, d'établir une théorie anatomo-clinique définitive de l'aphasie.

Déjà MM. Dejerine et Vialet avaient pratiqué, en coupes

microscopiques sériées, l'examen du cerveau du malade atteint de
cécité verbale pure, auquel nous avons fait allusion plus haut. Voici
les résultats auxquels ils sont arrivés. Le lobule fusiforme se montre
complètement atrophié, sa substance blanche a complètement disparu,
à l'exception de quelques rares fibres d'association courtes, reconnaissables à leur direction arciforme. Le lobe lingual montre au microscope une disparition presque complète de ses fibres blanches ; cependant au niveau de la lèvre inférieure de la calcarine, on voit encore
une portion du stratum calcarinum qui a résisté à la destruction. La
lésion s'atténue au niveau de la lèvre inférieure de la calcarine et est
surtout limitée aux lobes lingual et fusiforme. Les faisceaux blancs
qui forment un triple anneau autour de la cavité ventriculaire, le tapetum, les radiations optiques, le faisceau longitudinal inférieur sont
complètement détruits. Plus haut les radiations optiques sont encore
complètement dégénérées; dans le tapetum, il existe encore un certain
nombre de fibres intactes, ce sont celles qui proviennent de la paroi
externe du ventricule ; le faisceau longitudinal inférieur présente
également une intégrité complète à la partie supérieure de la coupe
de Flechsig. En somme, les radiations optiques sont dégénérées
dans toute leur étendue avec atrophie de la partie postérieure du
thalamus et du corps genouillé externe où il est facile de les suivre.
Le tapetum n'est dégénéré qu'à sa partie moyenne.

Enfin Redlich, dans une autopsie confirmative de cécité verbale
pure, a fait suivre l'examen macroscopique de sa pièce, d'un examen
microscopique. Macroscopiquement la lésion atteignait la scissure
calcarine, le lobule lingual et fusiforme, la corne d'Ammon, et les
circonvolutions de l'hippocampe ; le ramollissement envahissait
l'écorce du corps calleux, la partie postérieure du thalamus et la queue
du noyau caudé. Le cuneus en particulier était intact. Le microscope
fit reconnaître la disparition complète du forceps minor ; le faisceau
optique est en majeure partie ramolli et dégénéré ; le forceps major
est intact dans sa partie supéro-externe, mais complètement dégénéré
dans sa partie médiane ; le longitudinal inférieur est ramolli dans sa
partie postérieure; le bourrelet du corps calleux est aussi ramolli, le
tapetum en partie seulement atteint. Cette autopsie confirme donc
exactement celle de MM. Dejerine et Vialet.

Tels sont les seuls documents microscopiques que nous possédions actuellement sur l'aphasie. Désormais l'étude des cerveaux d'aphasiques réclame un examen microscopique des coupes sériées et coloriées. Alors seulement, avec des examens complets et systématiques, nous pourrons élucider les points encore obscurs de cette question si intéressante de l'aphasie.

CONCLUSIONS

I. — A côté de l'aphasie motrice de Broca il existe une aphasie sensorielle, « l'aphasie sensorielle de Wernicke » dont les variétés « cécité verbale » et « surdité verbale » de Kussmaul ne sont que des reliquats.

II. — Les centres d'images du langage (moteur d'articulation, visuel, et auditif) sont groupés dans la circonvolution d'enceinte de la scissure de Sylvius, constituant la zone du langage. Toute lésion de cette zone entraîne une altération du langage intérieur (Dejerine) et par suite des altérations manifestes ou latentes de toutes les modalités de langage (parole, audition, lecture, écriture), avec troubles prédominant sur la fonction des images directement détruites. L'agraphie existe toujours. Ce sont les aphasies vraies.

III. — Les aphasies pures (aphasie motrice sous-corticale, cécité verbale pure de Dejerine, surdité verbale pure) siègent en dehors de la zone du langage et laissent intact le langage intérieur (Dejerine). Elles n'entraînent jamais l'agraphie et ne portent que sur une modalité du langage. Elles constituent un groupe à part, à côté des aphasies vraies.

IV. — Rien n'autorise à admettre un centre moteur des images graphiques. La clinique et l'anatomie pathologique s'accordent à démontrer son absence. L'existence de l'agraphie pure est encore à établir.

OBSERVATIONS

N. B. — Nous n'avons rapporté que les cas cliniques suffisamment observés, donnant des détails sur toutes les modalités du langage et suivis d'autopsie; nous avons omis de parti pris les cas sans autopsie, ou manquant de renseignements cliniques suffisants.

§ I. — Aphasie vraie par lésion de la zone du langage.

1° Aphasie sensorielle

OBSERVATION 1. — WERNICKE. *Der Aphasische Symptomencomplex*, 1874. (Obs. II, résumée.)

Suzanne R..., 75 ans. — Parole spontanée : paraphasie et jargonaphasie. — Surdité verbale. — Rien sur l'écriture, ni la lecture.
AUTOPSIE. — Lésion de la première temporale gauche.

OBSERVATION 2. — WERNICKE. *Loc. cit.* (Obs. X, résumée.)

Withold v. S..., 20 ans. — Parole spontanée : paraphasie, n'en a pas conscience. — Articulation des mots, bonne. — Donne parfois le nom exact d'un objet présenté, parfois se trompe. — Lecture à haute voix : mêmes troubles que dans la parole spontanée.
Lecture : remplace les mots écrits par d'autres mots. Mélange incompréhensible de mots lus régulièrement, et de mots faux.
Écriture : pas examinée.
Surdité verbale : Comprend la plupart des paroles qu'on lui adresse.
AUTOPSIE. — Abcès du lobe temporal gauche.

OBSERVATION 3. — KUSSMAUL. Die Störungen der Sprache. In *Handbuch von Pathol. und Therapie von Ziemssen's*. Bd. XII, 1876, p. 168.

Homme, 66 ans. — Paraphasie.

Lecture lente; ne peut lire certains mots; pour les mots longs il ne les lit qu'en deux fois.

Peut écrire des lettres (voyelles). Pour les mots il présente de la paragraphie et de la paraphasie en écrivant. Il peut cependant écrire régulièrement quelques mots.

Surdité verbale. Ne comprend pas l'ordre donné.

Légère hémiparésie gauche. Le malade était gaucher, mais écrivait de la main droite.

AUTOPSIE. — Hémisphère droit. Dans le lobe temporal, foyer du volume d'un œuf d'oie occupant la partie postérieure de ce lobe. Lobe frontal intact.

OBSERVATION 4. — RIEDEL. Dissert. Inaug., Breslau, 1877. (Obs. prise dans ALLEN STARR. *Brain*, 1889, p. 82.) (Résumée.)

Clinique : Surdité verbale. — Lecture mal comprise. — Parole altérée. — Écriture spontanée, altérée.

AUTOPSIE. — Lésion des première et deuxième temporales gauches.

OBSERVATION 5. — BROADBENT. *Royal med. and Surg. Soc.*, 26 février 1878. *The Lancet*, 2 mars 1878. (Résumée.)

Homme, 49 ans. Cocher d'omnibus. — Jargonaphasie. — Surdité verbale. — Cécité verbale. — Pas de renseignements sur l'écriture.

Parésie du côté droit de la face. Troubles de la sensibilité du côté droit du corps et de la face.

AUTOPSIE. — Hémisphère gauche. Ramollissement de la moitié postérieure de la face externe du cerveau gauche : Gyrus supra marginalis, partie adjacente de la première temporale, lobule pariétal inférieur, gyrus angulaire, partie de la deuxième temporale.

Lobe occipital moins atteint.

OBSERVATION 6. — GIRAUDEAU. *Rev. Méd.*, 1882, p. 448. (Résumée.)

Marie B..., 46 ans.

Clinique : Surdité verbale presque complète. — Pas de cécité verbale, mais réfléchit pour comprendre. — Parole spontanée. — Ne semble pas altérée. — Pas de détail précis sur ce point. — Pas de renseignement sur l'écriture.

AUTOPSIE. — Tumeur occupant la partie postérieure de la première temporale gauche et la partie adjacente de la deuxième.

OBSERVATION 7. — WEISS. *Wiener medizin. Woch.*, 1882, n° 12, p. 333. (Résumée.)

G. J..., 74 ans. — Aphasie complète pour la parole spontanée. — Surdité verbale. — Écriture spontanée : agraphie complète. N'écrit même pas son nom. — Copie : copie la première lettre de son nom. — Hémiplégie droite.

AUTOPSIE. — Hémiplégie gauche : lésion de la pariétale inférieure de la partie postérieure de la première temporale et de la partie voisine du lobe occipital. Dégénérescence des faisceaux pyramidaux.

OBSERVATION 8. — D'HEILLY et CHASTEMESSE. *Bull. Soc. Anat.*, 1882, p. 324-338 (résumée).

Aphasie sensorielle : surdité verbale. — Aphasie motrice : ne prononce que les mots « parce que ». — Cécité verbale. — Agraphie. — Copie seulement la première lettre de son nom. — Pas d'hémiplégie. — Pas de renseignement sur l'état du champ visuel.

AUTOPSIE. — Hémisphère gauche. Lésion de la moitié supérieure de la partie postérieure de la première temporale gauche, de la plus grande partie du lobule pariétal inférieur, du lobule du pli courbe dans sa partie antérieure. — Pas de lésion de la deuxième ni de la troisième frontales.

OBSERVATION 9. — AMIDON. *The Med. Rec.*, 1884, novembre, p. 556, t. 26, et *New-York Med. Journ.*, 1885, 31 janvier, p. 113, t. 41 (obs. I, résumée).

Marie S..., 60 ans. — Parole spontanée : intelligible, correcte. Cependant légère paraphasie : appelait son fils, son père. — Cécité verbale : ne peut ni compter, ni lire les lettres (cécité littérale). — Surdité verbale : incomplète. Réponse inappropriée aux questions. Quand on lui demandait : « Comment vous portez-vous ? » elle répondait : « Est-ce de M. X... que vous parlez ? » — Écriture : spontanée, impossible. — Sous dictée : impossible. — La malade savait d'ailleurs peu écrire.

AUTOPSIE. — Hémisphère gauche : lésions du lobule pariétal inférieur, pli courbe en totalité, des trois quarts postérieurs de la première temporale, de la moitié postéro-supérieure de la deuxième temporale et d'une partie de la deuxième occipitale.

OBSERVATION 10. — MAGNAN. La première partie de l'observation est publiée in th. SKWORTZOFF, 1881, p. 70; la fin in *Bull. Soc. Biol.*, 1883, p. 351 (résumée).

H..., 54 ans. — Début de l'affection progressive.

Parole spontanée. Diminution du registre vocal, avec surdité verbale, mais comprend les mots écrits.

1re attaque d'apoplexie sans paralysie, cinq ans après début.

2me attaque quatre mois après. Parole spontanée : répond toujours la même phrase : « Boulevard de Grenelle, 131 » (son adresse). — Écrit spontanément : son nom, son adresse (qu'il prononçait spontanément). — Lit l'en-tête de sa feuille d'observation. — Copie les mots : « Préfecture de la Seine ». — Copie sous dictée : nulle. — Surdité verbale totale. — Répondait cependant à l'appel de son nom.

Plus tard, amélioration de la parole spontanée : alors il écrivait spontanément toutes les phrases qu'il pouvait prononcer.

Lecture : n'achète plus le journal, ce qu'il faisait à son entrée dans l'asile. — S'irrite et refuse de lire le journal qu'on lui présente. — Il ne lisait sur le journal que la date qu'il copiait sur son calendrier et qu'il prononçait à haute voix. — Tout en lisant facilement, il ne comprenait que quelques mots de ce qu'il lisait. — Reconnaît les noms des villes de son département ; le nom d'une ville qu'habitaient ses parents (il prononçait immédiatement le nom de ses parents et leurs professions). Mais ne peut répondre à ce qu'on lui demande par écrit : il copie la phrase et la signe de son nom. Cependant rectifie sa profession, l'âge et la profession de ses parents.

AUTOPSIE. — Hémisphère gauche, foyer ancien sous-cortical au niveau de la troisième frontale ; foyer récent ayant détruit la première temporale.

OBSERVATION 11. — BALZER. *Gaz. Méd. Paris*, 1884, 1er mars, p. 97 (résumée).

Clinique : Aphasie motrice. — Agraphie. — Alexie. — Surdité verbale.

AUTOPSIE. — Hémisphère gauche : lésions de la première temporale, et de la troisième frontale.

OBSERVATION 12. — ROSENTHAL. *Centralbl. f. Nervenheilkunde*, 1884, t. VII, p. 1 (résumée).

II. : *Clinique :* Hémiplégie gauche. — Aphasie motrice. — Écriture spontanée : n'écrit que son nom. — Lecture : ne comprend pas ce qu'il lit. — Surdité verbale.

AUTOPSIE. — Double lésion cérébrale. — Lésions du gyrus central droit. — Destruction de la première circonvolution temporale gauche.

OBSERVATION 13. — SEPPILI. *Riv. di frenatria*, 1884 (obs. I, résumée).

Femme, 51 ans. — Ne comprend pas la parole parlée : surdité verbale. — Parole spontanée : paraphasie et jargonaphasie. Applique les mots à contre sens et forge des mots. — Reconnaît les objets et leur rôle. Parfois prononce exactement quelques mots de conversation courante. — La malade ne sait ni lire, ni écrire.

AUTOPSIE. — Ramollissement de la première temporale gauche remontant avec le gyrus supra marginalis. — Foyers de ramollissement disséminés dans la pointe et la partie moyenne du lobe frontal. Rien dans les pieds des deuxième et troisième frontales.

OBSERVATION 14. — HECHT. Th. Nancy, 1887 (obs. I), recueillie dans le service de M. BERNHEIM (résumée).

Marie D..., 68 ans. — Parole spontanée : aphasie motrice légère et paraphasie. — Lecture. Reconnaît son nom écrit. Tient le livre à l'envers et semble lire ainsi. — Cécité verbale. — Surdité verbale.

AUTOPSIE. — Ramollissement de la première temporale gauche.

OBSERVATION 15. — ROSENTHAL. *Centralbl. für Nervenheilkunde*, 1886, p. 225, 15 avril (résumée).

Ingénieur, 43 ans. — Syphilitique, attaque apoplectique avec perte complète de la parole ; plus tard, amélioration. — Parle péniblement et lentement. Difficulté à trouver le mot approprié, emploi des périphrases ; a oublié un grand nombre de mots. — Comprend bien ce qu'on lui dit. — Lecture très lente ; reconnaît les lettres, décompose le mot en syllabes, mais mélange ces syllabes et rend le mot méconnaissable ; ne comprend pas tout ce qu'il lit. — Peut écrire une lettre spontanément, mais en écrivant il reproduit les phrases qu'il prononce ordinairement, et des circonlocutions pour les mots principaux.

AUTOPSIE. — Foyer de ramollissement détruisant les deuxième et troisième circonvolutions temporales et empiétant sur la partie moyenne de la moitié inférieure de la première temporale ; en arrière, le foyer s'arrête à la limite de la deuxième temporale avec le gyrus angulaire.

OBSERVATION 16. — WIGLESWORTH. *The Lancet*, 17 juillet, 1886, p. 117 (résumée).

Femme, 65 ans. — Parole spontanée : jargonaphasie avec paraphasie. Le plus souvent répondait son nom à toutes les questions. — Agraphie. — Surdité verbale. — Cécité verbale. — Pas de paralysie des membres.

AUTOPSIE. — Hémisphère gauche : ramollissement du lobule pariétal inférieur, du pli courbe, du gyrus supra marginalis, du gyrus angulaire et de la partie postérieure de la première temporale.

OBSERVATION 17. — SCHUTZ. *Charité Annalen*, 1888, p. 471 (obs. I, résumée).

Homme, 48 ans. Paraphasie. — Impossibilité de la lecture à haute voix. — Lecture mentale : altérée. — Surdité verbale. — Agraphie partielle : écriture spontanée, possible bien que difficile. — Pas d'écriture sous dictée. — Pas d'hémianopsie. — Pas d'hémiplégie.

AUTOPSIE. — Lésions de la troisième frontale gauche, des circonvolutions ascendantes à leur partie inférieure, et des temporales.

OBSERVATION 18. — SCHUTZ, *loc. cit.* (obs. II, résumée).

Homme, 56 ans. — Paraphasie et jargonaphasie. — Surdité verbale partielle : Ne comprend pas tout ce qu'on lui dit. — Alexie. — Agraphie.

AUTOPSIE. — Grosse lésion du lobe occipital gauche.

OBSERVATION 19. — SCHUTZ, *loc. cit.* (obs. III, résumée).

Femme, 56 ans. — Paraphasie. — Surdité verbale partielle. — Agraphie totale. — Alexie. — Pas d'hémiopie.
AUTOPSIE. — Destruction de la première temporale gauche.

OBSERVATION 20. — FREUND. *Arch. f. Psych.*, 1888-1889, t. XX, p. 276 (obs. I, résumée).

Homme, 57 ans. — Paraphasie. — Agraphie. — Alexie. — Pas de surdité verbale.
2e attaque. La surdité verbale apparaît.
AUTOPSIE. — Ramollissement du lobe temporal gauche et du lobe occipital.

OBSERVATION 21. — FREUND, *loc. cit.*, p. 371 (obs. II, résumée).

Clinique : Jargonaphasie pour la parole spontanée. — Agraphie totale. — Surdité verbale. — Cécité verbale sans cécité littérale.
AUTOPSIE. — Lésion du lobe temporal gauche, et en particulier de la première temporale.

OBSERVATION 22. — SCHLOSS. *Jahrbücher f. Psychiatrie*, 1888, p. 33-38 (résumée).

A. S..., 56 ans. — Parole spontanée : n'a à sa disposition qu'un petit nombre de mots. — Surdité verbale incomplète. — Cécité verbale sauf pour son nom personnel. — Agraphie totale, n'écrit que son nom.
AUTOPSIE. — Lésion de la première temporale gauche, du gyrus supra marginalis, de l'insula, des circonvolutions orbitaires et de la partie inférieure du lobe temporal.

OBSERVATION 23. — EISENLOHR. Beitrage zur Lehre von der Aphasie. *Deutsche Med. Woch.*, 1889, p. 737 (résumée).

P..., 43 ans. — Surdité verbale totale ; ne comprend même pas son nom. — Parole spontanée : paraphasie. — Parole répétée : impossible ; il ne peut répéter que son nom et Hambourg. — Il ne reconnaît que quelques lettres : a, m, n ; cécité verbale complète, sauf pour certains noms propres : Hambourg, Théodore, Auguste. — Compréhension de l'écriture presque nulle. — Reconnaît les nombres. — Écriture spontanée : pour les chiffres il écrit de 1 à 18 ; ne peut faire une addition ; écriture spontanée pour les mots : nulle, ne trace que des traits incompréhensibles. — Copie son nom, Hambourg, et les comprend en les écrivant ; ne copie pas machinalement, mais transcrit les lettres latines en lettres allemandes. — Écriture sous dictée complètement impossible.

AUTOPSIE. — Plaque jaune occupant le tiers moyen de la première temporale, empiétant sur la deuxième temporale ; la corticalité de la partie postérieure de la première temporale est dégénérée dans sa partie qui confine au sillon parallèle. La corticalité sous-jacente au sillon interpariétal, partie antérieure du gyrus angulaire, point d'union avec la deuxième temporale sont ramollis.

OBSERVATION 24. — EISENLOHR, *loc. cit.*, p. 739 (résumée).

L..., 35 ans : Ne prononce que quelques mots : oui, non, gottlieb. Pas de paraphasie — Impossibilité de la parole répétée. — Cécité verbale totale. — Impossibilité de l'écriture d'après copie. — Compréhension de la parole parlée n'existe que pour les questions très simples.

AUTOPSIE. — Ramollissement du gyrus supra marginalis, de la partie adjacente du lobe temporal, et du lobe pariétal inférieur.

OBSERVATION 25. — LACROIX. *Lyon Médical*, 1890, t. LXV, p. 107 (résumée).

Clinique : Hémiplégie droite. — Aphasie motrice : ne peut prononcer qu'un petit nombre de mots. — Cécité verbale. — Surdité verbale. — Pas de renseignement sur l'écriture.

Mort quinze jours après l'attaque.

AUTOPSIE. — Lésion de la deuxième pariétale gauche. Surtout lésion de la partie postérieure de la première temporale. Rien à la troisième frontale.

OBSERVATION 26. — HENSCHEN, *Pathologie des Gehirns*, 1890, p. 394 (obs. 41, résumée).

Elin A..., 72 ans. — Surdité verbale totale. — Reconnaît les objets et leur usage. — Parole spontanée : Aphasie motrice, ne peut prononcer que quelques mots. — Il peut nommer les pièces de monnaie en les appelant par leur ancien nom suédois. — Parole répétée nulle. — Cécité verbale et littérale; ne semble même pas reconnaître son nom. — Agraphie totale, ne peut même pas copier son nom; était d'ailleurs peu habitué à écrire.

AUTOPSIE. — Ramollissement des lobes temporal, pariétal et occipital gauche. La destruction porte surtout sur le lobe temporal qui est complétement détruit et la partie adjacente du lobe occipital. La partie supérieure de la pariétale inférieure est relativement respectée.

OBSERVATION 27. — HENSCHEN, *Loco cit.*, p. 415 (obs. 42, résumée).

B..., 73 ans. — Surdité verbale incomplète. — Paraphasie. — Cécité verbale complète. — Le malade ne savait pas écrire.

AUTOPSIE. — Ramollissement de la partie inférieure du lobe occipito-temporal gauche. Cette céphalomalacie a gagné en profondeur jusqu'au niveau de la pariétale inférieure.

OBSERVATION 28. — CRAMER. *Arch. f. Psychiatrie*, t. XXII, p. 141, 1891 (résumée).

Cas d'aphasie sensorielle. — Malade suivi pendant quatre ans et demi. — Parole spontanée : diminution du nombre des mots et paraphasie. — Ne peut dénommer les objets, mais emploie des circonlocutions pour faire comprendre leur usage. Il peut réciter l'alphabet et la série des chiffres. — Parole répétée mauvaise. — Surdité verbale. — Lecture : lit les lettres séparées; pas de cécité littérale. — Cécité verbale incomplète : se trompe souvent en lisant les mots. — Écriture : oublie des lettres et des syllabes. Emploie des mots faux ou, dans un mot, des syllabes fausses. Répétition fréquente des mots. — Écrit bien son nom. — Il ne peut écrire les noms des objets qu'il ne peut dénommer. — Écriture sous dictée : paragraphie. — Copie très altérée. — Cécité physique : ne reconnaît pas les photographies des personnes qu'il connaît. Prend une pièce de 1 mark pour une pièce de 3 marks.

A un second examen. — Le malade a un assez grand nombre de mots à sa disposition; mais il a de la paraphasie. — Il peut nommer beaucoup d'objets vulgaires, mais pour beaucoup il ne peut le faire : Ne comprend pas la plupart des noms propres. — Parole répétée très mauvaise. — Lecture à haute voix : paraphasie. — Comprend mal ce qu'il lit. — Écriture sous dictée : mauvaise. — Copie : régulière. — Calcule bien.

AUTOPSIE. — Hémisphère gauche : destruction presque totale de la première temporale, sauf de sa pointe, lésion de la partie limitante de la deuxième frontale, et surtout du gyrus angulaire. Sur une coupe transversale, perpendiculaire à T¹, le foyer s'étend jusqu'au gyrus longus de l'insula. — Destruction de la substance blanche de la corne postérieure du ventricule latéral.

OBSERVATION 29. — DEJERINE. *Bull. Soc. biol.*, 1891, p. 167. In thèse VIALET, 1893, page 295 (résumée).

Surdité verbale complète avec paraphasie extrêmement prononcée. Alexie. Agraphie absolue pour l'écriture spontanée et sous dictée. Copie très défectueuse, comme un dessin. Hémianopsie droite probable. Pas d'aphasie optique ni de cécité psychique. Intégrité de la sensibilité et de la motilité. Mimique très développée.
AUTOPSIE. — Plaque jaune de la face externe de l'hémisphère gauche, s'étendant en avant jusqu'au niveau des deux tiers inférieurs de la circonvolution pariétale ascendante.

L..., 73 ans.
Pas d'hémiplégie appréciable.
Parole spontanée : Paraphasie très marquée avec jargonaphasie. N'applique correctement que les mots « *bonjour* » et « *merci* ».

« D. Comment vous appelez-vous? » — « R. Je suis et surtout c'est-à-dire, c'est-à-dire, non, je ne peux pas, po pas. » — « D. Quel métier faisiez-vous? » — « R. Mon père se nommait, non, peux pas. » — Cinq mois plus tard : « D. Comment vous appelez-vous? » — « R. Leudot. » — « D. Quel métier faisiez-vous? » — « R. Je me nomme Leudot. » — « D. Quel âge avez-vous? » — « R. Leudot Jules. » — « D. Où êtes-vous né? » — « R. Leudot-Leudot. » — Quelques instants après on recommence l'expérience. » — « D. Quel âge avez-vous? » — « R. J'avais cent soixante-trois. » — « D. Quel métier faisiez-vous? » — « R. Trois ans, six, six, six ans, trente-trois, jamais trente-un ans jamais, trente, trente, trente, trente-trois ans, jamais trente, trente, trente-trois ans. » — Quelques jours après : « D. Comment vous appelez-vous? » — « R. Je, je; mais, tout, tout, et un petit moment après : Je n'ai pu rien fermer. » — « D. A quel hôpital êtes-vous? » — « R. J'ai reperdu tout, tout, non, en tout. » — « D. Comment vous appelez-vous? » — « R. Leu, Leufons, Leudot. » — « D. Comment allez-vous? » — « R. Comment je me nomme Leudot, monos, ah ah Leu, jenjen, dub, Leudot. » — « D. Avez-vous bien dormi? » — « R. Leudot. » — « D. Quel âge avez-vous? » — « R. Demain je verrai ce qu'on, ce qu'on dedre, viendrai. » — « D. Quel est votre nom? » — « R. Ce qu'on vient, ce qui vient, eh bien hier. » — « D. Comment allez-vous? » — « R. J'ai to to, té, té, pin, par, par, non c'est-à-dire que, non peux pas. Ca va je suis suis pleurple, mais je dis, je te te te ». — « D. Avez-vous bien dormi? » — « R. Je te le le pu pousson un peu pompice, j'ai te pon pon jun, j'étais 'e te, je suis be be be ton ton tonton touton. » — « D. Allez-vous vous lever? » — « R. Je suis pas nonton. Je suis pas trop. J'ai pas bien né, ne non. Je suis assez sé sé per pron pron des fois. »

La vue d'un objet ne réveille pas l'image motrice du mot, bien qu'il reconnaisse l'objet. On lui présente une montre, il la regarde, l'applique contre son oreille, puis la remet dans sa main et nous dit : « C'est onquefron, non, si onquefron. » Quelques secondes après on lui dit : C'est une montre; et il dit : « Oui c'est une montron. » On lui montre un lorgnon, il le prend, essaie de l'assujettir sur son nez, l'enlève et nous le montre en disant : « Ah, voilà une paire de containe. »

Surdité verbale très accusée; complète au début. Plus tard le malade comprend la question : « Comment vous appelez-vous? »

Lecture : complétement impossible au début. Plus tard le malade reconnaît son nom et peut le prononcer à haute voix : C'est le seul mot qu'il puisse comprendre et lire à haute voix. — On écrit le mot *Bicêtre* sur une feuille de papier et on le lui montre. — « R. Je voulais dire, je voulais dire dix-sept. Je peux pas lire bien. Non je ne peux pas nana. Je peux pas lire bicê ». — « D. On écrit le mot *hôpital* ». — « R. Je ne vois pas, titi non tutu non ».

Écriture spontanée et sous dictée : impossible. — Le malade ne trace que des traits informes.

Copie : très défectueuse; on peut cependant reconnaître les caractères généraux des lettres.

AUTOPSIE. — Hémisphère gauche. — Plaque jaune intéressant le lobe pariétal inférieur en entier, le pied d'insertion de la pariétale inférieure, les plis de passage unissant cette circonvolution à la pariétale supérieure, la partie postérieure de la première et de la seconde temporale et de la deuxième circonvolution occipitale, la circonvolution postérieure de l'insula. — Intégrité de la partie antérieure du lobe temporal et de la troisième frontale.

La coupe de Flechsig montre que la lésion gagne en profondeur jusqu'à la paroi ventriculaire du prolongement occipital du ventricule latéral détruisant toute la substance blanche sous-jacente, y compris les radiations de Gratiolet. Les noyaux gris centraux sont intacts.

L'examen microscopique (Thèse de Vialet) montre que la lésion s'étend verticalement depuis le sillon interpariétal jusqu'à la troisième occipitale. Les trois couches de fibres qui entourent normalement le ventricule ont été complètement détruites sur la paroi externe de ce dernier. La paroi interne au contraire est épargnée. La zone des radiations thalamiques présente cependant une décoloration qu'il faut attribuer en partie à la lésion directe, en partie à la dégénérescence secondaire. Le faisceau longitudinal inférieur est remarquablement conservé à sa partie inférieure. — Sur une coupe plus élevée, au niveau du pli courbe, la lésion s'étend du sillon interpariétal jusqu'à la troisième occipitale, pénètre également dans la profondeur en détruisant toutes les fibres qui cheminent sur la paroi externe du ventricule et en ne laissant intactes que celles qui doublent ses faces interne et inférieure, ainsi que le faisceau des fibres du forceps major. Les fibres de la courbe des radiations et du faisceau longitudinal inférieur, bien que assez bien différenciées, ont subi cependant un amaigrissement notable. — Sur un plan plus antérieur il existe une destruction de l'écorce occupant tout le lobe pariétal inférieur, le pli courbe, les première et deuxième temporales et s'étendant jusqu'au sillon qui sépare la deuxième de la troisième temporale. Les radiations optiques et le longitudinal inférieur ne sont visibles que sur la paroi inférieure du ventricule.

Outre ces lésions, on observe une dégénérescence secondaire ascendante des zones de la substance blanche sagittale des parois inférieure et interne du ventricule, surtout des radiations optiques.

En avant, le ramollissement intéresse tout le lobule pariétal inférieur, le pied de la pariétale ascendante et les circonvolutions postérieures de l'insula. La lésion pénètre dans la profondeur en intéressant la partie postérieure de la capsule interne, depuis le centre ovale jusqu'à sa partie inférieure. La dégénérescence occupe toute la partie postérieure de la couche optique. Le champ de Wernicke est surtout détruit dans ses parties supérieure et antérieure. Le pulvinar est manifestement dégénéré, surtout à sa partie antérieure. Toute la capsule de fibres blanches du corps genouillé externe est dégénérée, ainsi que les couches de fibres disposées sous forme de lamelles dans son intérieur. Le corps genouillé interne est également le siège d'une atrophie très nette. Le tubercule quadrijumeau antérieur présente également une diminution notable de ses fibres.

OBSERVATION 30. — MILLS. *Brain*, 1891, p. 465 (résumée).

Femme, 46 ans. — Surdité verbale. — Cécité verbale. — Paragraphie. — Ne pouvait pas parler.

AUTOPSIE. — Lésions des première et deuxième circonvolutions temporales des deux hémisphères.

OBSERVATION 31. — SHAW. *British med. Journal*, 1892, p. 438, 27 février.

Femme, 72 ans. — Démence. — Parole spontanée : on distingue à peine deux ou trois mots intelligibles au milieu de mots inintelligibles. — Agraphie complète. — La surdité verbale semble probable. — Pas de renseignements sur la cécité verbale.

AUTOPSIE. — Ramollissement de la première temporale gauche, de la partie supérieure de la deuxième temporale, du gyrus angulaire et de l'insula. — Lésion du pied de la deuxième frontale gauche et légère altération de la frontale ascendante.

OBSERVATION 32. — FRAZER. *Glasgow med. Journal*, 1893, 11 février, p. 81, t. XXXIX (résumée).

Homme, 60 ans. — Paraphasie. — Pas de cécité verbale. — Écriture. Homme illettré, écrivait son nom, mais lentement. Pas d'autres renseignements. — Surdité verbale.

AUTOPSIE. — Lésion de la partie postérieure de la scissure de Sylvius gauche. Atrophie de la partie postérieure de la première temporale, et de la partie postérieure du lobule pariétal inférieur.

OBSERVATION 33. — LEVA. *Arch. f. Path. Anat. und Physiol.*, 1893, t. CXXXII, p. 333 (obs. 1, résumée).

Hess, 26 ans. Deux jours après l'attaque apoplectique. — Surdité verbale : complète. — Parole répétée : perte absolue. — Parole spontanée : nulle. — Reconnaissance d'un objet : nulle. — Lecture à haute voix : impossible. — Écriture d'après copie : nulle. — Écriture spontanée : nulle. — Écriture d'après dictée : nulle. — Compréhension de l'écriture : nulle. — Impossibilité de calculer.

Trois mois plus tard. — Amélioration de la surdité verbale. — Parole répétée : normale. — Parole spontanée : bonne. — Reconnaissance d'un objet : très altérée. — Lecture à haute voix : très altérée. — Écriture d'après copie : perte absolue. — Écriture d'après dictée : très altérée. — Compréhension de l'écriture : perte absolue. — Impossibilité de calculer.

Hémianopsie homonyme latérale droite.

M.   10

AUTOPSIE. — Altération de la partie moyenne de la première temporale gauche, et du bord supérieur (sur deux millimètres d'étendue) de la deuxième temporale. La lésion s'étend sur la substance blanche sous-jacente jusqu'au segment moyen du noyau lenticulaire.

OBSERVATION 34. — LEVA. *Loc. cit.* (obs. IV, résumée).

S..., 33 ans. — Pas d'aphasie motrice. — Aphasie sensorielle. — Alexie totale. — Agraphie pour l'écriture spontanée. — Écriture sous copie : défectueuse ; fait des fautes en copiant.

AUTOPSIE. — Lésions des deux premières circonvolutions de l'insula gauche, et, sur deux centimètres, de la partie postérieure de la première temporale.

OBSERVATION 35. — BRUNS. *Neurol. Centralbl.*, 1894, t. XIII, p. 8 (résumée).

H..., 32 ans. — Phénomènes parétiques dans le côté droit de la face et les membres du même côté. — Compréhension de la parole : parfaite. — Parole spontanée : paraphasie avec troubles d'aphasie motrice vraie. — Parole répétée, bonne. — Pas de cécité psychique. — Cécité verbale très marquée. Papille de congestion. Hémianopsie homonyme latérale droite. — Écriture spontanée : n'écrit que son nom et son lieu de naissance. — Copie impossible. Cinq mois plus tard, la surdité verbale est évidente.

AUTOPSIE. — Tumeur comprimant la partie postérieure des première et deuxième temporales gauches. Elle occupait aussi la partie postérieure et inférieure du lobe occipital et pénétrait dans la substance blanche du lobe pariétal.

OBSERVATION 36. — HENSCHEN. *Klinische und anatomische Beiträge zur Pathologie des Gehirns*, Upsala, 1894, Th. III, obs. 3, p. 36 (résumée).

Anders Ersson, 66 ans. Surdité verbale incomplète. — Cécité verbale : ordinairement cécité littérale incomplète, reconnaît toujours l'*a*, quelquefois *e* et *s* ; cécité verbale totale ; ne peut lire son nom ; en lui faisant suivre avec le doigt le contour des lettres, le résultat n'est pas meilleur. — Compréhension des chiffres mieux conservée : cécité partielle pour les chiffres. — Aphasie motrice, répète les mots des questions posées. — Écriture : agraphie totale, n'écrit spontanément que les initiales de son nom.

AUTOPSIE. — Tumeur de la partie antérieure de la circonvolution d'enceinte de la scissure de Sylvius, détruisant toute la pointe du lobe temporal et la troisième frontale. Toute la substance blanche sous-jacente est détruite.

OBSERVATION 37. — INÉDITE. Due à l'obligeance de notre excellent collègue et ami TOUCHE et recueillie dans le service de M. le Dr Millard (résumée).

H..., 21 ans, typographe.
Le malade a déjà été soigné en 1894 par M. Millard, pour tuberculose pulmonaire.

15 décembre 1894. Le malade, jusque-là très doux, devient bruyant, parle haut au point de gêner les autres malades. Pas de troubles cérébraux, pas de troubles de la parole ni de l'intelligence.

Le 22. A cette période d'excitation succède de la dépression avec céphalée intense.

Le 27. Coma. Les pupilles ne réagissent pas à la lumière. Sensibilité fortement diminuée. Pas de vomissements, pas de constipation. Incontinence d'urine.

Le 29. Délire. S'est levé la nuit précédente et s'est promené dans la salle. Le matin, le malade est tranquille. Sensibilité normale. Pas de troubles de la motilité. Raie méningitique facile à produire. Nystagmus. Torpeur cérébrale très prononcée.

Le 30. État comateux s'atténue. Amélioration graduelle.

13 janvier. On remarque pour la première fois les troubles de la parole. Le malade, qui semble avoir recouvré son intelligence, demande avec insistance « du lait » et tout en prononçant ce mot il désigne le sommet du poumon gauche et fait le geste d'étaler un liquide avec un pinceau. En même temps, il parle par mots détachés : parler nègre.

Le malade présente de la paraphasie très accentuée avec jargonaphasie pour la parole spontanée.

Nous l'interrogeons sur son passage au régiment. Au lieu de « partir soldat » il dit « entrer sol parti », pour « Beaujon » : « Boignon ». Voulant désigner un médecin, il dit « Machor soldat ». Pour indiquer qu'il était désigné pour la Tunisie, il prononce « Muniliserie ». Son régiment : « troisième légère ». Madagascar : Malascar. Je fousse au lieu de je tousse. Le poumon gauche devient : « le garge ». Ces fautes de prononciation deviennent d'autant plus nombreuses que la conversation se prolonge plus longtemps. Au début, le malade lie encore ses mots par des verbes, mais quand il est fatigué, il n'émet plus qu'une succession de mots plus ou moins déformés, ou absolument incompréhensibles, détachés les uns des autres.

Lecture à haute voix. Le malade lit très couramment, mais de temps à autre il modifie une lettre ou une syllabe dans le mot. Quelquefois il crée un mot tout à fait incompréhensible : « Mersailles » pour « Versailles », « appartenus » au lieu de « appartements », « Gantiers » pour « Chantiers », « nouvieux amés » pour « nombreux amis », « garnanition » pour « garnison », « bumandon » pour « commandement », « Bombetellier » au lieu de « Montpellier », « rébolte » pour « révolte », « poteste » pour « possède », « fortifialations » pour « fortification », « chabelle » pour « chapelle », « comblient » pour « complétement », « défalisée » pour « dévalisée », « enleyée » pour « enlevée », « tine » pour « zine », « fonduides » pour « conduites ».

Écriture spontanée. Le malade écrit très correctement son nom, le nom de sa grand'mère, « 6e St-Sulpice » le numéro et le nom de l'arrondissement où il est né (ce dernier renseignement avec beaucoup de peine), son métier qu'il écrit « typocraphe ». Voulant écrire à sa tante et à sa grand'mère de venir le voir à

Beaujon, il écrit spontanément : « Ma tante Suzanne je me malade si tu peux venir l'hôpital Beaujon. Barth 9. Jeudi ta grand-mère rien tous. »

Écriture sous dictée. On lui dicte : Je suis à Beaujon. Il écrit « Au jor à M. Beaujon ». Nous lui dictons : J'ai grand mal à la tête. Il écrit « Chez la laté ». On lui dicte la phrase suivante : Le général de Pope, colonel général

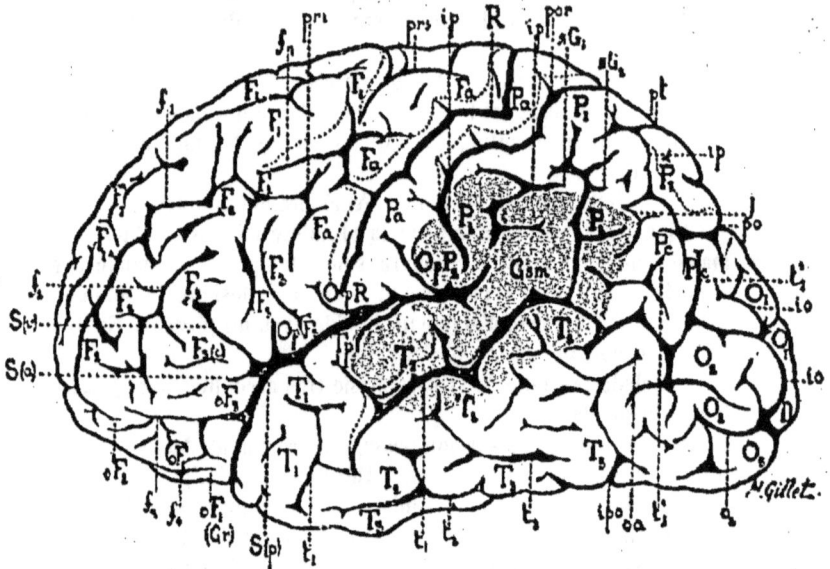

FIG. 3. — La lésion est teinte en rouge-brun.

D, circonvolution descendante. — F_1, F_2, F_3, première, deuxième, troisième circonvolutions frontales. — $F_3(c)$, cap de la troisième circonvolution frontale. — Fa, circonvolution frontale ascendante. — f_1, f_2, premier et deuxième sillons frontaux. — f_3, troisième sillon frontal ou incisure en H. — f_4, sillon olfactif ou quatrième sillon frontal. — Gsm, circonvolution marginale supérieure. — io, sillon interoccipital. — ip, sillon interpariétal. — ipo, incisure préoccipitale. — j, incisure de Jensen. — O_1, O_2, O_3, première, deuxième, troisième circonvolutions occipitales. — o_2, deuxième sillon occipital. — oa, sillon occipital antérieur. — oF_1, oF_2, oF_3, partie orbitaire des première, deuxième et troisième circonvolutions frontales. — oF_1 (Gr), gyrus rectus. — OpF_3, opercule frontal. — OpR, opercule rolandique. — OpP_2, opercule pariétal. — P_1, P_2, première et deuxième circonvolutions pariétales. — Pa, circonvolution pariétale ascendante. — Pc, pli courbe. — po, scissure pariéto-occipitale. — por, sillon post-rolandique. — pri, prs, sillons pré-rolandiques inférieur et supérieur. — pt, sillon pariétal transverse. — G_1, G_2, premier et deuxième plis verticaux de Gromier. — R, scissure de Rolando. — S(a), S(v), S(p), branches antérieure, verticale et postérieure de la scissure de Sylvius. — T_1, T_2, T_3, première, deuxième, troisième circonvolutions temporales. — Tp, circonvolution temporale profonde. — t_1, sillon parallèle ou premier sillon temporal. — t'_1, sa branche verticale. — t_2, deuxième sillon temporal.

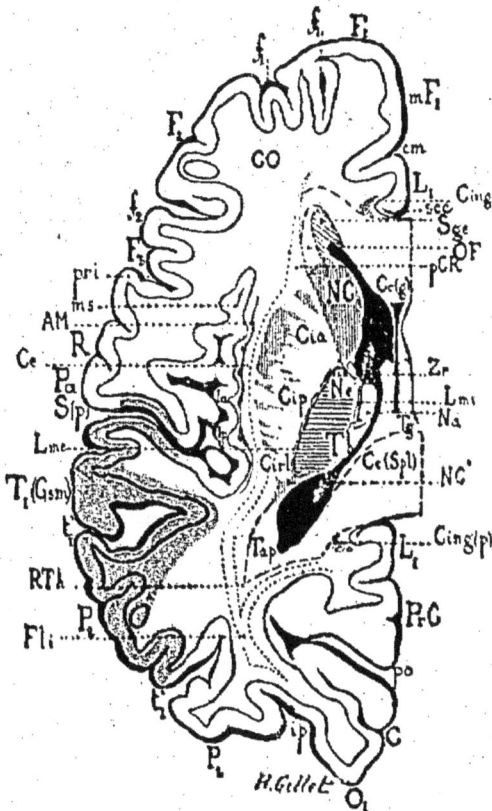

Fig. 4. — *Coupe horizontale de l'hémisphère gauche passant par la partie supérieure de la couche optique. La lésion est colorée en rouge brun. Elle est presque uniquement corticale et emplète à peine sur la substance blanche. Les faisceaux blancs différenciés, longitudinal inférieur et radiations thalamiques sont respectés.*

AM, avant-mur. — *C*, cuneus. — *Cc(g)*, genou du corps calleux. — *Cc(Spl)*, bourrelet du corps calleux. — *Cr*, capsule externe. — *Cia*, segment antérieur de la capsule interne. — *Cing*, cingulum. — *Cing(p)*, faisceau postérieur du cingulum. — *Cip*, segment postérieur de la capsule interne. — *Cirl*, segment rétro-lenticulaire de la capsule interne. — *cm*, sillon calloso-marginal. — *CO*, centre ovale. — *F1, F2, F3*, première, deuxième et troisième circonvolutions frontales. — *f1, f2*, premier et deuxième sillons frontaux. — *Fli*, faisceau longitudinal inférieur. — *Ia*, circonvolutions antérieures de l'insula. — *Ip*, circonvolution postérieure de l'insula. — *ip*, sillon interpariétal. — *L1*, première circonvolution limbique. — *Lme, Lmi*, lames médullaires externe et interne du thalamus. — *mF1*, face interne de la première circonvolution frontale. — *ms*, sillon marginal supérieur de l'insula. — *Na, Ne*, noyaux antérieur et externe du thalamus. — *NC*, tête du noyau caudé. — *NC'*, queue du noyau caudé. — *O1*, première circonvolution occipitale. — *OF*, faisceau occipito-frontal. — *P2*, deuxième circonvolution pariétale. — *Pa*, circonvolution pariétale ascendante. — *pCR*, pied de la couronne rayonnante. — *po*, scissure pariéto-occipitale. — *Pre*, précuneus. — *pri*, sillon pré-rolandique inférieur. — *R*, scissure de Rolando. — *RTh*, radiations thalamiques. — *S(p)*, branche postérieure de la scissure de Sylvius. — *sce*, sinus du corps calleux. — *Sge*, substance grise sous-épendymaire. — *T1 (Gsm)*, gyrus supra marginalis. — *t'*, branche verticale de la scissure parallèle. — *Tap*, tapetum. — *Tg*, trigone cérébral. — *Th*, thalamus (couche optique). — *Zr*, zone réticulée ou grillagée.

l'infanterie avec rang de maréchal était investi du commandement supérieur. Il écrit « Le maréchal commandant du gouvernement de l'infanterie à grand maréchal qui mit commendant ». Dans la dictée le malade répète le mot dicté avant de l'écrire ; il répète avec insistance un mot souvent différent du mot dicté et écrit le mot qu'il prononce et non le mot qu'on lui dicte. Ainsi dans la dictée ci-dessus, maréchal au lieu de général.

Écriture d'après copie. — Parfaite. Le malade copie une phrase, reconnaît les fautes qu'il a commises et les corrige. Pendant que le malade copie, il lit à haute voix les mots qu'il écrit, se trompe souvent dans les lettres, crée des mots sans aucun sens et cependant écrit très correctement.

Surdité verbale. — Il existe un certain degré de surdité verbale. On lui demande d'écrire la première phrase venue. Il comprend que nous lui demandons le nom de sa grand'mère ; il répète à plusieurs reprises « ma grand'mère, ma grand'mère », il écrit effectivement le nom de sa grand'mère.

31 janvier. La lecture est très améliorée. Quand le malade commence à se fatiguer, il se trompe en prononçant les mots qu'il lit : paraphasie pour la lecture à haute voix.

Parole spontanée : toujours la même paraphasie.

Spontanément il écrit son nom, sa profession, le nom de son patron et son adresse. Ayant abandonné son métier de typographe, pour donner des leçons de bicyclette, il écrit sa profession « velocipydice », et dessine une bicyclette de dame parfaitement reconnaissable. Il écrit en outre la phrase suivante : « Ma chère tante bien toujour tu nepas venu Jeudi me voise m'emoyer seule. » Il écrit des nombres de deux à trois chiffres et les additionne régulièrement.

On lui dicte la phrase suivante : « Le froid est vif aujourd'hui, il y a de la neige dans la rue. Il écrit « Le froid est sife au jourd'hui la neige Rue de r ». Nous lui dictons à deux reprises : « République Française ». La première fois il écrit « Bruxelle Belgique », la seconde fois « Libérante ».

Écriture d'après copie. Nous demandons au malade de copier l'inscription d'une boîte de biscuits ; il s'en acquitte très bien ; il lit d'abord le mot qu'il veut copier, il le prononce ensuite d'une façon très défectueuse et néanmoins il l'écrit très correctement. Cependant, il oublie un s au mot biscuit, et met au mot Guillout un x au lieu d'un t. En outre il copie en manuscrit. Il ne copie donc pas en dessinant.

On demande au malade de copier deux pancartes d'hôpital, présentant des mots alternativement en caractères imprimés et cursifs, le malade copie le tout très bien en caractères cursifs seulement, transcrivant l'imprimé en manuscrit. Mais dans les deux cas il laisse de côté toute la moitié droite des lignes. Il semble donc y avoir de l'hémiopie. Cependant un examen du champ visuel pratiqué par M. Vialet démontre au contraire qu'il n'y a pas d'hémiopie.

Pas de cécité verbale nette. La lecture mentale paraît assez complètement conservée, et l'intelligence persiste intacte jusqu'à la fin. Mimique remarquable.

Surdité verbale légère, mais très nette.

La paraphasie est la même dans la période répétée et dans la parole spontanée.

Fatigue rapide dans l'écriture spontanée et sous dictée. Par contre, le malade aurait copié pendant fort longtemps.

AUTOPSIE, le 7 mars 1895. *Examen macroscopique* pratiqué par M. DEJERINE. — Hémisphère gauche. Plaque de ramollissement jaune occupant l'opercule pariétal, la pariétale inférieure (sauf le pli courbe indemne), le gyrus supra marginalis, la moitié postérieure de la première temporale et le bord supérieur de la partie correspondante de la deuxième temporale. La lésion gagne enfin la partie postérieure de la région rétro-insulaire. Sur une coupe de Flechsig, la lésion semble limitée exactement à la corticalité ; sauf au niveau du gyrus supra marginalis, où la lésion empiète à peine de quelques millimètres sur la masse blanche non différenciée. Les faisceaux blancs différenciés, faisceau longitudinal inférieur et radiations thalamiques sont intacts. L'examen microscopique de la pièce débitée en coupes sériées sera publié ultérieurement. Hémisphère droit intact.

Nous désirons insister en quelques mots sur : 1° le léger degré de la surdité verbale en relation avec la légère paraphasie, et les troubles peu marqués de l'écriture ; 2° l'atténuation des symptômes, tenant probablement à la conservation de quelques images auditives et à la conservation des fibres d'union entre les divers centres du langage.

L'examen microscopique qui sera pratiqué vérifiera ou infirmera cette hypothèse.

OBSERVATION 38.— BRUNS. Ueber Seelenlähmung. *Festschrift der Provinzial Irrenanstalt Nietleben*, 1895 (résumée).

H..., 60 ans, clarinettiste. Syphilis datant de douze ans. Aphasie sensorielle. Compréhension de la parole parlée presque nulle, mais à un degré variable : de temps à autre le malade comprenait quelques mots, et encore pour cela fallait-il employer en même temps le langage mimique. Cécité verbale complète, absolue. Parole spontanée : léger degré de paraphasie avec certain degré d'aphasie optique de Freund ; suivant les périodes pouvait ou non appliquer correctement quelques mots. Prononce très souvent et correctement des jurons. Parole répétée nulle. Écriture spontanée et sous dictée complètement impossible. A la dernière période de la maladie le malade pouvait copier, surtout les nombres. Pas trace de cécité psychique ; mais il ne peut prononcer leur nom, en les voyant seulement, il doit les toucher ou les goûter (aphasie optique). Il comprend bien les mélodies, il les saisit parfaitement, les reproduit en sifflant ou en chantant, et même, autant que la faiblesse de sa main droite le lui permet, il les joue au piano et sur sa clarinette.

Hémianopsie homonyme latérale droite.

Diminution de la sensibilité tactile, douloureuse et vraisemblablement du sens musculaire du côté droit.

Troubles de la motilité du membre supérieur droit : Le malade se sert à peine de ce bras qui pend inerte le long du corps pour les mouvements volontaires. Il l'emploie, au contraire, dans les mouvements réflexes (se gratter) ou inconscients (se soulever sur son lit).

AUTOPSIE. — Ramollissement d'une grande partie de la substance blanche de la première circonvolution temporale gauche et de la circonvolution pariétale adjacente, ainsi que du gyrus supra marginalis. Le segment postérieur de la capsule interne est dégénéré. Les autres parties de l'hémisphère gauche, les circonvolutions centrales en particulier, sont intactes.

2° CÉCITÉ VERBALE

OBSERVATION 39. — BROADBENT. *Med. chir. Transactions*, 1872, p. 162 (obs. VIII, résumée).

Homme, 59 ans.

Impossibilité de lire. Voit les lettres mais ne les comprend pas ; comprend cependant certaines lettres, reconnaît parfois son nom : cécité verbale avec cécité littérale incomplète.

Écriture sous dictée conservée. Impossibilité de l'écriture spontanée. N'écrivait des lettres qu'avec l'aide de sa sœur.

Parole spontanée : vocabulaire très étendu, mais faisait quelques erreurs, oubliait parfois le nom des personnes, des objets et des rues.

Pas de surdité verbale. Mais cependant ne peut comprendre quand on lit un journal, ni suivre un sermon.

AUTOPSIE. — Lésion du lobe temporo-sphénoïdal gauche. Lésion sous-corticale (hémorrhagie récente et ramollissement ancien) allant atteindre le prolongement occipital du ventricule latéral.

OBSERVATION 40. — BOURNEVILLE. *Progrès médical*, 1874, n°s 20 et 21 (résumée).

Clinique : Paraphasie. — Paragraphie. La signature même est défectueuse. — Comprend tout ce qu'on lui dit. Quand, dans la question posée, il y a des mots qui peuvent servir à la réponse, celle-ci est plus régulière : « Bonjour, madame. R. : bonjour, monsieur. » — De plus la malade se rend compte des fautes de langage qu'elle commet. — Lecture : mauvaise. Prend les lettres les unes pour les autres. Elle lit « République » : *b r h c h c h t h t* et prononce « *grachmerate* » — « Française : *c h a c c m h t a g* et prononce « *chanturale* ».

AUTOPSIE. — Lésion de la partie postérieure de la troisième temporale gauche. Lésion de la circonvolution sphénoïdale située immédiatement au-dessous de l'angle de réflexion de la circonvolution d'enceinte de la scissure de Sylvius.

OBSERVATION 41. — SABOURIN. *Bull. Soc. Anat.*, 1876, p. 584, 20 octobre (résumée).

Caroline L..., 76 ans. — Parole spontanée : paraphasie, impossibilité de trouver les mots pour désigner les objets, emploie des périphrases. — Parole répétée : difficile ou impossible. — N'a pas conscience de ses erreurs de langage. — Cécité verbale absolue et cécité littérale partielle. — Agraphie presque totale et paragraphie. Écrit imparfaitement son nom et le nom de son mari. — Pas de renseignement sur la surdité verbale.

AUTOPSIE. — Ramollissement de la première et de la deuxième temporale; la lésion laisse intacte la troisième frontale, mais remonte sur le pli courbe dont elle détruit la plus grande partie et s'étend un peu plus haut, jusque dans le sillon qui sépare le lobule pariétal supérieur du lobule pariétal inférieur.

OBSERVATION 42. — DEJERINE. In th. SKWORTZOFF, 1881, p. 52 (obs. IX, résumée).

Mme R..., 39 ans. — Parole spontanée : peut prononcer des phrases entières, peut nommer quelques objets et ne réussit pas à en nommer d'autres, en indiquant toutefois l'usage de ces derniers. — Lecture : peut lire quelques mots au milieu d'une phrase, comme « Pont-Neuf », mais sans les comprendre. Reconnaît son nom et le montre du doigt. — Copie : ne peut reproduire que la lettre (P), puis écrit son nom et « je ne puis ». — Paraît comprendre les questions qu'on lui adresse, mais ne répond que *oui* et *non*. — Hémiplégie droite incomplète avec hémianesthésie.

AUTOPSIE. — Hémisphère gauche. Rien au lobe frontal, en particulier la troisième frontale et ses faisceaux blancs sont intacts. Sarcome névroglique pur du lobe pariétal inférieur, siégeant au gyrus supra marginalis et à la partie antérieure du pli courbe. Il coupe les fibres venues de la pariétale supérieure, de la pariétale inférieure et d'une partie du lobe sphénoïdal.

OBSERVATION 43. — BALZER. *Gaz. méd. Paris*, 1884, 1er mars, p. 97 (résumée).

Clinique : Aphasie motrice. — Agraphie. — Alexie. — Pas de surdité verbale.

AUTOPSIE. — Hémisphère gauche. Lésion de la première temporale, du bord supérieur de la deuxième temporale, de la partie inférieure du lobule pariétal inférieur et du pli courbe et de la partie postérieure de la deuxième temporale.

OBSERVATION 44. — SIGAUD. *Progrès médical*, 1887, 3 septembre, no 36 (résumée.)

Demoiselle L. A..., 77 ans. Malade du professeur Teissier. — Pas de surdité verbale. — Pas d'aphasie motrice. Parfois paraphasie. — Écriture : copie le modèle lettre par lettre, peut parfois écrire un mot entendu. — Elle est incapable d'assembler dans son intelligence les lettres nécessaires à la formation d'un mot plutôt qu'incapable de les écrire, La malade ne peut se représenter le mot tout entier dans son intelligence. — Cécité verbale,

AUTOPSIE. — Lésion du lobe pariétal inférieur gauche.

OBSERVATION 45. — HUN. *Amer. Journ. of the Med. Science*, 1887, p. 151 (obs. III, résumée).

R. B..., 66 ans. — Légère difficulté de la parole. — Agraphie. — Cécité verbale. — Pas de renseignements sur la surdité verbale.

AUTOPSIE. — Lésion détruisant les deux tiers inférieurs de la pariétale ascendante, la deuxième pariétale en entier avec le pli courbe, la partie inférieure de la première pariétale et le gyrus supra marginalis,

OBSERVATION 46. — HENSCHEN. *Klinish. und anat. Beiträge zur Pathologie des Gehirns*, erster Theil. Upsala, 1890 (résumée).

Margaretha A..., 56 ans. — Pas de trouble de la parole parlée. — Pas de surdité verbale. — Copie bonne. — Écriture spontanée altérée.

Plus tard apparaît la paraphasie et un léger trouble de la compréhension des mots parlés.

AUTOPSIE. — Hémiplégie gauche. — Lésion du pied de la deuxième frontale. — Lésion de la partie postérieure du pli courbe, au point d'union avec la deuxième temporale et la deuxième occipitale. — Cette lésion est peu étendue à la surface corticale, mais s'élargit dans les masses profondes qu'elle sectionne.

OBSERVATION 47. — DEJERINE. *Soc. biol.*, 1891, p. 17 et th, VIALET, Paris, 1893 (obs. V, p. 312, résumée).

S..., 63 ans. — Début subit : s'aperçoit un matin qu'il ne peut lire son journal. Pas trace de surdité verbale.

Lecture : Impossibilité de comprendre l'imprimé et le manuscrit. — Quand on lui présente un journal ou une phase manuscrite, il regarde et dit : « Je ne comprends pas. » Outre cette cécité verbale, il existe une cécité littérale complète. — Cependant peut lire son nom. — Reconnaît et dénomme tous les objets qu'on lui montre.

. Examen campimétrique impossible. Cependant l'hémianopsie droite semble probable.

Parole spontanée. — Paraphasie.

Écriture, — Spontanément ou quoiqu'on lui demandé d'écrire, il ne peut tracer que son nom « Séjalon » et d'une façon très défectueuse.

Un mois plus tard la paraphasie disparaît et le malade peut renseigner sur ses antécédents. — Écriture toujours impossible spontanément et sous dictée, copie très défectueuse. Sous dictée il peut écrire un nombre de deux chiffres. Alexie toujours la même : le malade reconnaît son nom et c'est tout.

Huit mois plus tard, la cécité verbale s'améliore. Le malade peut reconnaitre et dénommer le C et le G de l'alphabet : ce sont les seules lettres qu'il puisse reconnaitre. Il ne peut déchiffrer aucun mot. Il reconnait et prononce les nombres de deux chiffres. Même impossibilité d'écrire spontanément, sous dictée et de copier.

AUTOPSIE. — Hémisphère gauche. Plaque jaune de la grandeur d'une pièce de cinq francs, occupant les trois quarts inférieurs du pli courbe et se terminant en pointe sur la scissure perpendiculaire externe. Tout le reste de la corticalité est absolument intact : circonvolution de Broca, insula, pied de la deuxième frontale. Sur la coupe de Flechsig on constate que le foyer du pli courbe pénètre sous forme de coin jusqu'à la corne occipitale du ventricule latéral et a détruit la plus grande partie des radiations optiques de Gratiolet.

L'examen des coupes microscopiques sériées montre que toute la région de la pointe occipitale est indemne. Les premières traces de la lésion primitive commencent au niveau de la pointe du ventricule ; le ramollissement s'enfonce dans la substance blanche, respectant les deux forceps, sectionnant les trois couches blanches qui entourent la paroi externe du ventricule : tapetum, radiations optiques et faisceau longitudinal inférieur. On constate en outre deux ordres de dégénérescences secondaires : l'une postérieure, très peu accusée, se montre dans la zone des radiations optiques ; l'autre antérieure, lésion de ramollissement, occupe la couronne rayonnante au niveau du tiers postérieur de la couche optique. On observe en outre la dégénérescence secondaire de la partie supérieure du pulvinar, du corps genouillé externe beaucoup moins atteint, et d'une petite bandelette située au niveau du quart postérieur de la capsule interne.

OBSERVATION 48. — OSLER. *The American Journal of the Med. Sciences*, 1891, t. CI, p. 219.

John W..., 72 ans. — Parole spontanée : paraphasie. — Quand on lui demande son métier (bookkeeper), il répond : « keep, keep, keep, oh you say it for me ». — Cécité verbale typique. — Hémianopsie homonyme latérale droite. — Écriture spontanée : difficile. Écrit son nom. Écrit aussi bien les yeux fermés que les yeux ouverts. Il écrivait le nom de l'hôpital et les mots « Philadelphia record », mais ne lisait pas les mots qu'il avait écrits. — Il était difficile de le faire écrire, et il était impossible pour lui d'écrire à la dictée quelque phrase que ce soit. Il écrivait le mort *record*, mais quand il voulait l'épeler il lisait « Freedom ». — Surdité verbale : à peine trace. Il s'apercevait des fautes qu'il faisait en parlant.

AUTOPSIE. — Ramollissement du lobe supra marginalis gauche, de la partie inférieure du gyrus angulaire, de la partie postérieure des première et deuxième temporales, et des plis de passage entre ces deux circonvolutions.

OBSERVATION 49. — SÉRIEUX. *Mémoires de la Soc. Biologie*, 1892, p. 13 (résumé).

Augustine Ver., 73 ans. — Cécité verbale complète : Ne reconnait que son nom. — Cécité littérale incomplète : reconnaît quelques lettres. — Agraphie totale : Perte absolue de l'écriture spontanée, sous dictée et d'après copie. — Paraphasie légère. — Absence de troubles moteurs ou intellectuels. — Pas de cécité psychique.

AUTOPSIE. — Foyer de ramollissement ancien et unique au niveau du lobule pariétal inférieur gauche.

OBSERVATION 50. — BERKHAN. *Arch. f. Psych.*, 1892, p. 558, publiée à tort
comme « alexie sous-corticale » (résumée).

Clinique : Parole spontanée. — Paraphasie. — Certains mots sont omis. — Alexie complète. — Écriture sous dictée et sous copie : le malade saute des mots, remplace des lettres par d'autres fausses ; même des mots sont répétés
AUTOPSIE. — Lésion du lobule angulaire gauche.

OBSERVATION 51. — VON MONAKOW. *Arch. f. Psychiatrie*, t. XXII, 1892
(obs. III, p. 643, résumée).

Jacob K..., 62 ans. — Peintre paysagiste. — Attaque d'apoplexie en 1884. — Hémiparésie droite passagère. — Hémianopsie homonyme latérale droite légère, permanente. — Alexie. — Agraphie. — Le patient réapprend à écrire, mais se trompe souvent de lettres. — L'alexie persiste.

En mars 1886, v. Monakow constate chez le malade : parole : pas de troubles, rapide et correcte. — Pas de surdité verbale : comprend tout ce qu'on lui dit ; peut tenir très facilement une conversation. — Pas de cécité psychique : reconnaît tous les objets et les dénomme. — Alexie complète : reconnaît la première lettre d'un mot, mais ne peut le lire ; puis après une pause et difficilement peut lire la seconde lettre, mais alors il a oublié la première. Ce n'est que très exceptionnellement qu'il peut deviner un mot en suivant en même temps les traits de l'écriture. — Ne peut pas plus lire le manuscrit que l'imprimé. — Il écrit spontanément son nom, çà et là en écrivant il change des lettres. Il peut écrire aussi de courtes lettres. Il écrit non comme un aveugle, mais comme quelqu'un qui a écrit jadis. — Écriture sous dictée un peu meilleure. Cependant il change encore des lettres. — Copie presque complètement impossible. Le malade était hors d'état de dessiner les plus simples objets des paysages, arbres, maisons, ce qu'il faisait très facilement jadis.

AUTOPSIE. — Ramollissement de la substance blanche au niveau du pli courbe, du lobule pariétal supérieur et de la deuxième circonvolution occipitale. — L'examen microscopique démontre : la dégénérescence de la partie supérieure des radiations de Gratiolet, de la partie interne et antérieure du corps genouillé externe, de la partie antérieure du pulvinar, des couches superficielles du tubercule quadrijumeau postérieur et de la bandelette optique gauche dans sa partie interne. La partie supérieure du tapetum, le faisceau occipito-frontal, l'occipito-temporal, et le bourrelet du corps sont dégénérés.

OBSERVATION 52. — SOUQUES. *Rev. Neurol.*, 1894, 15 février, n° 3, p. 65 (résumée).

J. D..., 23 ans. — Pas d'hémiplégie. — Hémiopie homonyme latérale droite. — Paraphasie très améliorée au moment de l'examen. — Pas de surdité verbale. — Pas de cécité psychique. — Cécité verbale complète. — Cécité littérale existe à peine. — Écriture spontanée : agraphie totale. N'écrit que son nom et son prénom. — Écriture sous dictée : agraphie absolue.

AUTOPSIE. — Tumeur gliomateuse traversant l'hémisphère gauche de part en part : du pli courbe qu'elle détruit au lobule quadrilatère. Lésion des radiations optiques. Pas de lésion de la deuxième frontale.

OBSERVATION 53. — BIANCHI. *Berlin. kl. Woch.*, 1894, 2 avril, n° 14, p. 332 (résumée).

Malade, 71 ans. — Hémianopsie homonyme latérale droite. — Motilité intacte. — Compréhension de la parole parlée : Comprend ce qu'on lui dit, mais ne peut répondre. — Répète les mots prononcés. — Parole spontanée : très défectueuse. — Registre très incomplet surtout pour les mots communs et les noms propres. — Lecture impossible, paraphasie. — Écriture spontanée : mauvaise, paragraphie. — Écriture sous dictée : bonne. — Copie : impossible.

AUTOPSIE. — Plaque de ramollissement ancienne sur le gyrus angulaire gauche, empiétant sur la substance grise de la partie postérieure de la première circonvolution temporale ; cette plaque épargnait complètement les première et deuxième temporales et s'étendait dans la substance blanche du gyrus angulaire jusqu'à la corne postérieure du ventricule latéral.

OBSERVATION 54 (personnelle) (1), recueillie dans le service de M. Dejerine, à Bicêtre.

Aphasie sensorielle avec hémiparésie droite passagère. Amélioration considérable de la surdité verbale. Alexie complète. Paraphasie avec jargonaphasie très prononcée pour la parole spontanée et la parole répétée. Agraphie totale. Le malade ne peut même pas écrire son nom. Écriture sous dictée et copie impossible. Pas de cécité psychique ni d'aphasie optique. Impossible de rechercher l'hémiopie.

AUTOPSIE. — *Aspect macroscopique. Lésions du gyrus supra marginalis et de la partie adjacente du pli courbe et de la pariétale inférieure du côté gauche. Examen microscopique, grand foyer de ramollissement, dans le sillon marginal postérieur de l'insula, destruction de la pariétale inférieure, isolement du pli courbe ; petit foyer primitif sur la crête du pli courbe ; troisième foyer dans la masse blanche de la frontale ascendante. Dégénérescence descendante et rétrograde des radiations optiques, du longitudinal inférieur, du pulvinar et du corps genouillé externe. Dégénérescence dans la capsule interne et le pied du pédoncule.*

Joseph Sc.., 76 ans, tailleur d'habits. — Salle Bichat, n° 7.

(1) Un résumé de cette observation a été publié par M. DEJERINE. *Bull. méd.*, 1895, 25 mars. (*Des aphasies sensorielles.*)

Antécédents héréditaires : Nuls. Pas de renseignements sur le père et la mère du malade. N'a jamais eu ni frère, ni sœur.

Antécédents personnels : La fille du malade donne les renseignements suivants : Le malade aurait eu jadis, à une époque impossible à préciser une paralysie du côté droit du corps occupant le bras et la jambe, mais respectant la face. Cette hémiplégie s'est développée brusquement à la suite d'un ictus apoplectique. La parole alors était conservée. Cette hémiplégie fut passagère et guérit au bout de quelques mois.

Il y a 8 ans (1883) le malade se réveille un matin atteint d'hémiplégie droite. On ne peut savoir si à ce moment la face était atteinte. Cette hémiplégie s'accompagne de troubles de la parole qui disparurent au bout de deux jours. Peu à peu la motilité revint dans le membre inférieur; le bras au contraire resta atteint de parésie ; le malade pouvait lui imprimer tous les mouvements, mais ces mouvements se faisaient sans force.

Le malade entre à Bicêtre en janvier 1890. Le 30 avril de la même année il fut frappé de nouveau d'un ictus apoplectique. Il entre ce jour même à l'infirmerie, dans le coma complet, avec résolution complète des quatre membres, mais beaucoup plus marquée dans les membres du côté droit, avec paralysie du facial inférieur droit : le malade fume la pipe. — Cet état comateux est très profond, car des pincements même très énergiques sont à peine sentis le jour de son entrée. Cet état se prolonge pendant quelques jours ; puis, au bout d'une semaine le malade commence à sortir de sa torpeur, à regarder vaguement ce qui se passe autour de lui, à faire quelques mouvements. On constate, alors nettement l'existence d'une hémiplégie droite.

Au bout de quelques jours il retombe de nouveau dans son état comateux, et ces alternatives d'amélioration et de rechute se prolongent pendant toute la durée du mois de mai et la première quinzaine de juin.

A ce moment le malade revient à lui et l'on constate les phénomènes suivants : hémiplégie droite très légère avec intégrité de la sensibilité, légère parésie du facial inférieur du même côté; surdité verbale très nette. Le malade ne comprend pas ce qu'on lui dit et répond aux questions avec une paraphasie extrêmement marquée, employant des mots et des syllabes n'ayant aucun sens (jargonaphasie). Il paraît également atteint de cécité verbale, car il ne comprend aucune question posée par écrit, soit en lettres cursives, soit en imprimé.

Au commencement de juillet, l'hémiplégie droite est très atténuée, mais la surdité verbale, la paraphasie et la cécité verbale persistent, comme au début.

1er août 1891. Le malade ne présente plus trace d'hémiplégie droite. Il se sert de sa main droite et très facilement pour tous les usages ordinaires de la vie ; la force musculaire est très développée ; il persiste encore cependant un léger degré d'affaissement de la commissure labiale droite.

La surdité verbale a beaucoup diminué; le malade, intelligent, comprend un assez grand nombre des questions qu'on lui pose et sa mimique est très expressive. Mais lorsqu'il veut répondre aux questions, ou parler spontanément, il présente de la paraphasie très accusée avec jargonaphasie.

D. *Quel métier faisiez-vous ?* R. *Euh, mon Dieu ! mon Dieu ! ça ne vient pas bien. Diction, c'est un nom comme ça, j'étais couturmerier.*

D. *Où êtes-vous né ?* R. *J'ai un mai de julan, je suis enfant de te te, il était, oh mon Dieu, quel malheur, bien oui, de Cananlan un petit.*

D. *Vous êtes né à l'Isle Adam ?* R. *Oui monsieur.*

D. *Que faisait votre père ?* R. *Il était biquadan.*

D. *Combien travailliez-vous d'heures par jour ?* R. *Quinze jours.*

D. *Depuis quand êtes-vous à Bicêtre ?* R. *J'ai rendu quatre, oh mon Dieu, mon Dieu.*

D. *Quand avez-vous vu votre fille pour la dernière fois ?* R. *La dernière fois, elle est gagnée en petit, il y a dix-huit ans qu'elle s'est dégagée.*

D. *Qu'est-ce qu'elle fait votre fille ?* R. *Elle faisait tous les grandes filles, les grandes filles. Mon Dieu, mon Dieu.*

D. *Est-elle grande votre fille ?* R. *Mais oui, elle était dix-septième, dix-septième.*

D. *Est-elle mariée ?* R. *Non monsieur.*

D. *Vous avez bu un petit coup dimanche ?* R. *Non, est-ce que vous allez exercer des petits satyres comme ça.*

D. *Qu'est-ce que vous avez mangé hier ?* R. *Du punch avec des chapeaux.*

D. *Êtes-vous content d'être à Bicêtre ?* R. *Oui monsieur.*

Donc paraphasie très marquée et jargonaphasie pour la parole spontanée.

Répétition des mots :

« *L'armée française est une belle armée* ». « *Une grande rétardour, voilà, voilà, une grande rétardour, ça revient au même.* »

« *Paris est la capitale de la France.* » « *La paix est encore un petit regrata, regrata.* »

« *Je suis né à l'Isle-Adam.* » « *J'suis Durandax, c'est-y bien duquantax.* »

« *Je suis un bien brave homme.* » « *Un gros gâteau, il est content.* »

« *Il fait beau temps aujourd'hui.* » « *Oui il fait très beau, c'est beau oui.* »

« *Hier il pleuvait à verse.* » « *Oui il faisait plus sale, il faisait un mauvais tarent, un moment, ça voulez dire.* »

Dites : « *Vive la France* » ; il répond : « *Virse la Fraste* » Dites : « *Vive la République* ». R. « *Brisque la Froconi, brisque la brisque, brisque !* »

Le malade se rend très bien compte qu'il ne dit pas ce qu'il veut dire, car il s'excite et par sa mimique très expressive et ses exclamations (oh mon Dieu, mon Dieu) il montre combien il lui est pénible de ne pouvoir s'exprimer claire-ment. — Si on lui dit une phrase qui n'ait aucun sens, analogue à celle qu'il pro-nonce, il comprend très bien que cette phrase n'a aucun sens, vous regarde d'un air étonné et dit :

« *Ce n'est pas une lettre, ça.* »

Chant. On lui fait chanter la *Marseillaise*. L'air est à peu près juste, mais il prononce les paroles suivantes :

> « Il grand trafa en la fatric
> Il était tant son des roci. »

Lecture. On passe un journal au malade. Il demande « *ses cloches pour ses cheveux* » (ses lunettes pour ses yeux).

13 août 1891. Le malade reconnaît très bien tous les objets et sait quel est leur usage. Pas de cécité psychique. Mais il ne peut les dénommer et leur donne des noms plus ou moins bizarres. On lui montre une montre. « *Ça, c'est une*

puce, » ensuite « c'est une mouche ». Une boîte d'allumettes « Ça, c'est une machine pour les pas touches. »

Pas d'aphasie optique, car il ne dénomme pas mieux les objets en les palpant. On lui montre un verre à boire. « C'est un chaux. »

Parole spontanée :

« Qu'avez-vous voulu écrire avant-hier ? R. Que j'ai voulu qu'elle couilla a fait. J'ai voulu été.

« Qu'est-ce que vous voulez dire ? Le malade se fâche car il n'a pas compris la question et semble croire qu'on l'accuse de quelque chose.

Modèle.

Copie de manuscrit.

On lui montre les traits qu'il a écrits sur le papier. Il répond : « Mais oui c'est mon, c'est mon affaire, sacré nom d'un chien. »

« Que vouliez-vous écrire ? » « Je disais, je pensais, je supposais, mon Dieu, c'était greffé des frères, mon Dieu, mon Dieu. »

« Alors vous ne savez plus écrire ? » « Je n'ai plus de torté, plus rien quoi. Du moins j'en sais encore des mots scrits. »

« Pourquoi ne savez-vous plus écrire ? » « Parce que la plu n'est plus aussi pour la facilité ».

« Qu'avez-vous lu hier ? » « Qu'est-ce que j'ai détenu. »

« Qu'avez-vous mangé hier ? » « Peut-être un petit peu de pommes de terre, quelques feuilles, une demie pocharge, oh mon Dieu, petit mot. C'est çà oui, c'est des journies dans du bras droit. »

« Êtes-vous sorti hier après-midi ? » « Si je m'est sorti samedi. »

« Quand avez-vous vu votre fille ». « Ah je credi, c'était dans la junie quoi. »

« Quand çà ? » « Jeudi. »

« Que fait votre fille ? » « Une petite journal. »

« Que faites-vous dans Bicêtre ! » « Tous mes jours connaître dans ce qu'il y a de trois jours. C'est des boulets qui jouent. »

« Quel métier faisiez-vous ! » « J'en faisais un gros, la requinzique, screnne, corcenne. » Le malade s'agite et se fâche de ne pouvoir trouver le mot juste.

Écriture spontanée : impossible de l'une ou l'autre main. Le malade trace des traits informes, irréguliers, où il est impossible de reconnaître aucune lettre. Il est dans l'impossibilité absolue d'écrire même son nom.

Sous dictée : l'écriture est aussi impossible.

La copie de l'imprimé et de l'écriture cursive est aussi altérée que les autres modes de l'écriture ; le malade ne trace que des traits informes.

Cependant le malade savait très bien écrire et écrivait même très souvent, d'après les renseignements que nous fournit sa fille.

Tout en écrivant sous dictée ou d'après copie, le malade répète sans cesse : « Ça ne dit pas grand chose çà, c'est pas bien, c'est pas de l'ouvrage bien comme il faut, c'est trop difficile, trop difficile, comprends pas çà, je peux pas arriver, peux pas, je lis pas bien. »

Lecture à haute voix d'un article du journal : « Voici qu'à propos de révélations faites par un de nos confrères sur les mauvais traitements infligés aux détenus dans les prisons, se pose à nouveau dans la presse la question si souvent débattue de la responsabilité des criminels atteints de tares mentales plus ou moins marquées. » Le malade lit : « Causons prospose de renté par ma c de mes confrères sur les traitements un av plan au caseu de ses frais se la presse de crause si souvent reparais de la retenue de creté un cour pour moins car qu'est-ce qué. »

Lecture mentale. On fait lire au malade les phrases suivantes : « Lorsque je serai guéri, je quitterai Bicêtre avec plaisir. » « Je n'ai pas toujours été sage, j'ai fait bien des bêtises dans ma vie. » « Je suis un vieux farceur qui a fait beaucoup la noce. » « Il paraît que je me conduis mal », « Scott est un paresseux. » « Scott n'a jamais voulu travailler. » Le malade comprend en partie ce qu'il lit et fait des signes de dénégation formelle.

Écriture spontanée : le malade ne trace qu'une série de traits informes.

Écriture spontanée.

16 mars 1892. La paraphasie est à peu près la même, toujours très prononcée, un peu moins certains jours que d'autres.

Depuis quelques jours, le malade peut lire et comprend ce qu'il lit, l'imprimé comme le manuscrit.

Mais la lecture à haute voix présente les mêmes troubles de paraphasie que la parole spontanée ; cependant il est certain qu'il comprend ce qu'il lit.

Quoi que le malade cherche à écrire spontanément, sous dictée, d'après copie d'un manuscrit ou d'un imprimé, il esquisse toujours les premiers linéaments de son nom. A peine distingue-t-on un S mal formé ; il est impossible d'en reconnaître les autres lettres.

23 novembre 1893. La paraphasie est toujours la même. L'état mental s'est un peu affaissé. De temps à autre, à la place de la jargonaphasie, il y a deux ou trois mots prononcés correctement, tantôt correspondant, tantôt ne correspondant pas à la question ; mais c'est la très grande exception.

Compréhension du langage parlé. Le malade comprend toutes les questions qu'on lui pose à haute voix ; il est certain aujourd'hui que la surdité verbale a disparu sinon totalement, du moins presque complètement.

Compréhension de la lecture. La lecture mentale paraît être revenue pour les choses ordinaires de la vie ; lorsqu'on écrit : « le père Scott est un brave homme », il fait des gestes d'affirmation et sa figure prend une expression de contentement. Si on écrit : « le père Scott est un buveur », il s'indigne. Par contre la question : « Avez-vous des enfants? » ne semble pas comprise. En somme, la cécité verbale est encore assez prononcée.

Lecture à haute voix. Les troubles de la prononciation sont les mêmes que pour la parole spontanée ; jargonaphasie et paraphasie complètes.

Écriture : impossible sous tous ses modes : spontanée, sous dictée, d'après copie.

Juin 1894. L'état mental du malade est nettement affaibli.

La force musculaire des membres est diminuée; le malade a peine à marcher, et souvent il tomberait si on ne le soutenait. Mais la force musculaire est égale des deux côtés ; il ne semble pas y avoir de diminution plus marquée de la motilité pour le côté droit.

Sensibilité normale sous tous ses modes, pour tous les points du corps.

Parole spontanée : paraphasie très marquée avec jargonaphasie. Quand le malade veut parler ou qu'il répond à une question, il prononce un très grand nombre de mots, beaucoup plus que n'en comporte l'idée à émettre. L'articulation des syllabes, la prononciation des mots est bonne. Parmi ce grand nombre de mots, on en reconnaît quelques-uns ayant un sens précis, mais que le malade émet à tort. Ces mots sont en outre noyés au milieu de syllabes sans aucun sens, rendant la phrase absolument incompréhensible.

La parole répétée présente exactement les mêmes caractères de paraphasie avec jargonaphasie.

Il en est de même de la lecture à haute voix.

La lecture mentale est aussi très altérée. Le malade reconnaît quelques mots : son nom, et pas toujours cependant. Il devine le sens de certaines phrases où certains mots le frappent, plutôt qu'il ne les comprend. Si on lui donne à lire « le père Scott est un voleur », il se fâche; il est content si on écrit « le père Scott est un brave homme ». Mais lui donne-t-on un ordre par écrit : « tirez la langue », « levez le bras droit », il ne comprend pas, nous regarde, prononce des mots sans aucun sens, semblant demander une explication, mais n'exécute pas l'ordre donné. Pour les lettres, parfois il semble les reconnaître; mais c'est plutôt un effet du hasard, car parfois il reconnaît une lettre, qu'à un autre moment il ne reconnaît pas. Il prononce en somme des lettres au hasard.

Il comprend les chiffres isolés, mais ne comprend plus les nombres de deux chiffres. Les opérations simples d arithmétique sont impossibles.

Compréhension de la parole parlée. Le malade comprend la plupart des choses qu'on lui dit, mais non toutes. A de certaines phrases, il nous regarde d'un air étonné, manifestant ainsi d'une façon très nette qu'il n'a rien compris.

Écriture. L'agraphie est complète et absolue pour tous les modes de l'écriture : Écriture spontanée, sous dictée, d'après copie d'un imprimé ou d'un manuscrit. Le malade trace des lignes informes, irrégulières, au milieu desquelles il est impossible de reconnaître aucune ébauche de lettres; cependant au début de chaque mot le malade trace une ligne verticale ondulée qui ressemble vaguement à un S, la première lettre de son nom. Le malade chercherait ainsi sans cesse à écrire son nom. Mais il est incapable de l'écrire en entier, ni spontanément, ni sous dictée, ni d'après copie.

Il est impossible de se rendre compte si le malade présente de l'hémiopie. Jamais on n'a pu fixer suffisamment son attention pour procéder à l'examen campimétrique. Cependant il semble apercevoir les objets dans toute l'étendue du champ visuel.

En résumé, le malade présentait : de la paraphasie avec jargonaphasie.

Surdité verbale incomplète, surtout latente.

Cécité verbale et littérale incomplète, mais beaucoup plus accentuée que la surdité verbale.

Agraphie totale pour tous les modes de l'écriture.

Autopsie. — Hémisphère droit ; ne présente aucune lésion.

. Hémisphère gauche.

L'examen macroscopique ne révèle qu'un amincissement, un ratatinement des circonvolutions situées en arrière de l'extrémité postérieure de la scissure de Sylvius. La partie postérieure de la pariétale inférieure, la partie antérieure du pli courbe et le gyrus supra marginalis ainsi que la partie adjacente de la première temporale sont manifestement altérées. Ces circonvolutions sont plus petites qu'à l'état normal, et que celles de l'autre hémisphère. Leur épaisseur est réduite d'un bon tiers ; leur saillie est beaucoup moins prononcée que normalement, si bien qu'elles sont en retrait sur les parties voisines.

Au palper, cette région présente une mollesse toute spéciale, et donne une sensation de pseudo-fluctuation.

. L'hémisphère, après manipulations ordinaires, est débité en coupes microscopiques sériées. Entre le plan horizontal passant par la face orbitaire du lobe frontal, et le plan horizontal passant par le sillon interpariétal, il a été fait 615 coupes microscopiques horizontales numérotées. Ces coupes ont été colorées par les méthodes de Weigert, de Pal et par des méthodes de double coloration.

Les coupes ont été numérotées de bas en haut. La coupe n° 1 correspond au plan horizontal passant par la face orbitaire du lobe frontal; la coupe 615 correspond au sillon interpariétal.

Examen microscopique. — *Foyers primitifs.* — 1° Le foyer primitif le plus
important occupe la rigole postérieure de l'insula. Il apparaît à la partie inférieure
de la pariétale inférieure, en plein gyrus supra marginalis, au point où la
deuxième pariétale se continue avec la première temporale. Ce foyer est allongé
transversalement d'avant en arrière, sur une longueur d'environ 8 à 10 millimètres; très rétréci de dehors en dedans, il mesure à peine 4 à 5 millimètres;

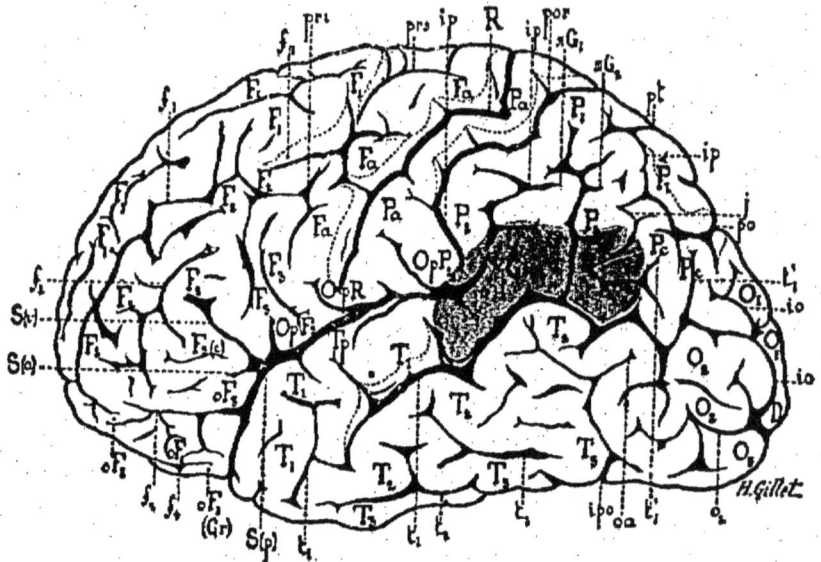

FIG. 5. — La région malade est colorée en rouge brun.

D, circonvolution descendante. — F_1, F_2, F_3, première, deuxième, troisième circonvolutions frontales. — $F_3(c)$, cap de la troisième circonvolution frontale. — *Fa*,
circonvolution frontale ascendante. — f_1, f_2, premier et deuxième sillons frontaux. — f_3, troisième sillon frontal ou incisure en *H*. — f_4, sillon olfactif ou
quatrième sillon frontal. — *Gsm*, circonvolution marginale supérieure. — *io*,
sillon interoccipital. — *ip*, sillon interpariétal. — *ipo*, incisure préoccipitale. —
j, incisure de Jensen. — O_1, O_2, O_3, première, deuxième, troisième circonvolutions
occipitales. — o_2, deuxième sillon occipital. — *oa*, sillon occipital antérieur. —
oF_1, oF_2, oF_3, partie orbitaire des première, deuxième et troisième circonvolutions
frontales. — $oF_1(Gr)$, gyrus rectus. — OpF_3, opercule frontal. — *OpR*, opercule
rolandique. — OpP_2, opercule pariétal. — P_1, P_2, première et deuxième circonvolutions pariétales. — *Pa*, circonvolution pariétale ascendante. — *pc*, pli courbe.
— *po*, scissure pariéto-occipitale. — *por*, sillon post-rolandique. — *pri, prs*, sillons
prérolandiques inférieur et supérieur. — *pt*, sillon pariétal transverse. — πG_1,
πG_2, premier et deuxième plis verticaux de Gromier. — *R*, scissure de Rolando.
— *S(a), S(r), S(p)*, branches antérieure, verticale et postérieure de la scissure de
Sylvius. — T_1, T_2, T_3, première, deuxième, troisième circonvolutions temporales.
Tp, circonvolution temporale profonde. — t_1, sillon parallèle ou premier sillon
temporal. — t'_1, sa branche verticale. — t_2, deuxième sillon temporal.

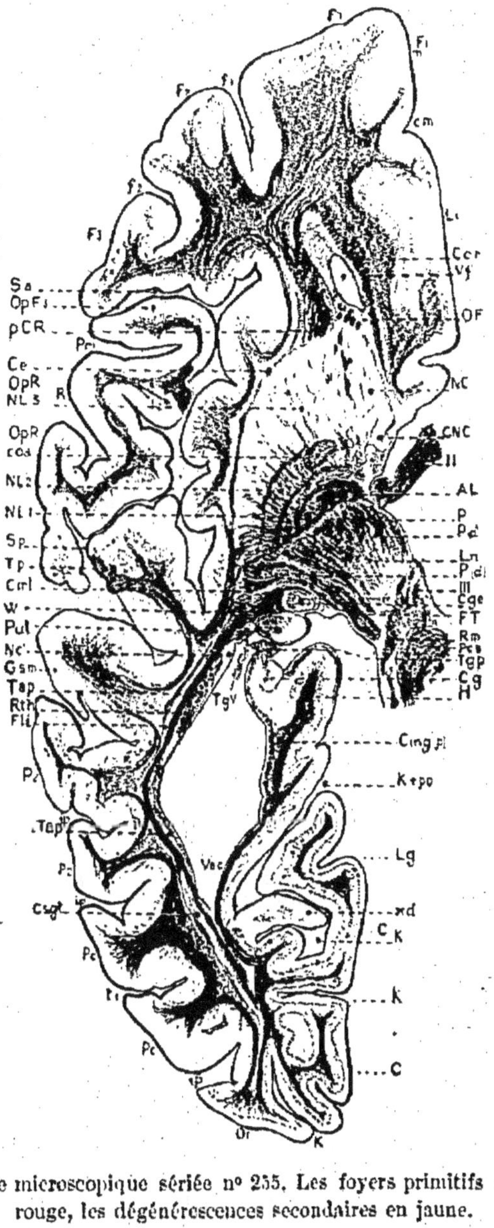

FIG. 6. — Coupe microscopique sériée n° 255. Les foyers primitifs sont colorés en rouge, les dégénérescences secondaires en jaune.

Al, alvéus. — AM, avant-mur. — C, cunéus. — Ce, corps calleux. — Ce(g), genou du corps calleux. — Ce(r), bec du corps calleux (rostrum). — Ce(spl), bourrelet du corps calleux (splénium). — Cr, capsule externe. — Cg, circonvolution godron, née. — Cge, corps genouillé externe. — Cgi, corps genouillé interne. — Cia segment antérieur de la capsule interne. — Cing(p), segment postérieur du cinen hauteur il mesure environ 1 centimètre. Dans le fond de la rigole postérieure de l'insula se voit l'artère thrombosée qui a été le point de départ du ramollissement.

Cette lésion sectionne tout le pied du gyrus supra marginalis et isole complètement, par elle-même et par ses dégénérescences secondaires, le gyrus supra marginalis et le pli courbe de ses connexions avec les autres centres du langage. Elle s'étend sur toute l'épaisseur de la pariétale inférieure, détruisant aussi bien la corticalité que les faisceaux blancs sous-jacents.

En dehors, ce foyer pénètre dans la masse blanche du gyrus supra marginalis par sa face profonde et détruit complètement cette circonvolution. A la partie inférieure de la lésion, le gyrus supra marginalis est en quelque sorte évidé par sa partie centrale, la circonvolution est comme sectionnée de dedans en dehors. Sur les deux faces de la lésion la corticalité est relativement saine et émet

---

gulum. — $Ci(g)$, genou de la capsule interne. — Cip, segment postérieur de la capsule interne. — $Cip(d)$, dégénérescence du segment postérieur de la capsule interne. — $Cirl$, segment rétro-lenticulaire de la capsule interne. — cm, sillon calloso-marginal. — CNC, colliculus du noyau caudé. — con, commissure antérieure. — Com, commissure molle. — Cop, commissure postérieure. — CR, couronne rayonnante. — $Csgt$, couche sagittale. — F^1, F^2, F^3, première, deuxième et troisième circonvolutions frontales. — F^1c, cap de la première frontale. — Fa, circonvolution frontale ascendante. — FT, faisceau de Turck. — f^1, f^2, premier et deuxième sillons frontaux. — Fli, faisceau longitudinal inférieur. — Fp, foyers primitifs. — Gsm, gyrus supra marginalis. — H, hippocampe. — ip, sillon interpariétal. — K, scissure calcarine. — $K + po$, union du sillon pariéto-occipital et de la scissure calcarine. — L^1, première circonvolution limbique. — Lg, lobule lingual. — Lme, lame médullaire externe du noyau lenticulaire. — Lmi, lame médullaire interne du noyau lenticulaire. — Ln, locus niger. — mF^1, face interne de la première circonvolution frontale. — NC, noyau caudé. — NC'' queue du noyau caudé. — Ne, noyau externe du thalamus. — Ni, noyau interne du thalamus. — NL^1, NL^2, NL^3, premier, deuxième et troisième segments du noyau lenticulaire. — O^1, première circonvolution occipitale. — OF, faisceau occipito-frontal. — OpF^3, opercule frontal. — OpR, opercule rolandique. — P, pied du pédoncule. — P^2, circonvolution pariétale inférieure. — Pa, circonvolution pariétale ascendante. — PC, pli courbe. — pCR, pied de la couronne rayonnante. — Pcs, pédoncule cérébelleux supérieur. — $P(d)$, dégénérescence du pied du pédoncule. — $Plch$, plexus choroïdes. — po, sillon pariéto-occipital. — PrC, précunéus. — Pri, sillon prérolandique inférieur. — Prs, sillon prérolandique supérieur. — Pul, pulvinar. — Qa, tubercule quadrijumeau antérieur. — R, sillon de Rolando. — Rm, ruban de Reil médian. — Rth, radiations thalamiques. — S , branche antérieure de la scissure de Sylvius. — $S(p)$, branche postérieure de la ssure de Sylvius. — Sl, septum lucidum. — Tap, tapetum. — t^1, sillon parallèle. — Tga, pilier antérieur du trigone. — Tgp, pilier postérieur du trigone. — Tgc, carrefour ventriculaire. — Tp, circonvolution temporale profonde. — tsc, tœnia semicirculaire. — Vl, ventricule latéral. — Voc, corne occipitale du ventricule latéral. — W, zone de Wernicke. — wcl, pli cunéo-limbique. — II, Bandelette optique. — III, fibres radiculaires de la troisième paire. — Les foyers primitifs sont colorés en rouge, les dégénérescences secondaires en jaune.

quelques rares fibres myéliniques parfaitement reconnaissables. Mais par sa face profonde, au niveau de la scissure de Sylvius, la corticalité est complète-

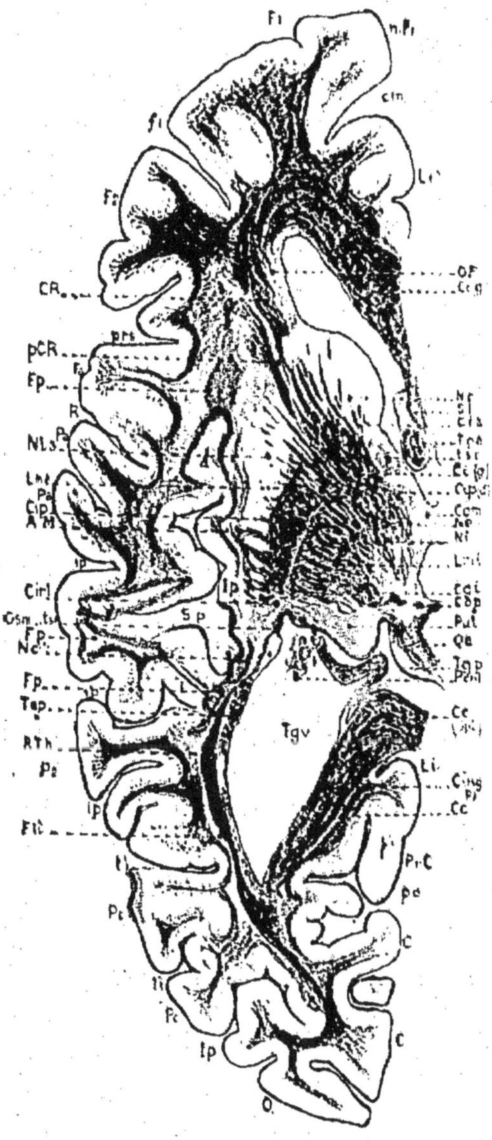

FIG. 7. — Coupe microscopique sériée n° 338. Les foyers primitifs sont colorés en rouge, les dégénérescences secondaires en jaune. — Même légende que pour la fig. 6. Méthode de Pal.

ment détruite, et la lésion gagne jusqu'à la surface. Toute la partie moyenne de la circonvolution est complètement dépourvue de fibres myéliniques. Elles sont remplacées par un tissu lacunaire, de névroglie proliférée. A mesure que l'on examine des coupes plus élevées, ce tissu lacunaire se raréfie; la lésion s'éloigne et de la crête et de la base de la circonvolution, se cantonnant dans sa partie médiane. Enfin à la partie supérieure du gyrus on n'observe plus que quelques espaces dilatés au milieu de fibres myéliniques saines. Au milieu de ces espaces se montrent des artères thrombosées.

Deuxième foyer. Dans la masse blanche sous-jacente à la frontale ascendante, à la partie inférieure de cette circonvolution, mais cependant sur un plan un peu supérieur à celui du foyer précédent, se voit, en plein centre ovale, un foyer de ramollissement ancien étendu transversalement d'avant en arrière. A sa partie moyenne, il est renflé, ovoïde, et se rapproche par son extrémité postérieure de l'extrémité antérieure de l'insula. En avant il est très éloigné de la pointe frontale et atteint à peine par son extrémité antérieure la troisième frontale. Il appartient nettement aux fibres sous-jacentes à la frontale ascendante. En dehors il n'atteint pas la corticalité, dont il est séparé par les fibres en U. En arrière, il reste nettement séparé de la corne antérieure du ventricule latéral.

3° Enfin un troisième foyer cortical très petit s'observe sur la crête même du pli courbe. Ce foyer siège à la lèvre antérieure du pli courbe, à son sommet, au point de contact avec le gyrus supra marginalis. A ce niveau il existe un petit foyer de ramollissement mesurant environ 3 à 4 millimètres d'étendue d'avant en arrière, un peu plus étendu en hauteur; il détruit nettement toute cette portion de la corticalité à laquelle il est nettement limité.

Dégénérescences secondaires. — Le foyer situé à la partie postérieure de l'insula sectionne complètement la base de la pariétale inférieure; en arrière il coupe complètement le faisceau longitudinal inférieur et les radiations thalamiques. Au niveau de cette lésion, les fibres d'association courtes, fibres en U qui relient deux circonvolutions voisines, sont respectées, la face profonde de la corticalité est tapissée par ces fibres qui présentent leur épaisseur et leur coloration normale. Au contraire, la dégénérescence a frappé nettement les fibres blanches non différenciées de la couronne rayonnante.

Le longitudinal inférieur est sectionné dans sa partie supérieure et sur une assez grande étendue de sa hauteur. Il est remplacé par une zone blanche où on reconnaît à peine quelques fibres myéliniques isolées.

Les radiations thalamiques de Gratiolet sont complètement sectionnées. Les fibres qui les composent sont complètement dégénérées et il est facile de les suivre dans le pulvinar qui est manifestement atrophié et plus petit qu'à l'état normal. Le corps grenouillé externe semble aussi atrophié, ses lames sont moins nettement colorées que normalement.

A la partie postérieure de la corne occipitale du ventricule latéral, à la partie supérieure de celle-ci, en dehors de la substance grise sous-épendymaire, on note, dans l'épaisseur même du corps calleux, un croissant très net de fibres

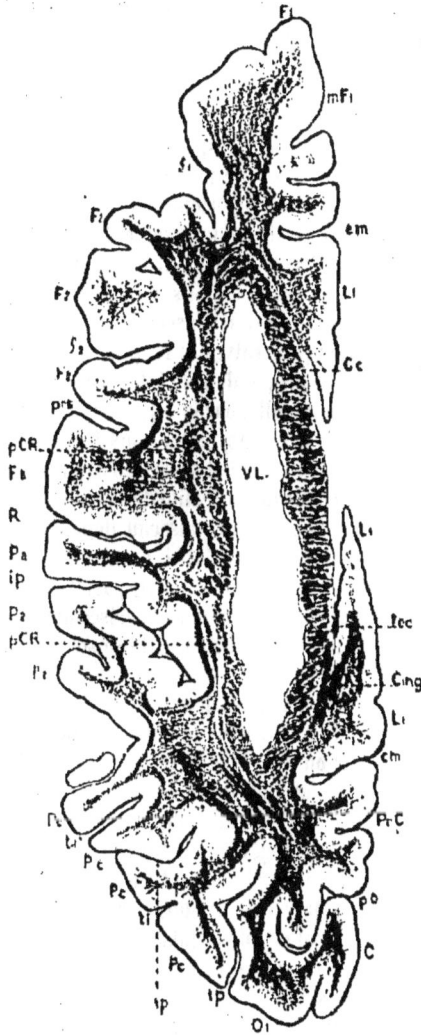

FIG. 8. — Coupe microscopique sériée n° 439. Les lésions primitives ont disparu ; la dégénérescence secondaire est colorée en jaune.

C, cunéus. — Cc, corps calleux. — Cing, cingulum. — cm, sillon calloso-marginal. — F¹,F², première et deuxième circonvolutions frontales. — f¹,f², premier et deuxième sillons frontaux. — Fa, circonvolution frontale ascendante. — ip, sillon interpariétal. — Li, lobule lingual. — mF¹, face interne de la première circonvolution frontale. — O¹, première circonvolution occipitale. — P², circonvolution pariétale inférieure. — Pa, circonvolution pariétale ascendante. — PC, pli courbe. — prR, pied de la couronne rayonnante. — po, sillon pariéto-occipital. — PrC, précunéus. — prs, sillon prérolandique supérieur. — R, sillon de Rolando. — t¹, sillon parallèle. — tet, tænia tecta.

dégénérées. Celles-ci entourent la pointe du ventricule latéral et pénètrent dans l'épaisseur même du corps calleux où elles se perdent bientôt.

Le ventricule latéral est considérablement élargi dans son prolongement postérieur; il présente un volume au moins double de l'état normal. En aucun point ses parois ne sont atteintes par la lésion. Celle-ci se montre uniquement cantonnée sur sa face externe, respectant complètement sa face interne. Elle est surtout prononcée à sa partie moyenne et va en s'atténuant à mesure qu'on se rapproche des extrémités supérieure et inférieure du ventricule.

En résumé, ce foyer de ramollissement entraîne deux ordres de dégénérescences. Les unes directes occupant le segment rétro-lenticulaire de la capsule interne et portant sur les radiations thalamiques, le pulvinar et le corps genouillé externe; les autres rétrogrades, ascendantes, sous forme d'un pinceau de fibres dégénérées que l'on peut suivre le long de la face externe de la corne occipitale du ventricule latéral jusque dans le lobe occipital.

Le foyer cortical du pli courbe entraîne la dégénérescence d'un pinceau de fibres situées à la partie moyenne, dans l'axe même de la circonvolution. Ce pinceau dégénéré est nettement séparé en avant et en arrière, par un gros trousseau de fibres saines, de la corticalité de la circonvolution. A la base du pli courbe ce faisceau se juxtapose à un faisceau dégénéré étendu d'avant en arrière et relevant du premier foyer. De celui-ci, en effet, on voit partir une bande dégénérée, large, allant en arrière jusqu'à la partie postérieure du pli courbe. Cette zone de dégénérescence est située en dehors du faisceau longitudinal inférieur et intéresse la masse blanche non différenciée. Elle sépare et isole le pli courbe de ses connexions longues.

Le foyer antérieur entraîne deux ordres de dégénérescence. A sa partie supérieure il va en s'atténuant dans le centre ovale, jusqu'au niveau du bord supérieur du ventricule où il se traduit par une raréfaction des fibres du centre ovale. En aucun point il n'atteint le ventricule. Plus intéressantes sont les dégénérescences de la capsule interne et du pied du pédoncule. La capsule interne présente deux faisceaux dégénérés : Le premier siège à la partie antérieure du segment postérieur, immédiatement en arrière du genou; le second est placé plus en arrière, à la partie postérieure du segment postérieur. Au pied du pédoncule on retrouve ces deux faisceaux : Le premier siège à la partie interne, dans le cinquième interne, séparé du bord interne du pied par une mince couche de fibres normales venues du genou de la capsule interne; le second est situé très en dehors, à l'union des quatre cinquièmes externes avec le cinquième interne.

Examen microscopique de la corticalité. — Des fragments de la corticalité ont été examinés au point de vue de leurs altérations cellulaires par les méthodes de Rosinn, de Nissl et le picro-carmin. Au niveau du pied de la troisième frontale, du pied de la deuxième, de la pointe temporale, de la pariétale et de la frontale ascendante, de la partie supérieure de la pariétale inférieure, la corticalité est absolument normale; les cellules se montrent normales en nombre et en volume. Au contraire, au niveau de la lésion du pli courbe, sur les deux bords de la lésion du gyrus supra marginalis, la corticalité est complètement détruite, on ne trouve pas trace de cellules. La corticalité est remplacée par un feutrage névroglique.

II. — Aphasies pures.

1° SURDITÉ VERBALE PURE

OBSERVATION 55. — PICK. *Arch. f. Psych.*, t. XXIII, p. 909, 1892 (résumée).

Clinique: Compréhension de la parole : nulle. « J'entends bien, j'entends une mouche voler, mais je ne comprends rien à vos paroles. » La compréhension des mélodies semble également troublée. — Parole spontanée : correcte. — Reconnaît les objets. — Écriture lente mais correcte, correspondant à son degré d'instruction. — Parole répétée : nulle. — Écriture sous dictée : nulle. — Lecture à haute voix : correcte. — Compréhension du manuscrit et de l'imprimé : parfaite.

Diagnostic : Surdité verbale sous-corticale.

AUTOPSIE (*In extenso*. Il est à regretter que le compte-rendu de cette autopsie si importante soit aussi peu détaillé). — La dure-mère est fortement tendue; les sinus contiennent un sang noir, en grande partie fluide. Les méninges internes sont injectées, et se détachent facilement. Les vaisseaux de la base du cerveau légèrement épaissis par places, et d'une façon générale sur toute leur étendue.

Le cervelet de la moelle allongée ne présente pas d'altérations.

Le cerveau présente son aspect général normal ; cependant les circonvolutions sont un peu amoindries. L'examen montre que les parties supérieures des lobes temporaux des deux côtés semblent affai-sées, plus molles et colorées en jaune. — A droite le gyrus temporal I et une grande partie du gyrus temporal II, tout l'insula de Reil et des points localisés à la partie inférieure de la circonvolution centrale antérieure et de la circonvolution frontale inférieure sont transformés en une masse jaune paille dure. Le voisinage de ces parties ramollies est plus dense. Le ventricule latéral de ce côté est un peu dilaté et contient du sérum jaune.

Les coupes de Pitres sur cet hémisphère montrent que la corticalité de ces circonvolutions atteintes et la masse blanche sont le siège d'un ramollissement jaune. Ce ramollissement comprend, sur la coupe passant par la circonvolution frontale ascendante, la région de l'avant-mur et de la capsule externe, ainsi que la partie la plus extérieure du noyau lenticulaire. Le globus pallidus et la capsule interne semblent intacts. Sur l'hémisphère gauche la moitié postérieure de la première circonvolution temporale et le gyrus supra marginalis sont ramollis comme à droite.

Les coupes frontales faites sur cet hémisphère montrent que le ramollissement est superficiel, et n'atteint nulle part la capsule externe et les noyaux centraux.

L'insula de Reil est intact. Les parties molles ont de ce côté un aspect plus gélatineux ; la substance cérébrale avoisinante est indurée.

2° CÉCITÉ VERBALE PURE DE DEJERINE.

OBSERVATION 56. — DEJERINE. *Mémoires de la Société de Biologie*, 27 février 1892 (résumée).

Cécité verbale totale, littérale et verbale, durant depuis quatre ans, chez un homme de 68 ans, très cultivé. — Cécité musicale complète. — Conservation complète de la lecture des chiffres ainsi que de la faculté de calculer, — Pas trace de surdité verbale. — Pas trace de troubles de la parole articulée. — Langage intérieur intact. — Pas de cécité physique, ni d'aphasie optique. Mimique parfaite et très expressive. — Conservation parfaite de l'écriture spontanée et sous dictée. — Écriture d'après copie pénible et défectueuse Hémianopsie et hémiachromatopsie homonyme latérale droite. — Intégrité de la motilité, de la sensibilité générale et spéciale et du sens musculaire. — Persistance des mêmes symptômes pendant quatre ans. — Mort subite après avoir présenté pendant dix jours de la paraphasie avec agraphie totale sans trace de surdité verbale. Conservation parfaite de la mimique et de l'intelligence.

AUTOPSIE. — Hémisphère gauche. — Lésions récentes de ramollissement rouge dans le lobe pariétal et le pli courbe — Lésions anciennes (plaques jaunes) siégeant dans les lobules lingual, fusiforme, le cunéus, la pointe du lobe occipital et le bourrelet du corps calleux. Atrophie très prononcée des radiations optiques. — Hémisphère droit intact.

C..., 68 ans. — Ni alcoolisme, ni syphilis. — Intelligence plus qu'ordinaire, au courant de la littérature. — N'a jamais été malade.

19 octobre 1887. Subitement et sans perte de connaissance, fréquents engourdissements de la jambe droite, se renouvelant pendant plusieurs jours. Cependant peut se promener et comprend les enseignes qu'il aperçoit.

Puis brusquement le malade s'aperçoit qu'il ne pouvait lire un seul mot, tout en écrivant et en parlant très bien, et en distinguant aussi nettement qu'auparavant les objets et les personnes qui l'entouraient.

Le Dr Landolt consulté constate : Acuité visuelle normale. — Le malade esquisse du geste les formes de toutes les lettres de l'échelle de Snellen sans arriver à leur nom ; il ne peut les copier qu'avec grand'peine et trait pour trait, comme s'il s'agissait d'un dessin technique, examinant chaque jambage pour s'assurer de l'exactitude du dessin. Il ne peut nommer les lettres. Il compare A à un chevalet, Z à un serpent, P à une boucle. Il distingue les chiffres des lettres après hésitation. Il ne comprend pas la copie qu'il vient de faire.

Cette copie est d'ailleurs très irrégulière : Z ressemble à un 7 ou à un 1.

Si on lui montre des objets, il les nomme sans difficulté. Les dessins techniques éveillent aussitôt le mot propre et l'idée de l'usage des objets.

Reconnaît le journal « le Matin » à sa forme, ne reconnaît pas « l'Intransigeant » dont il ne connaît pas le format. Au bout de cinq minutes d'efforts, il dit : c'est « l'International » ou « l'Estafette ». Après une leçon d'épellation d'un quart d'heure, il arrive enfin à lire ce titre, *mais pour se rappeler les lettres il est obligé de dessiner leur forme du geste en quittant des yeux le journal.* Copie son nom correctement. Écrit sous dictée tout ce qu'on veut sans faute et couramment. Si on l'interrompt, il s'embrouille et ne sait plus où reprendre les lettres. Autrefois il écrivait plus vite et mieux, maintenant *les caractères sont plus gros, tracés avec une certaine hésitation,* car, dit-il il, n'a plus le contrôle des yeux.

Il écrit de mémoire ce qu'il veut mais ne peut jamais se relire, même les lettres isolées sont mortes pour lui. Il ne peut les reconnaître qu'en s'aidant *du geste qui dessine les contours de la lettre.* C'est donc le sens musculaire qui réveille le nom de la lettre, et la preuve c'est qu'on peut lui faire dire un mot les yeux fermés en conduisant sa main dans l'air pour lui faire exécuter les contours des lettres.

Hémiopie homonyme latérale droite avec hémiachromatopsie.

15 novembre 1887. Le malade va à Bicêtre consulter M. Dejerine. Hémianopsie avec hémiachromatopsie droites.

Pas trace d'hémiplégie, ni de la face, ni des membres. Pas trace de troubles sensitifs.

Le malade se rend très bien compte des phénomènes qu'il présente.

Parole spontanée : très facile et très correcte. Emploie toujours le terme approprié. Pas trace de paraphasie.

Reconnaît tous les objets et donne leur nom sans la moindre hésitation.

Pas trace de cécité psychique, ni d'aphasie optique.

Pas trace de surdité verbale. Le malade comprend parfaitement tout ce qu'on lui dit.

Écriture spontanée et sous dictée parfaitement conservée. Seulement les lettres sont plus grandes et un peu plus espacées qu'avant la maladie. Spontanément le malade écrit aussi bien qu'il parle. Aucune faute d'orthographe, aucune transposition de lettres, encore moins de paragraphie littérale ou verbale. Écrit facilement. Il indique la marque de sa maison, c'est-à-dire la valeur numérique donnée à certaines lettres pour cacher le prix des objets en vente ; il l'écrit et place au-dessous de chaque lettre le chiffre correspondant, mais il est incapable de lire sans artifice les lettres qui en font partie.

Écriture sous dictée facile et courante. Mais le malade est incapable de lire ce qu'il vient d'écrire.

Lecture : cécité verbale absolue. Le malade ne reconnaît aucune lettre : cécité littérale complète.

Peut lire en suivant le contour des lettres avec le doigt droit ou gauche.

Copie très difficile, servile, trait pour trait, vérifiant chaque jambage. Si on l'arrête il ne sait où reprendre; si on enlève le modèle il ne peut continuer.

Dans son écriture spontanée, on reconnaît la forme des lettres qu'il écrivait avant sa maladie, plus grosses cependant et plus espacées; mais l'aspect général de son écriture est conservé. Au contraire, dans la copie la forme des lettres est toute différente, elles ressemblent au modèle: imprimé en imprimé, manuscrit en manuscrit.

Reconnaît tous les chiffres et peut faire des opérations d'arithmétique de plusieurs chiffres.

Langage intérieur intact. Il entend le mot mentalement puis le voit.

Cécité musicale complète. Le malade, très bon musicien, ne reconnaît plus une seule lettre. Incapable de déchiffrer une partition comme jadis. Joue facilement de mémoire. A pu apprendre, en entendant sa femme les jouer et les chanter, les partitions d'*Ascanio* et de *Sigurd*, parues depuis sa maladie.

En somme, la symptomatologie se résume en une cécité verbale, littérale et musicale complète avec copie servile.

Pendant les trois années suivantes, le malade reste dans le même état, présentant parfois des périodes d'excitations pendant lesquelles l'écriture est un peu troublée.

Le 5 janvier 1892 commence une seconde période subitement sans prodromes, M. C... se plaint de fourmillements dans les jambe et bras droits, de vertiges, d'éblouissements et de difficulté dans l'articulation des mots; il bredouille et se sent faible de toute la moitié du corps. Pas de perte de connaissance. Le lendemain au réveil, les troubles de la parole sont plus accentués, le malade prononce un mot à la place d'un autre ou des mots incompréhensibles (paraphasie). La faiblesse des membres du côté droit a disparu: peut marcher sans difficulté. Mimique très expressive, se fait comprendre par gestes. Sa femme lui présente du papier et un crayon, mais il s'aperçoit avec effroi qu'il ne peut plus écrire, il ne trace sur le papier que des traits ou des jambages tout à fait informes.

Intelligence parfaitement conservée. Comprend toutes les questions qu'on lui pose. Compréhension parfaite de la parole parlée.

Impossibilité de chanter; mais il avait conservé nettement la mélodie des airs; il faisait comprendre à sa femme les morceaux qu'il désirait entendre, en tambourinant très exactement avec les doigts le rythme des morceaux demandés.

Il ne semble pas avoir existé d'aphasie optique, ni de cécité psychique. Cependant un matin il se perdit dans son apppartement: il semble donc avoir eu momentanément de la cécité psychique.

Mort dix jours après cette seconde attaque.

En résumé, la maladie a présenté deux périodes. Une première de cécité verbale pure avec intégrité de l'écriture spontanée et sous dictée, de la parole spontanée et répétée, et compréhension de la parole parlée; perte de l'écriture d'après copie et de la lecture à haute voix. — Une seconde période de cécité verbale avec paraphasie et agraphie totale pour l'écriture spontanée.

Autopsie. — Athérome très prononcé des artères cérébrales. Hémisphère gauche. Présente des lésions des deux ordres : 1° Une *lésion récente*, foyer de ramollissement rouge par places, blanc par d'autres, occupe la partie postérieure et inférieure du lobule pariétal inférieur, le pli courbe, et l'union des deuxième et troisième circonvolutions temporales avec la deuxième occipitale. Cette plaque est limitée en haut par le sillon interpariétal dont le fond et les parois sont intacts, en bas par une ligne réunissant la scissure de Sylvius au sillon inter-occipital. L'insula, la frontale ascendante, les premières, deuxième, troisième frontales et première et deuxième temporales sont intactes. Ce foyer intéresse la substance grise et la substance blanche sous-jacente jusqu'à l'épendyme ventriculaire. 2° Des *lésions anciennes*. *a*) L'extrémité postérieure du lobule lingual est affaissée entre la scissure calcaire et le sillon temporo-occipital interne. Les circonvolutions sont étroites, atrophiées, mais sans plaque jaune. Il existe par contre une plaque jaune dans la moitié postérieure du fond du sillon occipito-temporal interne, de cinq centimètres et demi de long sur un centimètre et demi de large. En arrière cette plaque s'effile au niveau de l'extrémité du lobe occipital, en avant elle ne dépasse pas une ligne verticale passant par l'union des scissures calcarine et perpendiculaire interne. *b*) Une seconde plaque jaune de deux centimètres et demi de long, occupe l'extrémité postérieure de la scissure calcarine et intéresse la face supérieure du lobe lingual et la face inférieure du cunéus. *c*) Une troisième plaque de un centimètre de long sur un demi centimètre de large occupe le cunéus et plus particulièrement la face interne de la circonvolution qui borde à ce niveau la scissure inter-hémisphérique. Tout le sommet du cunéus, y compris le pli cunéo-limbique est intact. *d*) Un quatrième foyer de un centimètre de long sur six millimètres de large existe à la pointe du lobe occipital et siège sur le gyrus descendant d'Ecker ; ce foyer s'étend sur la face externe du lobe occipital et reçoit l'extrémité postérieure effilée des deux premières plaques. Enfin on trouve à la partie inférieure du corps calleux un petit foyer jaune.

La coupe de Flechsig présente un foyer ocreux, en forme de coin, qui occupe toute la substance blanche du lobe occipital, et dont le sommet atteint l'épendyme au niveau de la pointe de la corne occipitale. Sur cette même coupe on voit le foyer récent parti du pli courbe, traverser la substance blanche sous-jacente et atteindre en dedans l'épendyme ventriculaire en sectionnant les radiations thalamiques.

Examen microscopique par la méthode des coupes microscopiques sériées (Dejerine et Vialet, *Soc. Biol.*, 1893 et th. Vialet). — Topographie de la lésion ancienne. L'écorce des lobules lingual et fusiforme est complètement sclérosée jusqu'à son extrémité postérieure ; le tissu cicatriciel est surtout marqué au fond du sillon collatéral ; toute la substance blanche de ces deux circonvolutions est détruite, et remplacée par un tissu scléreux et lacunaire où on ne trouve que quelques rares débris de fibres myéliniques. — Le lobule fusiforme est surtout atteint ; il est complètement atrophié, sclérosé. Toute sa substance blanche a disparu. Le lobe lingual est moins atteint, surtout au niveau de la lèvre inférieure de la calcarine où on voit encore une portion du stratum calcarinum. A mesure que l'on remonte vers le cunéus la lésion s'atténue : Elle est donc surtout limitée aux lobules lingual et fusiforme. La partie inférieure du ventricule latéral est envahie par le foyer de ramollissement : le tapetum, les radiations optiques, le faisceau longitudinal inférieur sont complètement détruits. La dégénérescence porte avec plus d'intensité sur la zone des radiations dont toutes les fibres sont dégénérées. Dans le tapetum au contraire on reconnaît quelques fibres intactes : ce sont celles qui proviennent de la paroi externe du ventricule. A sa partie supérieure le faisceau longitudinal est intact.

Les coupes horizontales montrent que la lésion présente son maximum dans la région inférieure des corps ganglionnaires : le champ de Wernicke tout entier est dégénéré dans la partie inférieure; à mesure que l'on s'élève il reprend son aspect normal. Le tapetum est sain dans la partie supérieure et moyenne de la couche optique ; plus bas, au niveau où le champ de Wernicke est très altéré, la dégénérescence du tapetum est beaucoup plus accentuée; plus bas encore, au contraire il redevient normal. — Les fibres du longitudinal inférieur sont saines dans le tiers moyen de la couche optique; la dégénérescence est presque totale au niveau des corps genouillés ; elle se poursuit au niveau de la capsule externe dans le troisième segment du noyau lenticulaire et plus bas jusque dans le noyau amygdalien. — Les altérations de la couche optique commencent à sa partie moyenne, et s'accentuent à mesure que l'on descend ; elles présentent un maximum dans le pulvinar qui est atrophié jusqu'à sa partie inférieure. Le corps genouillé externe est considérablement atrophié et réduit de volume; à sa partie postérieure il existe une destruction totale de ses fibres et de ses lames médullaires ; seule la partie inférieure et interne de la capsule blanche est conservée. Le corps genouillé interne est sain. Le tubercule quadrijumeau antérieur a souffert surtout, dans ses fibres blanches moyennes ; le tubercule quadrijumeau postérieur est sain.

OBSERVATION. 56. — WYLLIE. *The Disorders of speech*. Edinburgh, 1894, p. 340 (résumée).

Homme, 72 ans. Commis.

Août 1885 à 68 ans. Légère parésie de la main droite et du pied gauche avec atrophie musculaire et trouble de la sensibilité du pied gauche et de la main droite. — Douleur à la nuque, étourdissements. Peu à peu recouvre la force de la main droite et du pied gauche.

Décembre 1889. Vertige sans chute et obnubilation de la vue, peut regagner sa maison.

Dix jours après : sensation de froid dans tout le côté droit du corps avec engourdissement, « sentait son corps divisé en deux par un fil à plomb ».

S'aperçoit alors qu'il est atteint de cécité verbale. — Cécité verbale complète : ne peut pas même lire son nom. Au début il avait même de la cécité littérale, mais quand on l'examina il pouvait reconnaître les lettres, isolément, mais ne pouvait lire un seul mot sans d'abord l'épeler.

Hémianopsie homonyme latérale droite, avec rétrécissement marqué du champ visuel gauche : « Voyait les objets comme s'il les avait regardés à travers un tube. »

Pas d'agraphie. Écrit très bien spontanément, faisait très peu de fautes d'orthographe et celles qu'il faisait relevaient non de son état cérébral mais de son éducation. S'exprime facilement par l'écriture spontanée. Peut lire l'écriture mot à mot après avoir épelé lettre à lettre.

Parole spontanée : volubilité. Ne prenait jamais un mot l'un pour l'autre, sauf pour les noms propres qu'il avait de la difficulté à retenir. Pas de paraphasie.

Intelligence bonne ; cependant « sensation de nuage sur le cerveau ».

Mort le 23 janvier 1893.

Autopsie. — Hémisphère gauche. Atrophie de la face inférieure du lobe occipital, ratatinement de tout ce lobe.

Examen sur les coupes : lésion de la substance blanche du plancher de la corne postérieure du ventricule latéral : lésion limitée à la substance blanche. Dilatation énorme de la corne ventriculaire. Substance grise des circonvolutions occipitales respectée. L'atrophie s'étend de la pointe du lobe occipital jusqu'aux pédoncules cérébraux. Les circonvolutions atteintes sont : le lobule lingual, le lobule fusiforme et le tiers postérieur du gyrus de l'hippocampe. Rien à la circonvolution de Broca ni au gyrus angulaire.

Observation 58. — Redlich. *Ueber die Sogenannte subcorticale Alexie. Jahrbüch f. Psych.*, t. XIII, 1894, p. 242 (résumée).

C. H..., 65 ans, employé aux écritures.

En 1891, faiblesse des extrémités inférieures : ne pouvait ni se tenir debout, ni marcher. Faiblesse de la main droite l'empêchant de se servir de cette main pour manger et pour travailler. Puis apparaissent des douleurs de tête ; de temps à autre le malade ne trouve plus un mot. La faiblesse des membres inférieurs s'améliore, le malade peut faire quelques pas. Un mois après tout phénomène morbide a disparu.

Un an après, attaque apoplectique. Intelligence un peu affaiblie. Premier examen, deux jours après cette attaque. Hémianopsie latérale droite.

Légère parésie du facial droit inférieur, du bras droit. Légère diminution de la sensibilité dans tout ce côté.

Compréhension de la parole parlée : intacte.

Parole spontanée : normale, les mots sont correctement prononcés ; cependant son registre vocal a un peu diminué.

Difficulté à dénommer tous les objets qu'on lui présente. Ne trouve pas mieux le nom des objets en les prenant dans sa main : pas d'aphasie optique.

Reconnaît le nombre de syllabes de chaque mot.

Récite l'alphabet quand on lui a donné le début, le Pater noster, chante parfaitement comme texte et mélodie des chansons populaires.

Alexie totale, littérale et verbale, pour l'imprimé et le manuscrit. Peut lire un peu les chiffres et les nombres.

Écriture : spontanée ; il n'écrit que la première syllabe de son nom et écrit « her » pour « Uhz ».

Copie impossible.

A un deuxième examen pratiqué un mois après le premier :

La parole spontanée est parfaite, sauf qu'il confond parfois certains mots (Uhz pour Rock), et a un peu de difficulté à trouver parfois le mot exact.

Alexie complète.

Écriture : écrit son nom très correctement ; il écrit un grand nombre de mots, lentement et difficilement, spontanément et sous dictée ; parfois oublie une lettre. L'écriture est tremblée mais correcte.

Copie machinale, lettre par lettre.

Mort un an et demi après l'attaque.

Autopsie. — Hémisphère gauche. Foyer de ramollissement sur une grande partie de la scissure calcarine et des lobules lingual et fusiforme, et atteignant la partie postérieure du sillon occipito-pariétal. Atrophie de la corne d'Ammon. Le ramollissement cortical envahissait la substance blanche de la pointe occipitale, du lobule fusiforme, la partie supérieure, postérieure et inférieure du thalamus, la queue du noyau caudé, et la partie moyenne de la couronne rayonnante.

Examen de la pointe occipitale en coupes microscopiques sériées. Au pôle occipital, corticalité et substance médullaire sont intacts. Le foyer de ramollissement répond au lobule fusiforme et à la moitié inférieure du lobule lingual.

Le forceps major n'est dégénéré que dans sa partie moyenne, la partie supéro-externe est intacte.

Le tapetum est en partie conservé.

Le longitudinal inférieur est dégénéré, ainsi que les radiations optiques.

Le gyrus de l'hippocampe est très altéré, ainsi qu'une partie de la troisième temporale.

Le corps genouillé externe est très altéré. Appauvrissement des fibres et des cellules de la partie postérieure de la couche optique.

Observations sans autopsie.

I. — CÉCITÉ VERBALE AVEC AGRAPHIE.

OBSERVATION 59 (personnelle). — Un résumé de cette observation a été publié in *Bull. Méd.*, 26 mars 1895 par M. Dejerine, dans une leçon sur les aphasies sensorielles.

Cécité verbale et littérale totale : Le malade ne reconnaît que son nom. — Parole spontanée : aphasie motrice. Troubles de la parole répétée. Léger degré de surdité verbale variable. — Écriture spontanée : Le malade ne peut écrire que son nom. — Écriture sous dictée : impossible. — Copie comme un dessin, l'imprimé en imprimé, très lente et très pénible.

Jules D..., 71 ans, cordonnier. Entré à Bicêtre, le 18 janvier 1892. Salle Laennec, n° 23.

Antécédents héréditaires. — Père et mère morts âgés sans cause bien déterminée. Un frère bien portant.

Antécédents personnels. — Toujours bien portant, à l'exception d'une bronchite il y a une dizaine d'années.

Histoire de la maladie :

Huit à dix jours avant l'attaque, le malade avait essayé, pendant la nuit, de dire quelque chose à sa femme sans pouvoir y parvenir.

31 décembre 1889. Il revient du travail et annonce à sa femme qu'il va perdre sa place par suite de la mort de son patron. Brusquement, sans perdre connaissance, il est privé de la parole et ne répond que par des lambeaux de phrases à sa femme qui l'interroge.

1er janvier 1890. Il ne pouvait plus tenir sa cuillère ni sa fourchette et disait qu'il ne pouvait plus marcher et avait mal aux pieds. Sa conversation se bornait à quelques monosyllabes et quelques lambeaux de phrases : « ça va mieux ».

Dès le début, sa vue s'est altérée et il n'a pu travailler depuis. La lecture est devenue impossible ainsi que l'écriture. Le malade ne pouvait ni lire son journal ni écrire même son nom.

Cependant, à cette époque, il ne présentait pas de troubles de la sensibilité, de la déglutition, de la motilité de la face. Pas de troubles de la mémoire.

Depuis six mois environ, amélioration progressive de la faculté de parler, avec période passagers d'aphasie complète; même actuellement, le malade dit avoir des périodes pendant lesquelles il ne peut parler.

Accès de colère fréquents depuis sa maladie.

Depuis six mois, il a pu de nouveau écrire son nom.

Chute des dents, sans douleur ni carie, depuis son attaque.

État actuel (janvier 1892). — Le malade paraît très intelligent. Il est très vif pour son âge et a une mimique très expressive. Sans être très cultivé, il possèdait une instruction moyenne. Il écrivait très correctement, ainsi que le prouvent les lettres adressées à ses enfants à Carentan. Il lisait chaque jour son journal, et possédait très correctement la langue allemande ; parlait, écrivait et lisait très bien l'allemand ; né à Strasbourg, il avait quitté cette ville à 20 ans et parlait aussi bien le français que l'allemand.

Le malade ne présente pas trace d'hémiplégie. Il exécute avec l'une ou l'autre main, rapidement et facilement, des mouvements même assez délicats (boutonner et déboutonner un habit). La force musculaire est intacte. Le membre supérieur droit en particulier a sa force ordinaire et le malade s'en sert pour les actes ordinaires de la vie, sauf pour écrire.

Pas de trace de paralysie faciale ni linguale.

Pas de troubles de la sensibilité générale.

Étude de langage. Parole spontanée. — Le malade présente un degré notable d'aphasie motrice. Dans la parole spontanée, il lui est impossible de prononcer un assez grand nombre de mots.

D. « *Où habitiez-vous dans Paris ?* » « *A Paris, à Paris, je le sais, mais je ne peux pas le dire, il y a des moments que je peux le dire* ».

D. « *Quel métier faisiez-vous ?* » « *Cordonnier* ».

D. « *Combien avez-vous d'enfants ?* » « *Deux* ».

D. « *Garçons ou filles ?* » « *Filles* ».

D. « *Où sont vos enfants ?* » « *Là-bas, là-bas, ils sont pas loin, c'est loin tout de même* ».

D. « *A quel endroit ?* » « *Je l'ai déjà dit deux ou trois fois* ».

D. « *Est-ce en France ?* ». « *Oui, pas loin des Anglais* ».

D. « *Est-ce au Havre ?* » « *Oh non, plus loin* ».

D. « *Est-ce à Trouville ?* » « *Peux pas le dire* ».

D. « *A Rouen ?* » « *Oh Rouen ! c'est trop près, bien plus loin* ».

D. « *Sont-ils à Carentan ?* » « *Oui, Carentan, Carentan* ».

Si on change le sujet de la conversation, et qu'on lui demande autre chose, et si on revient lui demander où demeurent ses enfants, il ne peut retrouver le nom et recommence ses approximations géographiques.

D. « *A quel âge vous êtes-vous marié ?* » « *Longtemps* ». Avec les doigts il montre qu'il s'est marié à **21 ans**.

D. « *A quel âge êtes-vous venu à Paris ?* » « *Oh j'étais vieux déjà, 35, 40, 45, 80. Oh pas tant* » (il ne peut répondre à la question).

D. « *Vous avez toujours été un brave homme ?* » « *Oh oui* ».

D. « *Vous n'avez jamais carotté personne ?* » « *Oh jamais, je donnais* ».

D. « *Que donniez-vous ?* » « *Je donnais sous* ».

D. « *Combien gagniez-vous par jour ?* » Le malade ne peut répondre. On lui montre une pièce de cinq francs. Il répond : « *Deux fois ça* ».

D. « *Combien ça fait-il deux fois ça ?* » « *10, 20, 30, 40, 100* ».

D. « *Pour qui avez-vous travaillé ?* » « *Pour le plus riche de Paris* ». Après explication, le malade donne à entendre qu'il a travaillé chez le plus riche cordonnier de *Paris*.

D. « *Quand vous êtes-vous installé à votre compte?* » « *Oh jamais, je travaillais mieux, travaillé* ».

D. « *Comment s'appelait votre patron?* » « *Je l'ai là dans mes notes* ». Mais il est incapable de prononcer le nom.

Dans la parole spontanée, il existe donc un certain degré d'aphasie motrice et un peu de paraphasie.

Parole répétée.

D. « *Armée française* » « *Française* ».

« *Président de la République* », quelques mots incompréhensibles.

« *Cavalerie* ». « *Cadralive* ».

« *Artillerie* ». « *Artillirisé* ».

« *Pontonnier* ». « *Pontonnier* ».

« *Cavallier* ». « *Casavier* ».

« *Canon* ». « *Canon* ».

« *Mitrailleuse* ». « *Caltrailleeé* ».

« *Hôpital* ». « *Hôpital* ».

« *Bicêtre* ». « *Bicêtre* ».

« *Angleterre* ». « *Anglais, les Anglais, Anglette* ».

« *Portugal* ». « *Patorgal* ».

« *Italie* ». « *Italcigne* ».

« *Turquie* ». « *Lecourti, licourlier* ».

« *Chine* ». « *Chile* ».

« *Japon* ». « *Chapon* ».

« *Amérique* ». « *Léramique* ».

Les mots : France, Paris, Allemagne, Espagne sont répétés correctement.

« *La bataille d'Austerlitz* ». « *L'Austerlitz* ».

« *Vive la France* ». « *Vive la France* ».

Les troubles de la parole dans la répétition des mots sont beaucoup plus marqués que dans la parole spontanée, ce qui s'explique puisque dans la parole spontanée le malade cherche ses mots, et peut faire des périphrases.

Chant : Le malade peut fredonner et très correctement la *Marseillaise*; l'air est parfaitement juste, mais lorsqu'on lui dit de chanter avec les paroles, il dit des mots incompréhensibles sur un air parfaitement juste.

Compréhension des mots parlés : pas tout à fait normale, certains jours il faut répéter plusieurs fois la question et il ne répond pas toujours à ce qu'on lui demande. Donc légère surdité verbale variable.

Compréhension des mots lus : nulle pour les mots (cécité verbale), mais certaines lettres sont reconnues. Il ne reconnaît que son nom écrit; il le distingue presque toujours, même quand on l'écrit au milieu de mots assez semblables comme orthographe; beaucoup plus rarement, il reconnaît son prénom. Des autres mots, il n'en reconnaît aucun. Même le mot Carentan où habitent ses enfants, et qu'il avait l'habitude d'écrire fréquemment, il est incapable de le reconnaître. La reconnaissance des lettres est un peu meilleure, mais encore très défectueuse. Dans un alphabet dont l'ordre des lettres est interverti, il reconnaît par ci par là une lettre, et ce d'une façon irrégulière ; tantôt, il reconnaît une lettre et un instant après il ne la reconnaît plus, alors qu'il en reconnaîtra une autre que peu avant il ne reconnaissait pas.

Écriture volontaire : impossible. Le malade n'écrit que son nom

Écriture sous dictée : si l'on fait écrire un mot au malade, il ne peut l'écrire en entier ; la première lettre est ordinairement exacte, mais s'il est obligé de chercher les lettres suivantes, il y a de la paragraphie. Ainsi, son prénom « Jules », il l'épèle spontanément, puis, au moment d'écrire, il ne peut y arriver. Il dit lui-même qu'il faut qu'il écrive vite pour réussir.

Mars 1892. Écriture spontanée. Le malade écrit très correctement son nom

Modèle manuscrit.

Copie du modèle.

et son prénom avec un paragraphe. Il l'écrit rapidement comme quelqu'un qui sait bien écrire. Il peut écrire encore les premières lettres de sa profession « cordonnier ». Là se borne son écriture spontanée. Il ne peut spontanément écrire aucun autre mot, ni tracer aucune autre lettre. Donc agraphie totale pour l'écriture spontanée.

Il faut remarquer que quand le malade signe spontanément son nom, l'écriture est plus facile et plus rapide, les lettres mieux formées et mieux assurées que quand il le copie.

Écriture sous dictée. Agraphie totale.

Écriture copiée. Le malade peut copier avec beaucoup d'efforts, très lentement et à condition d'avoir incessamment le modèle sous les yeux. Il copie l'imprimé et le manuscrit, comme il copierait un dessin, servilement, trait pour trait. Il mit une heure et même plus pour copier très incorrectement deux ou trois mots.

Jules Dubuisson

Modèle.

Jules Dubuisson

Copie du modèle. — Le malade écrit moins bien son nom en le copiant, qu'en l'écrivant spontanément.

Dubuisson Jules

Écriture spontanée. Signature.

Lorsqu'on fait fermer les yeux au malade et qu'on lui fait tracer une lettre avec un crayon sur du papier, il reconnaît facilement son nom, mais il lui est impossible de reconnaître même des lettres isolées écrites par le même procédé.

Avril 1892. Le malade reconnaît parfaitement les chiffres isolés ; il joue aux cartes avec ses camarades ; d'après eux, il tient parfaitement son jeu, sans faire d'erreurs et même joue avec assez d'habileté pour gagner.

Le malade se sert avec une habileté parfaite de sa main droite pour les usages de la vie, car il n'a pas trace d'hémiplégie. Lorsqu'on lui dit d'écrire, il prend délibérément la plume, la place très correctement et dans l'attitude normale, mais ne peut écrire spontanément que son nom et son prénom qui sont du reste correctement écrits. Si on lui demande comment a débuté son affection, quel temps il fait, comment se nomment ses enfants, l'endroit où il habite, etc..., il lui est impossible d'écrire un seul mot. « Peux pas, dit-il, peux pas », en regardant alternativement sa plume et son interlocuteur. « Je sais bien, je sais bien, c'est là-dedans, dit-il en frappant sa poitrine, mais peux pas ». Dans l'écriture spontanée l'agraphie est totale et il en est de même pour l'écriture sous dictée.

L'écriture d'après copie (modèle imprimé ou manuscrit, mots français ou allemands, lettres françaises ou gothiques) est très altérée ; le malade copie plus ou moins exactement le premier mot et le copie mécaniquement comme un dessin. Il copie l'imprimé en imprimé et le manuscrit en manuscrit et au bout

Modèle manuscrit.

Copie du modèle manuscrit.

d'un certain temps il copie de moins en moins le modèle. La copie chez lui est extrêmement pénible et il met une heure pour copier une ou deux lignes. Si

LE DISCOURS
DE
M. LENOEL

Copie de l'imprimé.

on retire le modèle le malade est incapable de continuer, il s'arrête immédiatement.

Chiffres. Le malade écrit beaucoup plus facilement les chiffres, spontanément et sous dictée, et les copie également mieux, mais pas cependant d'une manière absolument exacte. Il peut faire quelques additions très simples de deux chiffres, mais il est impossible de faire une opération arithmétique quelconque un peu plus compliquée.

Avril 1893. Parole : Il existe toujours un certain degré d'aphasie motrice. Le malade fait des phrases courtes, parle à l'infinitif. Il n'y a pas de paraphasie nette, quoique cependant le malade prenne parfois un mot pour un autre.

D. « *Êtes-vous content à Bicêtre ?* » « *J'aime mieux travailler que ça* ».

D. « *Avez-vous fait du service militaire ?* » « *Y a pas besoin. Mon frère était là, pas besoin avec* ».

D. « *Quel temps fait-il ?* » « *Fait beau, fait beau, oui* ».

D. « *Quel jour sommes-nous ?* » « *Peux pas le dire, y a des moments, peux pas le dire* ».

Surdité verbale. On ne peut pas dire qu'il existe nettement de la surdité verbale, cependant le malade parfois comprend mal les questions qu'on lui pose et qu'on est obligé de lui répéter.

Cécité verbale. Même état.

Pas trace de cécité psychique. Reconnaît très bien les personnes et les lieux où il se trouve. Il reconnaît tous les objets qu'on lui montre et sait quel est leur usage. Par contre, quand on lui montre un objet quelconque, encrier, couteau, plume à écrire, porte-allumettes, mètre, montre, bonnet, bouquet, parapluie, il ne peut les dénommer par leur véritable nom. Il en donne la définition, montre à quoi ils servent sans se tromper, il a très nettement la notion de l'usage de l'objet qu'on lui montre, mais l'image visuelle de l'objet ne réveille pas chez lui l'image du mot correspondant à cet objet.

Il n'a pas d'aphasie optique ; si on lui fait palper, sentir les objets, il ne les dénomme pas mieux.

Même pour les objets qu'il connaît le mieux étant donné sa profession, si on lui montre une paire de bottines, il ne peut les dénommer, même après les avoir maniées. Par contre, lorsqu'on dénomme un objet devant lui, il en répète le nom, puis quelques instants après il est de nouveau incapable de dénommer ces mêmes objets.

Répétition des mots.

D. « *J'ai exercé toute ma vie la profession de cordonnier.* » « *Toujours j'ai travaillé cordonnier* ».

D. « *Vive la République française* » « *Peux pas* ».

D. « *Mes enfants sont à Carentan* » « *Oui mes enfants sont à Carentan. Ça va toujours ça* ».

Chant : Le malade peut chanter un air, mais les paroles sont très altérées.

En résumé la parole spontanée est tombée, mais beaucoup moins que la répétition des mots et le chant.

Hémianopsie homonyme latérale droite, avec conservation du sens chromatique.

Août 1894. — *Parole spontanée.* — Toujours même état. Registre des mots assez restreint sans paraphasie. Parle à l'infinitif, en phrases courtes, interrompues de temps en temps quand le mot ne vient pas. Cependant, avec un peu de patience, et en répétant plusieurs fois la même question, il arrive cependant à se faire comprendre.

D. « *A quel âge êtes-vous venu à Paris ?* » — R. « *Je ne peux pas le dire* ».

D. « *A quel âge avez-vous quitté Strasbourg ?* » — R. « *Il y a longtemps, longtemps, j'ai travaillé longtemps là-bas* ».

D. « *Racontez-moi comment vous êtes tombé malade ?* » — R. « *Tout d'un coup...*

avec ma femme.. travaille avec moi... tu ne travailles pas... non, ça ne va plus...
Oh, me dit-elle, ça reviendra... Je travaillais bien dans le temps... tout d'un coup
je ne pouvais plus. »

D. « *Où est maintenant votre femme?* » — R. « *Hier, avant-hier... ici... avec*
moi, il y a pas longtemps hier, boit avec moi et manger. »

D. « *Je croyais que vous étiez brouillés?* » — R. « *Mais non jamais, elle m'aime*
bien, allez... seulement trop vieux pour moi ».

D. « *Où sont vos enfants?* » — « R. « *A Carentan* »

D. « *Où est-ce?* » — R. « *Carentan?... c'est loin d'ici. Je peux pas le dire...*
mais c'est loin... oui c'est loin d'ici ».

D. « *A Paris chez qui travailliez-vous?* » — R. « *Oh, de tous côtés... partout...*
presque partout... j'ai travaillé bien loin ».

D. « *Quel âge ont vos enfants?* » — R. « *Ils sont... oh mon Dieu... maintenant*
je peux pas le dire... avec moi, là-bas aussi... ne peux pas le dire ».

En résumé, il existe un certain degré d'aphasie motrice sans paraphasie.

Parole répétée.

D. « *Le père Dubuisson a toujours été un brave homme.* » — R. « *Oui Mon-*
sieur. »

D. « *Répétez ce que je viens de dire.* » — R. « *Oh je peux pas le dire* ».

D. « *Je suis né à Strasbourg.* » — « *Je suis... il n'y a pas moyen, c'est embê-*
tant de parler comme ça, mon Dieu, mon Dieu. »

D. « *J'ai toujours été un brave cordonnier.* » — R. « *Oui, sais bien, mais peux*
pas le dire, j'sais tout, mais y a pas moyen de parler, c'est-là (il frappe sa poi-
trine) ».

Donc répétition des mots : nulle.

Chant. — L'air est assez juste, mais les paroles sont altérées.

Allons enfants de la catrie.

Contre nous de la tycarnie.

Compréhension de la parole parlée. — A un examen un peu superficiel le
malade semble comprendre toutes les questions; en réalité cependant, par
moments, après une question quelconque il s'arrête étonné, regarde d'un œil
interrogateur, et on voit qu'il n'a pas compris. En réalité on ne peut pas dire
qu'il existe chez ce malade de la surdité verbale véritable, il y a plutôt par
moments de la lenteur de la compréhension.

Cécité verbale. — Aujourd'hui le malade ne peut dénommer aucun des objets
qu'on lui a montrés : tabatière, encrier, porte-plume, couteau, fourchette, boîte
d'allumettes, bague, journal, lorgnon, clef, etc... Il reconnaît parfaitement les
objets, sait à quoi ils servent : il prend la plume et écrit son nom; prend le couteau et la fourchette et fait le simulacre de manger. Mais il n'y a pas trace
d'aphasie optique : en s'en servant, il ne peut davantage nommer ces objets.
« Je sais à quoi ça sert, mais je ne peux pas le dire, quelques jours ça vient ».

Pour la lecture, même cécité verbale. Reconnaît certaines lettres O. N. M.
Q. G; parfois S. F. Donc cécité littérale incomplète; il reconnaît son nom,
son prénom, mais ne peut lire aucun mot. Le malade sauf ces deux mots (nom
et prénom) ne comprend rien à la lecture, pas même sa profession.

Écriture. — Il écrit correctement et rapidement son nom. On lui demande d'écrire sa profession (cordonnier) il écrit « tasson ».

Intelligence. — L'intelligence est toujours un peu affaiblie; la compréhension de la parole parlée est lente et difficile, surtout certains jours. Il n'est ni dément ni gâteux. Il s'émeut très facilement quand on lui parle de son état.

Il reconnaît très bien les pièces de monnaie, par la vue seule; et en reconnaît la valeur.

Chiffre. — Il reconnaît tous les chiffres isolés, le 8 avec plus de peine. Pour le 0 il dit : « çà ce n'est rien ». Il peut faire quelques additions.

Lorsqu'on lui fait tracer dans l'air avec le doigt des lettres, il n'en reconnaît aucune; de même si, en lui fermant les yeux, on le fait écrire passivement avec un crayon. Mais il reconnaît ainsi son nom; mais encore pour que l'expérience réussisse faut-il lui faire écrire de suite deux ou trois fois son nom : « çà c'est mon nom » dit-il.

Pas de trace de cécité psychique. Il reconnaît les gens, les objets, se promène dans Paris et revient à Bicêtre sans s'égarer jamais.

II. — APHASIE SENSORIELLE

OBSERVATION 60 (PERSONNELLE). — Recueillie avec notre excellent collègue et ami KUSS dans le service de notre Maître, M. le Dr ALBERT ROBIN.

Surdité verbale incomplète. — *Cécité littérale presque complète; cécité verbale absolue.* — *Agraphie totale: n'écrit même pas son nom; spontanément et sous dictée n'écrit toujours que les mêmes lettres « Marce ». Le résultat est le même avec l'écriture spontanée et avec les cubes alphabétiques.* — *Copie du manuscrit un peu meilleure. Paraphasie extrêmement marquée avec jargonaphasie.* — *Pas d'aphasie optique, ni de cécité psychique.* — *Impossible de se rendre compte s'il existe de l'hémiopie.* — *Légère parésie du bras droit; paralysie du facial droit.*

Marie-Étienne A..., âgé de 43 ans, cordonnier, entre salle Serres, lit n° 34, le 25 février 1896. — Impossible d'avoir aucun renseignement sur le malade, sur ses antécédents, le mode et la date du début de sa maladie.

État actuel, 9 mars 1896. — *Parole spontanée:* La parole spontanée est extrêmement troublée. Le malade articule nettement les syllabes, il en prononce un très grand nombre, un nombre exagéré, par rapport à la question qu'on lui pose. C'est un verbeux. Des mots qu'il prononce, quelques-uns sont reconnaissables, mais détournés de leur sens (paraphasie); d'autres sont absolument incompréhensibles et complètement forgés (jargonaphasie).

« *Comment vous appelez-vous ?* » Répond des mots incompréhensibles.

« *Vous appelez-vous Auffray ?* » « *Oui Auffrène, frène, Auffray* ».

« *Étienne ?* » « *Oui, oui, Cotel, c'est moi.* »

« *Quel âge avez-vous ?* » « *Quarante et un, quarante-neuf, quarantinof.* »

« *Où êtes-vous né ?* » « *Je ne suis pas d'important, car, mais d ... carantin, je ne peux pas.* »

« *Depuis combien de temps êtes-vous à Paris ?* » « *Ma foi oui, je n'ai plus que ça, je dois parler, oui, il y a quart d'heure, cinq, sept, mais oui, mais ça, ça, s'impodel au cent.* »

« *Quel métier faisiez-vous ?* » « *Quadrant, du quatrevant.* »

« *Chez qui travailliez-vous ?* » « *Uno conte je connais bien.* »

« *Êtes-vous marié ?* » « *Oui.* »

« *Avez-vous des enfants ?* » « *Oui, non, je n'ai pas usé, pal, passin.* »

« *Que fait votre femme ?* » « *Mais sérieux, oh non, je connais bien.* »

« *Où sont vos enfants ?* » « *Non, il n'y en a plus que à moi non rien.* »

« *Où habite votre femme ?* » « *Je ne sais pas, sil, sil, pal parent, pas du tout.* »

« *Buviez-vous beaucoup ?* » « *Il y a bien du saur, en y est* ».

Prononce nettement un grand nombre de jurons quand il ne peut trouver ce qu'il veut dire : m....., n.. d. D..., sacré nom d'un chien.

Il existe donc pour la parole spontanée, une paraphasie avec jargonaphasie extrêmement marquées, rendant le discours du malade incompréhensible. Il est impossible de tirer du malade aucune espèce de renseignement.

Parole répétée : « *Fougères* » : « *Mentol.* »

« *Ille-et-Vilaine* » « *Dot, Il a zi des hôpitaux.* »

« *Cordonnier* » : « *Martier* » puis « *condotier.* »

« *République* » : « *Du hvipedur.* »

« *Française* » : « *François, franzés.* »

Il y a donc pour la parole répétée la même paraphasie avec jargonaphasie que pour la parole spontanée.

Chant : On fait chanter la *Marseillaise* au malade. L'air est bien conservé, exact et reconnaissable. En le chantant, le malade prononce les paroles suivantes :

> Allons d'enfant j'en la patrie,
> Le jour de var est arrivé.
> Contre nous de la terannie
> L'étendard sanglant est levé,
> L'étendard tolé est levé,
> Entendez-vous dans la Chapelle,
> Mugir soliton des soldats.

Il existe donc une grande différence entre la prononciation des mots dans la parole spontanée, et dans l'acte du chant. Ici les mots sont presque tous reconnaissables.

Lecture à haute voix. — On donne au malade à lire la phrase suivante : Si j'avais du temps de reste, je m'apitoierais. Le malade, qui d'ailleurs ne comprend pas ce qu'il lit, prononce : « *Zi dam du darin toi eraté, je l'ai du stolas oh.* » La prononciation des mots est ici encore plus défectueuse que dans la parole spontanée.

Surdité verbale. — Incomplète, mais encore très accentuée. Au commandement, il tire la langue, ferme les yeux, se lève, s'assied ; mais ne donne pas la main, ne lève pas la jambe. En causant avec lui, il faut répéter les questions pour qu'il en devine le sens. La compréhension des mots parlés est donc très imparfaite.

Cécité verbale complète, absolue. Le malade ne comprend pas un seul mot. Quand on lui donne un ordre par écrit, il le regarde, essaie de l'épeler et bredouille des mots incompréhensibles, mais il n'exécute aucun des ordres donnés. Il ne reconnaît même pas son nom, ni sa profession ; mais il reconnaît son prénom « Marie ».

Cécité littérale presque totale. Le malade ne reconnaît que l'e, parfois l'o, l'u, la plupart du temps quand on lui montre une lettre, il bredouille des syllabes incompréhensibles.

Ne reconnaît pas les chiffres ni les nombres et est incapable de faire un calcul quelconque.

Reconnaît les objets, mais ne peut dire leur nom, ou bredouille des mots sans aucun sens : porte-plume, encrier, violette ; cependant quand on lui montre une épingle il dit « pointe ». Il montre d'ailleurs parfaitement qu'il sait l'usage de l'objet.

Écriture spontanée. — Le malade écrit de la main droite. Spontanément il n'écrit que les lettres « Mace » parfois « Marce » ; les lettres sont bien formées et reconnaissables ; mais quoi qu'on lui demande d'écrire, son nom, l'histoire de sa maladie, sa profession, ce sont toujours les mêmes lettres qu'il trace.

Écriture sous copie. — Quoi qu'on lui dise d'écrire, il trace toujours les mêmes lettres (*Marce*). Il est incapable d'écrire aucun autre mot.

Copie du manuscrit. — Nous lui donnons à écrire son nom « Auffray ». Il écrit « Maffais ». Il copie le mot bonjour, et quelques autres mots d'une façon assez correcte.

Copie de l'imprimé. — Nous essayons vainement de lui faire copier un modèle imprimé ; il écrit toujours les lettres « Mac » ; impossible de lui faire comprendre qu'il doit copier.

Nous avons essayé de faire écrire le malade avec des *cubes alphabétiques*. Il a été incapable d'écrire spontanément, sous dictée, d'après copie d'un manuscrit ou d'un imprimé le moindre mot. Cependant, il faut noter que dans tous ces essais le malade rassemble immédiatement les lettres M et A, mettant tantôt l'M devant l'A, tantôt après. Il est très important de relever que précisément avec un crayon, le malade n'écrit que le mot « Marce ». Il n'écrit donc spontanément et sous dictée avec les cubes que les premières lettres du mot qu'il écrit spontanément et sous dictée, le crayon à la main.

Il nous a été impossible de nous rendre compte s'il existe de l'hémianopsie homonyme latérale droite.

Quand le malade est entré dans le service, il présentait des traces évidentes d'une hémiplégie. Actuellement, le malade marche facilement, monte et descend les escaliers, se promène dans le jardin ; le bras est parésié, le malade s'en sert pour tous les mouvements, mais les mouvements se font sans force ; le malade serre moins fortement de la main droite que de la main gauche. Le facial droit et la moitié droite de la langue sont le siège d'une paralysie nettement accusée.

La sensibilité est bien conservée.

III. — SURDITÉ VERBALE PURE

OBSERVATION 61. — SÉRIEUX, *Rev. Med.*, 1893, août, p. 733 (résumée).

Surdité verbale pure partielle datant de six ans. Absence complète de cécité verbale, d'aphasie motrice, d'agraphie. — Otite droite ancienne; intégrité de l'ouïe du côté gauche. Amnésie musicale : impossibilité de reconnaître et de chanter certains airs. Surdité psychique incomplète. Écriture sous dictée défectueuse. Paraphasie légère pour l'écriture spontanée ; troubles correspondants de l'écriture spontanée. Compréhension partielle du langage écrit. Marche progressive des symptômes. Ictus cérébral. Surdité verbale complète. Perte de l'écriture sous dictée ; langage et écriture spontanée incorrects. Lecture à haute voix possible, mais le plus souvent sans compréhension du texte lu. Pas de paraphasie.

Désirée Bar..., veuve Roun..., 51 ans.

Otite droite ancienne. Affection médullaire ancienne.

En 1887 : difficulté à comprendre les mots, obligée de faire répéter, bien qu'elle perçut les bruits. — En 1890 ne comprend pas les paroles.

En 1891 : examen par M. Sérieux. — Compréhension du langage parlé, sinon complètement abolie, du moins très gravement compromise. Comprend parfois les questions banales (bonjour, tirez la langue). Ne comprend pas la plupart des mots et semble sourde. Entend bien les sons. Reconnaît parfois un mot dans une phrase, mais ne comprend pas le sens de la phrase, sauf exceptionnellement où la reconnaissance d'un mot lui fait deviner le sens de la phrase. Donc surdité verbale incomplète.

Amnésie musicale incomplète. Ne reconnaît pas les airs.

Léger degré de surdité psychique : prend le chant des oiseaux pour des voix de femmes.

Acuité auditive : normale à gauche, nulle à droite par suite de l'otite ancienne.

Écriture sous dictée très altérée ; quelques mots seulement sont reconnaissables. La malade rassemble des lettres en mots sans aucun sens (paragraphie).

Parole spontanée : assez bonne. Change ou supprime dans certains mots des lettres, des syllabes. — Paraphasie légère parfois. La malade exprime ses idées d'une façon compréhensible.

Écriture spontanée : assez bonne. Mêmes troubles que pour la parole spontanée. — Paraphasie très légère en écrivant, mais n'altérant pas la compréhension des phrases.

Répète quelquefois certains mots prononcés. — Ne réussit pas pour tous les mots. Pas d'écholalie.

Compréhension des mots écrits. Ordinairement bonne ; cependant ne comprend pas certains mots.

La paraphasie légère disparaît à la lecture. Lit parfaitement, même des termes techniques qu'elle n'a jamais lus auparavant.

Pas de cécité psychique.

Mémoire bien conservée.

Intelligence un peu affaiblie.

Aggravation progressive et lente de tous les phénomènes morbides, surtout prononcée après un ictus (décembre 1892).

Surdité verbale : complète ne comprend que quelques mots.

Parfois ne comprend pas certaines phrases écrites.

Lecture à haute voix, bonne. Mais la malade ne comprend plus ce qu'elle lit, sauf quelques phrases.

Parole spontanée plus incorrecte.

Copie persiste.

Amnésie verbale plus accentuée.

En résumé, on pouvait reconnaître dans l'évolution de l'affection chez cette malade deux périodes: la première de surdité verbale pure ; la deuxième évoluant progressivement, mais exagérée après un ictus apoplectique, d'aphasie sensorielle.

IV. — CÉCITÉ VERBALE PURE

OBSERVATION 62 (INÉDITE). — Due à l'extrême obligeance de M. le Dr GAUCHER, que nous sommes heureux de remercier. Recueillie à l'hospice Desbrousses par notre excellent collègue et ami ESCAT.

Cécité littérale presque complète : reconnaît bien le P, première lettre de son nom. Cécité verbale absolue. Reconnaît mieux les chiffres. Légère cécité psychique. Pas trace d'agraphie. Écriture spontanée parfaite, écriture sous dictée parfaite. Copie défectueuse. Le malade, dessinateur, exécute spontanément les dessins, mais les copie très mal. Pas trace de surdité verbale. Pas de trouble de la parole. Hémianopsie homonyme droite, hémiachromatopsie. En suivant le tracé d'une lettre avec le doigt, il ne parvient à reconnaître que quelques lettres.

M. P... est âgé de 70 ans. Ses *antécédents héréditaires* ne présentent rien d'intéressant. Son père et sa mère sont morts dans un âge assez avancé, d'affection inconnue ; nous ne relevons ni névropathie ni affection mentale dans sa famille.

Les *antécédents personnels* ne sont pas plus instructifs.

D'une bonne santé habituelle, il n'a jamais eu qu'une pneumonie il y a quinze ans; il n'a jamais abusé de l'alcool, n'est pas syphilitique ; les urines sont normales, le cœur et les poumons sains, et sauf un certain degré d'artériosclérose, c'est un vieillard robuste.

Il y a environ six mois, il précise mal la date exacte, le malade était alors à l'hospice de Brévannes, une nuit il lui semble qu'il perd connaissance ; au matin il se réveille dans un état de malaise et de fatigue cérébrale, il éprouve des sensations étranges de déplacement dans la tête et se rend à la consultation. Depuis quatre ou cinq jours déjà, son entourage avait remarqué un grand changement dans ses manières d'agir et de raisonner ; il oubliait tout, était comme égaré et raisonnait mal ; mais le fait qui le décide à consulter le médecin est l'impossibilité où il se trouve de lire. Il veut essayer de lire son journal, mais il

ne peut y arriver ; il écrit facilement une lettre, mais ne peut la relire. A la
visite médicale il eut une discussion avec le médecin, et nous ne savons pourquoi, fut consigné huit jours. Depuis il ne vit plus de médecin et chercha à
quitter Brévannes ; il entre à l'hospice Debrousses dans le courant du mois
d'août.

C'est un homme intelligent, il a reçu une certaine instruction. Ouvrier photo-
graphe, il a perfectionné certains points de technique de sa profession ; il est
breveté et a consigné le résultat de ses travaux dans un manuscrit qu'aujour-
d'hui il ne peut relire. Il est doué de quelques dispositions artistiques, dessine
et peint passablement le portrait ou le paysage. Nul trouble paralytique à
noter, la parole est facile, il n'a ni aphasie motrice ni paraphasie, très rarement
le mot lui manque dans la conversation.

En somme, il ne se plaint que de deux choses, d'abord de ne pouvoir lire,
même ce qu'il écrit, ensuite d'oublier la plupart des choses. Il est très frappé
de cet état bizarre et parle de suicide si cette maladie « *extraordinaire* » ne disparaît pas.

L'examen extérieur de l'œil ne révèle rien d'anormal. M. le Dr Albert Terson, chef de laboratoire à la clinique ophtalmologique, a bien voulu examiner
son champ visuel ; il a trouvé une hémianopsie homonyme droite très nette et
une hémiachromatopsie correspondante dans la partie du champ visuel perdu ;
de plus, il a noté que dans la partie conservée le malade voyait fort mal les couleurs, le bleu est seul assez bien perçu. Il pense que peut-être à cause de ses
troubles cérébraux, il trouve fort mal le nom attaché à chaque couleur. Nous
avons en effet remarqué de la paraphasie pour le nom des couleurs ; le malade
déclare lui-même oublier souvent le nom des couleurs complémentaires.

Enfin au bord de la papille optique du côté droit M. Terson a noté une petite
hémorrhagie, reste probable d'ancienne hémorrhagie ayant fusé le long de la
papille optique lors du début des accidents cérébraux.

L'étude des troubles de la lecture chez notre malade nous a présenté les faits
suivants :

Si on lui met une ligne d'imprimé devant les yeux, il reconnaît la direction
des caractères, mais c'est tout ; il voit les lettres mais ne les reconnaît pas ; le
le fait de la vision nette de tous les éléments constitutifs de la lettre, nous le
mettons facilement en relief, en agençant une série de pièces de monnaie dis-
parates de façon à figurer une lettre de l'alphabet. Le malade compte les pièces
de monnaie, indique leur valeur sans hésiter, mais pour passer de cette représentation idéographique à l'idée de la lettre, c'est-à-dire à la conception utili-
sable pour la lecture, il ne peut y arriver.

Il est des lettres qu'il reconnaît plus facilement ; le P par exemple, initiale
de son nom, est retrouvé au milieu des autres lettres et même dans certaines
lettres. Si par exemple on lui montre une R, un B, il dit le plus souvent P ; la
verticale et la boucle supérieure de ces deux lettres le frappent tout d'abord et
ce n'est qu'en raisonnant qu'il remet en question la valeur des traits qu'il voit.
Parfois il reconnaît une lettre, mais quelques minutes après il ne la reconnaît
plus, bien que la distance et le caractère employés soient les mêmes.

Il lit plus mal les lettres imprimées que les lettres de cursive. La grandeur des caractères lui facilite la tâche.

La cécité littérale est donc très nette.

Les syllabes peuvent être épelées lorsque le malade connaît les lettres, mais la lecture des mots ne lui reste pas moins impossible dans la plupart des cas. Il lit souvent une ou plusieurs lettres dans le mot et ne peut achever le mot même après qu'on lui a énuméré chaque lettre. Il voit les parties constitutives du mot comme il a vu les parties constitutives de la lettre, de la syllabe, et cependant il ne lit pas le mot. La cécité verbale est aussi nette que la cécité littérale. En le faisant épeler, on lui fait lire la plupart des mots, mais il faut lui faire suivre la ligne avec le doigt ou une plume.

Il lit son écriture lorsqu'il vient d'écrire, car alors, comme il le dit lui-même, il se rappelle ce qu'il vient d'écrire ; mais le lendemain si on lui montre ce qu'il a écrit la veille, il ne reconnaît son écriture que parce que « les lignes sont inclinées » et il ne la lit pas.

Le trouble de la mémoire visuelle est encore plus profond ; si on lui fait lire une lettre en l'aidant, c'est-à-dire en lui disant les lettres, en épelant, en lui nommant les mots, arrivé à la fin de la phrase il a oublié les mots du début, les membres de la phrase antérieurement acquis, et le sens général de la phrase lui échappe. En somme, il ne peut lire ni lettre, ni mot, ni phrase ; non seulement les signes conventionnels ne sont pas compris par son appareil visuel, mais de plus, lorsqu'ils le sont, la mémoire ne peut suffisamment les fixer, les retenir, pour qu'ils soient utilisés dans la lecture. La lecture est donc impossible.

M. P... reconnaît les chiffres en général, il lit même des nombres de cinq, six et sept chiffres, mais avec beaucoup de difficulté, il lui faut beaucoup d'attention ; il fait assez facilement une addition de six chiffres, mais toute autre opération lui est impossible ; il déclare du reste qu'il a toujours été très mauvais calculateur.

Il n'a pas de cécité psychique, il reconnaît tous les objets, une figure géométrique, un emblème de jeu, cartes à jouer ; il lirait un rébus.

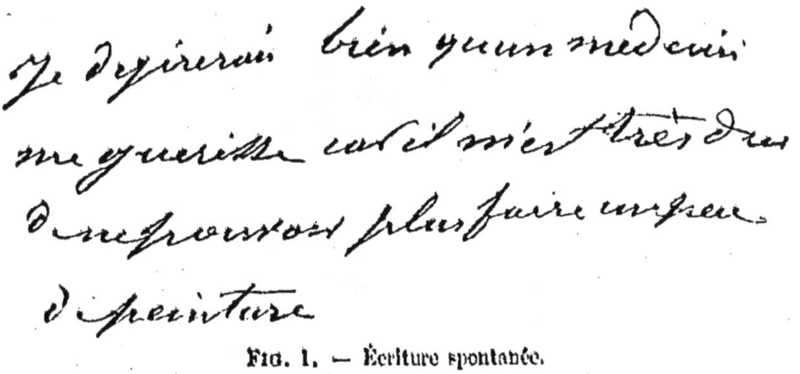

Fig. 1. — Écriture spontanée.

L'écriture du malade n'est pas moins intéressante. Il n'y a pas trace d'agraphie.

M.   13

L'écriture spontanée est parfaite dans le détail, la ligne est seulement inclinée de gauche à droite (fig. 1).

L'écriture dictée est également aisée et bien exécutée (fig. 2).

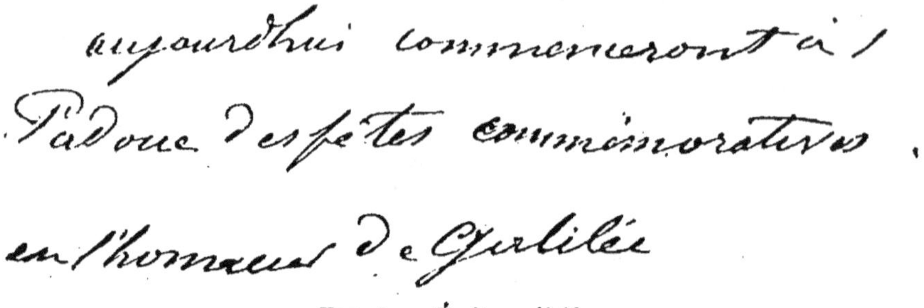

FIG. 2. — Écriture dictée.

La copie est au contraire extrêmement difficile. Le malade a mis plus d'une demi-heure pour copier ces lignes d'un journal : Aujourd'hui commenceront à Padoue des fêtes commémoratives en l'honneur de Galilée.

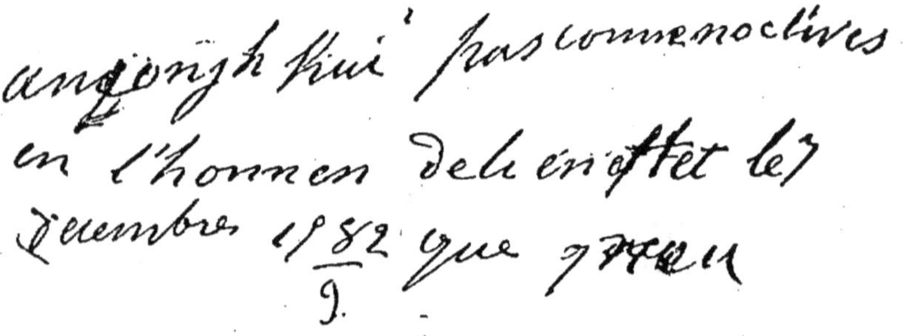

FIG. 3. — Écriture copiée.

En faisant suivre au malade chaque lettre au moyen de la plume, et en appelant toute son attention, on l'empêche de sauter les mots, de les mêler, malgré cela il copie sans lire, sans comprendre, et la même phrase qu'il a copiée deux fois comme un dessin peut lui être dictée sans qu'il la reconnaisse.

Il copie mieux si on ne lui présente la phrase que ligne par ligne, car, mis en présence d'un passage de journal, il embrouille les mots et achève le mot d'une ligne avec partie d'un mot sous-jacent.

Il copie la cursive mieux que l'imprimé.

P... sachant dessiner, nous avons pu étudier parallèlement le dessin spontané et le dessin copié. De tête, il dessine facilement une figure quelconque, le trait est toujours haché et multiple, ses esquisses sont surchargées de lignes ; cela tient, dit-il, à ce que ma vue trébuche ; d'une part, j'apprécie mal la perpendiculaire ; d'autre part, mon crayon ne va pas où je veux ; ces faits tiennent évidemment à son hémianopsie.

L'ensemble du dessin, comme le montre la figure où il a voulu dessiner une tête quelconque (fig. A), répond à l'idée qu'il a voulu traduire, mais est encore très défectueuse, étant donné ce que faisait le malade avant sa maladie.

Mais si le dessin spontané est relativement assez bien exécuté, que de difficultés pour une simple copie.

Le malade qui, spontanément, est susceptible d'exécuter un paysage, une tête, copie très péniblement et très mal le moindre objet. Si on examine la clochette (fig. C) qu'il a copiée d'après nature, on ne reconnaîtra à ce dessin aucune qualité artistique. Non seulement l'ensemble est défectueux, mais les traits sont ceux d'un enfant malhabile.

Un autre fait frappe l'observateur : la moitié droite du dessin est plus

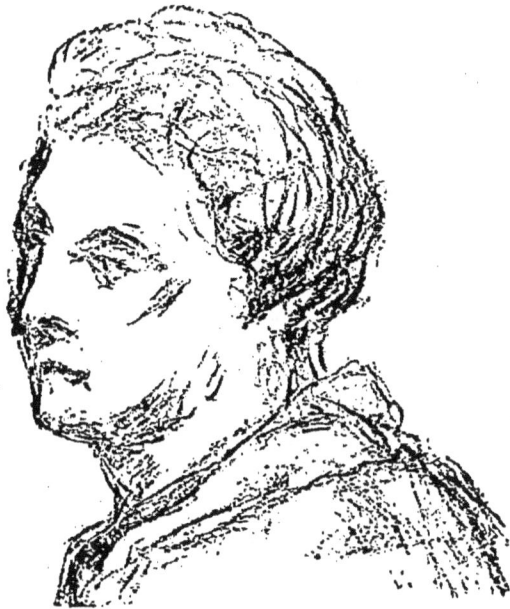

FIG. A. — Dessin spontané.

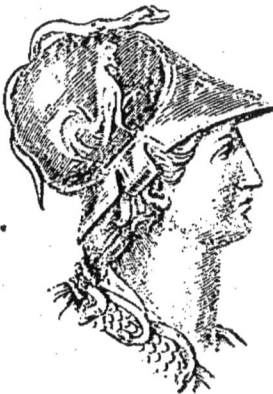

FIG. B. — Modèle.

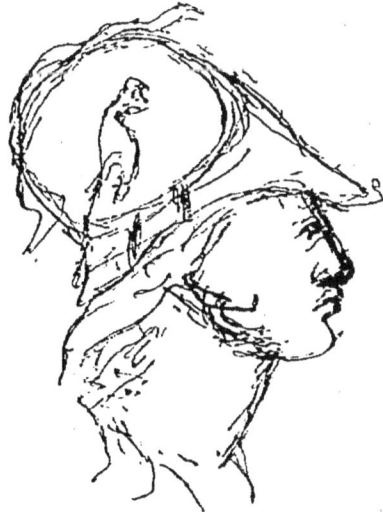

FIG. B. — Dessin copié.

mal traitée que la gauche, c'est là surtout que les traits sont hésitants, multiples, maladroits. Ce défaut de symétrie est en rapport avec l'hémianopsie droite bien qu'à l'état normal la difficulté du dessin soit plus grande à droite qu'à gauche.

La copie d'après une esquisse n'est pas plus heureuse ; c'est toujours en tâtonnant, au prix d'une grande attention et d'un fouillis de traits que le malade arrive à conserver la symétrie et la physionomie générale du contour qu'il veut reproduire. Il ne peut s'empêcher de rire du griffonnage qu'on lui demande et déclare qu'il ne voit plus suffisamment pour faire quelque chose de convenable. En copiant, dit-il, j'oublie parfois ce que je copie.

En dehors des divers troubles que nous avons énumérés et qui en font un type de cécité verbale pure analogue aux cas décrits par Bernard, Dejerine,

Notre malade ne présente rien de particulier, il n'a pas trace de surdité verbale ni d'aphasie motrice. Cependant, en ce qui concerne le nom des couleurs, il lui arrive parfois de donner à une couleur un nom qui ne lui appartient pas ; cette paraphasie chromatique disparaît le plus souvent si on lui met les deux couleurs confondues à côté l'une de l'autre, le contraste lui permet de les distinguer.

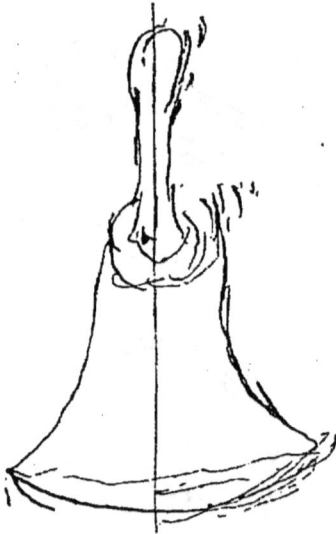

FIG. C. — Dessin d'après nature.

De plus, lorsqu'il les a sur sa palette, son pinceau ne les confond pas. Le malade se rend parfaitement compte que le nom des couleurs lui manque parfois, surtout celui des couleurs complémentaires. Il prétend encore avoir oublié un grand nombre de mots professionnels.

Les noms de rues, de quartiers sont effacés de sa mémoire ; il est incapable de se diriger en ville, car l'aspect de la rue ne suffit pas pour lui rappeler le nom de cette rue et les points où elle aboutit. Enfin, il oublie facilement le but de sa promenade. Les souvenirs de son enfance et de sa jeunesse sont bien conservés. Il récite de nombreux passages de l'*Enéide*.

Le sens musculaire est chez lui intact. Cette intégrité permet la suppléance si connue de la lecture visuelle par la lecture tactile. Cette suppléance est imparfaite, il reconnaît certaines lettres en traçant leur contour spontanément ou sous l'impulsion d'une main étrangère ; mais beaucoup lui échappent. C'est ainsi qu'il trace les deux verticales et l'horizontale qui forment la lettre H dans leurs rapports exacts, il repasse plusieurs fois sur ces lignes sans saisir leur valeur.

Il reconnaît encore des lettres découpées que l'on met entre ses mains pendant qu'on lui fait fermer les yeux, mais quelques-unes seulement, celles surtout dont le trait est continu, l'S, l'O, le C, par exemple.

Les sensations tactiles sont en somme insuffisantes pour suppléer aux sensations visuelles et le faire lire.

De même la mimique, le geste traçant dans l'air le contour d'une lettre permettent de lui faire saisir quelques lettres, il reconnaît son nom ainsi tracé.

BIBLIOGRAPHIE

1824. **Bouillaud.** — *De l'encéphalite.* — *Cécité des mots.*

1836. **Dax Marc.** — Lésions de la moitié gauche de l'encéphale coïncidant avec l'oubli des signes de la pensée. *Congrès de Médecine de Montpellier.*

1856. **Marcé.** — Existence d'un principe coordinateur de l'écriture; ses rapports avec le principe coordinateur de la parole. *Soc. biologie.*

1861. **Broca.** — Remarques sur le siège de la faculté du langage articulé, suivies d'une observation d'aphémie. *Bulletins de la Société Anatomique*, août, p. 330.

— Nouvelle observation d'aphémie produite par une lésion de la moitié postérieure des deuxième et troisième circonvolutions frontales. *Bull. Soc. Anat.*, novembre, p. 398.

Trousseau. — *Bull. Acad. Méd.*, 25 février.

1862. **Lichtenstein.** — Laloplégie (glossoplégie des auteurs). *Deutsche Klinik.*

A. Voisin. — Observation de perte de la parole *Acad. Méd.*, p. 1241.

1863. **Auburtin.** — Mémoire sur la localisation de la faculté du langage. *Gaz. hebd.*, mai, juin et juillet.

— Réponse à l'observation de Charcot. *Gaz. hebd.*, 14 août.

Charcot. — Observation d'hémiplégie droite avec aphémie et avec intégrité des lobes antérieurs et des circonvolutions frontales. *Gaz. hebd.*, 17 juillet.

Foville fils. — Observation d'aphémie avec désordres étendus de l'hémisphère gauche. *Gaz. hebd.*, 27 novembre.

Parrot. — Conservation de l'intelligence et du langage articulé avec atrophie complète du lobe de l'insula et de la 3e circonvolution frontale droite *Gaz. hebd.*, 31 juillet.

Trousseau. — Paralysie progressive de la langue, des lèvres et du voile du palais *Gaz. Hôp.*, janvier et février.

Winslow. — On obscure Disease of the brain and mind. *Pathology of memory and of speech.* London (1860-1863).

1864. **Bouchard** — Aphasie sans lésion de la troisième frontale. *Soc. biol.*

Bourdin. — Surdité verbale. *Gaz. des Hôp.*, 30 avril.

Broca. — Lettre à Trousseau sur les mots aphémie, aphasie et aphrasie. *Gaz. des Hôp.*

— Siège de la faculté du langage. *Bulletin Soc. biologie et anthropologie*, p. 333.

Chauveau. — A propos de l'aphémie. Note lue à la Soc. des sc. méd. de Lyon. *Gaz. méd. de Lyon*, p. 74.

Cornil. — Aphasie sans lésion de la circonvolution de Broca. *Gaz. méd. de Paris*, p. 531.

Dubourg. — Deux cas d'aphasie sans autopsie. Guérison. *Gaz. des Hôp.*, 19 mars.

Duval. — Aphémie confirmative des opinions de Broca. *Soc. chir.*, t. V, p. 53, 26 février.

Falret. — Tr. du langage et mémoire des mots dans les affections cérébrales. *Arch. gén. de méd.*, mars.

Farge. — Hémiplégie et aphasie sans lésion de la 3e circonvolution frontale gauche. *Gaz. hebd.*, 28 octobre.

Guéniot. — Obs. d'aphasie. *Gaz. des Hôp.*, 9 février.

Jaccoud. — De l'alalie et de ses diverses formes. *Gaz. hebd.*, juillet et août.

Jackson (Hughlings). — Loss of Speech, its association with valvular diseases of the heart and with hemiplegia of the right side. *Clin. lect. and Rep. of the London hosp. Lancet*, II, p. 604. (Traduit et résumé in *Arch. de médecine*, 1865.)

Lélut. — Rapport sur le mémoire de Dax. *Acad. Méd.*

Luys. — Aphasie. Lésion de la circonvol. frontale post. *Soc. Anat.*, p. 263.

Marshall. — Femmes et enfants microcéphales n'ayant jamais articulé une parole. *Phil. transact.*

Moreau (de Tours). — Aphasie. *Gaz. des Hôp.*, p. 70.

Pécholier. — Aphasie. *Montpellier médical.*

Perroud. — Lésion des facultés qui président au langage articulé, au langage écrit et au langage mimique. Mémoire de la Société des sciences médicales de Lyon. Extrait in *Gaz. hebd.*, 24 février.

Peter. — De l'aphasie, d'après les leçons de M. le Professeur Trousseau. *Gaz. hebd.*, mai et juin.

Robin (Ch.) — Rapport sur un travail d'Aug. Voisin. Contrib. à l'étude du siège de la parole. *Bull. Acad. Méd.*

Thompson and **Newman**. — Case of embolism with diseases of aortic valves. *Med. Times and Gaz.*

Trousseau. — Leçons clin. sur l'aphasie. *Gaz. des hôp.*, février et mars.

1865. **Abeele (Van den)**. — *Bull. Acad. de Méd. de Belgique.*, t. III, p. 612.

Baillarger. — Discours sur l'aphasie. *Acad. Méd.*, juin et juillet.

Banks. — Perte de la parole dans les affections cérébrales. *Dublin Journ.*; *Gaz. hebd.*, 14 avril.

Benedikt. — Ueber Aphasie, Agraphie. *Wiener Med. Presse.*

Blachez. — Abcès du cerveau dans le lobe antérieur droit, avec hémiplégie gauche et conservation de la parole. *Gaz. des Hôp.*, 8 avril.

Bonnafond. — Discours sur l'aphasie. *Bull. Acad. Méd.*

Bouillaud. — Discours sur le langage articulé : *Acad. Méd.*, avril. — Réponse à Trousseau : *Acad. Méd.*, juin.

— Leçons sur les troubles de la parole. *Gaz. des Hôp.*

Bourguignon. — Deux observations d'aphasie. *Gaz. des Hôp.*, 6 mai.

Cerise. — Discours sur l'aphasie. *Acad. Méd.*; juin et juillet.

Dax. — Mémoire sur les lésions de la parole. *Gaz. hebd.*, p. 259.

Dechambre. — Aphasie transitoire. *Gaz. hebd.*, 21 avril.

De Fleury. — Lettre au professeur Trousseau sur la pathogénie du langage articulé. *Gaz. hebd.*, 5 mai.

Dieulafoy. — Particularité dans les troubles de la parole dans l'aphasie *Gaz. des Hôp.*, 10 juin, p. 269.

Escot. — *Du langage articulé et de la localisation de son organe cérébral dans les lobes frontaux.* Th. Paris.

Falret. — De l'aphasie. *Gaz. hebd.*, avril-mai.

Gallard. — *Clin. méd. de la Pitié.*

Gratiolet. — *De la physionomie et des mouvements d'expression.*

Hirtz. — *Gaz. Méd. de Strasbourg.*

Ladame. — *Sur les lésions de la parole dans leurs rapports avec les tumeurs du cerveau.*

Lancereaux. — Valeur séméiologique de l'aphasie dans le diagnostic de l'hémorrhagie et du ramollissement par oblitération de l'artère sylvienne. *Gaz. des Hôp.*, 13 mai, p. 225.

Laugaudin. — Abcès traumatique du lobe gauche du cerveau avec destruction presque complète de ce lobe et du lobe moyen avec conservation de la parole. *Gaz. des Hôp.*, 29 avril, p. 200.

Legrand du Saule. — L'aphasie au point de vue médico-légal. *Gaz. des Hôp.*, 28 mars.

Lesur. — A propos de l'aphasie. *Gaz. des Hôp.*, 1er juillet, p. 304.

Lemoine. — *La physionomie et la parole.* G. Baillière. Paris.

Luys. — *Recherche sur le système nerveux cérébro-spinal. Faculté du langage articulé*, p. 385.

Malichecq. — Un cas d'aphasie dans une affaire médico-légale. *Gaz. des Hôp.*, 11 juillet.

Parchappe. — Discours sur l'aphasie. *Bull. Acad. Méd.*, mai.

Piorry. — Observation de cécité verbale pure et rééducation de la lecture. *Bull. Acad. Méd.*

Trousseau. — Discours sur l'aphasie. *Bull. Acad. Méd.*, juin.

— *Clin. méd. de l'Hôtel-Dieu*, t. II, p. 571.

Vivent. — *Lésions du lobe occipital.* Th. Paris.

Velpeau. — *Bull. Acad. Méd.*

Voisin. — *Nouveau dict. de méd. et chir. pratiques.* Art. Aphasie.

Voisin. — Leçon de Bouillaud sur les troubles de la parole. *Gaz. des Hôp.*, n° 1.

1866. **Anderson (Keith).** — *Edinb. Journ. of mental Science*, octobre.

Avonde. — *De l'aphasie.* Th. de Paris.

Begbie. — *Edinb. Med. Journ.* Aug.

Falret. — Art. Aphasie du *Dict. Encyclopédique.*

Font-Réault. — *Atrophie de l'insula gauche sur le cerveau d'une sourde-muette.* Th. Paris.

Fournié. — *Physiologie de la voix et de la parole.*

Gairdner. — *Fonction du langage articulé avec une observation d'aphasie.* Glasgow, 7 mars. Traduit par FALRET *Archiv. gén. Méd.*, août et septembre 1866.

Mongie. — *De l'Aphasie.* Th. Paris.

Rinckenback. — Observation d'aphasie. *Arch. gén. Méd.*, t. II, p. 105.

Sanders. — Case illustrating the supposed connection of aphasia with hemiplegia. *Edinb. Med. Journ.* March.

Voisin. — Siège et nature de la faculté du langage. *Bull. Soc. Anthrop.*, p. 369.

Vulpian. — Ramollissement au cerveau. *Gaz. hebd.*, 20 avril, p. 253.

1867. **Gastagnon.** — Aphasie par fracture du pariétal gauche. *Gaz. Hôp.*, 12 octobre p. 477.

Fischer. — *Ueber centrale Sprachstörüngen.* Inaug. Dissert. Berlin.

Guaglino. — Guérison d'un notaire atteint de cécité verbale par une nouvelle éducation de la lecture. *Arch. Ital.* — *Ann. Méd. Psych.*, 1868, p. 152, t. XII.

Guyot. — Aphasie momentanée. *Soc. Méd. Hôp.*, 12 avril.

Jaccoud et **Dieulafoy.** — Aphasie. Lésion de la substance blanche avoisinant la troisième circonvolution frontale gauche. *Gaz. des Hôp.*, 16 mai, p. 229.

Jackson (Scoresby). — *Edinb. Med. Jour.* fevrier.

Leyden. — Beitrag zur Lehre von den centralen Sprachstörungen. *Berlin. klin. Woch.*, n° 7, p. 65.

Ogle. — Aphasia and agraphia. *St-Georges Hosp. Rep.* et *Lancet*, 1868.

Popham. — *Dublin quarterly Journal.*

1868. **Cornillon.** — Contribution à l'histoire de l'aphasie. *Jour. méd.*

1869. **Bastian.** — *St-Georges Hosp. Rep.*, V, 2, p. 95. *Brit. and Form. Med. Chir. Rev. London*, XLIII, 209, 236, 470, 492.

Bateman. — *Med. Times and Gazette.* London, p. 486, 540; *Gaz. hebd.*, 1869, p. 466, 612, 695, 724, 757, 808, et 1870, p. 229, 262, 274, 309, 325, 314, 372. — *Journ. of mental. Science.*

Behier. — Leçon clinique sur l'aphasie. *Gaz. des Hôp.*

Bourneville. — Aphasie sans paralysie. *Bull. Soc. Anat.*, p. 51.

Lacambe. — *De l'aphasie.* Th. Paris.

1870. **Broca.** — Sur la topographie crânio-cérébrale. *Rev. d'Anthrop.*

1871. **Boinet.** — Aphasie de cause traumatique. *Gaz. Hôp.*, p. 294.

Schmidt. — *Allg. Zeitschr. f. Psych.* Bd. XXVII p. 301. Gehörs und Sprachstorung in Folge von apoplexie.

1872. **Bernhardt.** — Vorkommen und Bedeutung der Hémiopie bei Aphasischen. *Berlin. klin. Woch.*, n° 32, p. 381.

Broadbent. — Cerebral mechanism of thought and speech. *Med. Chir. Trans.*, t. IV.

Demange. — Interdiction des aphasiques. *Soc. méd.-légale.*

Hanot. — Aphasie chez une paralytique générale. *Soc. Biol.* Mémoires, p. 107.

Proust. — De l'aphasie. *Arch. gén. Méd.*

Ricochon. — *De l'aphasie.* Th. Paris.

1873. **Bouillaud.** — Localisation de la faculté du langage. *Bull. Acad. Sciences* t. LXXVII, p. 5.

Folet. — Aphasie sans lésion du lobe *frontal avec lésion du lobe postérieur. Bull. Méd. du Nord* et *Gaz. hebd.*, p. 262.

Lefort. — *Interdiction des aphasiques.*

Onimus. — Du langage considéré comme phénomène automatique. *Bull. Soc. Anthrop.*

Oré. — *Etude clinique.* Th. Montpellier.

Peter. — *Clin. méd. de l'Hôtel-Dieu.*

Proust. — *Bull. Soc. Anthrop.*

Trémolet. — *Localisations cérébrales.* Th. Montpellier.

Troisier. — Hémiplégie droite et aphasie. *Soc. Biol.*, 20 décembre, et *Gaz. Méd.*, 1874, n° 2, p. 25

1874. **Bernhardt.** — *Arch. f. Psychiatrie*, t. IV, p. 726.

Bourneville. — Obs. d'aphasie avec paralysie persistante. *Progrès médical*, n°s 20 et 21.

Ogle. — Aphasia and agraphia. *British med. London.*

Wernicke. — *Der aphasische Symptomcomplex.* Breslau.

Westphall. — Cécité des mots. Obs. communiquée à la Soc. d'antrop. de Berlin. *Zeitschr. f. Ethnol.*

1875. **Decaudin.** — Aphasie et hémiplégie. *Soc. Anat.*, p. 600.

Gallard. — *Union Médicale*, p. 338-412-422, t. XIX.

Legroux. — *De l'aphasie.* Th. agrég. Paris.

Lépine. — *De la localisation dans les maladies cérébrales.* Th. agrégation.

Lucas-Championnière. — Aphasie. Lésion de la 3e frontale gauche. *Bull. Soc. Anat.*, p. 202.

Pitres. — Aphasie et hémiplégie. *Soc. Anat.*, p. 783.

Putnam. — Wernicke on the theory of aphasia. *Boston Med. et Surg. Journ.*, t. XCII, p. 583.

1876. **Bouillaud.** — Sur un cas d'aphasie. *Bull. Acad. Sciences*, t. 82, p. 250.

Bourdin. — Discussion sur l'aphasie. *Soc. Méd. Physiol.*, décembre 1876, t. XVII.

Charcot. — Leçons sur les localisations dans les maladies du cerveau recueillis par BOURNEVILLE. *Progrès Médical.*

Galezowski. — De l'amblyopie aphasique. *Arch. Gén. de Méd.*, p. 611, t. I.

Kussmaul. — Die Störungen der Sprache in *Handbuch der Speciellen Pathologie von Ziemssen.* Bd. XII.

Ladreit de la Charrière. — Du retard dans le développement du langage et du mutisme chez l'enfant qui entend. *Ann. Mal. oreilles et larynx*, p. 23.

Lépine. — Revue Phil. *Localisation cérébrale de l'aphasie*, p. 562.

Luys. — Contribution à l'étude des suppléances cérébrales. *Soc. médico-psych.*

Muller. — *La science du langage.* Trad. HARRIS et PERROT. Paris.

Pitres. — Localisations cérébrales. *Gaz. Méd.*, p. 474.

Sabourin. — *Bull. Soc. Anat.*, 20 octobre, p. 581. *Progrès méd.*, 1877.

Thornby. — *The Méd. Presse and Circular.*

1877. **Billod.** — Sur l'aphasie. *Bull. Soc. méd. lég. de France*, 1877-78. Paris, 1879, p. 261-278.

Boyer (Clozel de) — Hémiplégie droite et aphasie. *Bull. Soc. Anat.*, p. 450

Bourdin. — *Soc. méd. Psych.*, janvier, février, mars, avril, juin.

Gosselin. — Indications de la trépanation dans l'aphasie. *Acad. méd.*

Kirchoff. — *Ein Beitrag zur Aphasie.* Inaug. Dissert. Kiel.

Lasègue. — *Ann. Méd. Psych.*, décembre 1876, juin 1877, t. XVI et XVII.

Luys. — *Soc. méd. Hôp.*, 13 juillet.

Mesnet. — Cas de récupération brusque de la parole. *Soc. méd. Psych.*

Oulmont. — Hémiplégie droite et aphasie. *Bull. Soc. Anat.*, p. 327.

Pitres. — *Recherches sur les lésions du centre orale.* Th. Paris.

Poincarré. — *Le système nerveux central* (avec schéma).

Pozzi. — Des localisations cérébrales. Rev. crit. in *Arch. gen. méd.* — *Dict. Encycl.*, art. Crâne.

Riedel. — Dissert. Inaug. Breslau.

Seguin. — *American neurological Association.*

Wernicke. — *Verhandl. der Berlin. med. Gesellsch.*

Yvon. — *De l'aphasie. Interprétation des phénomènes.* Th. Paris.

1878. **Bar.** — Aphasie avec hémiplégie faciale. *France Médicale*, p. 609.

Broadbent. — Case of amnasia with post mortem examination. *Lancet*, 2 mars, p. 312.

Buchwald. — Spiegelschrift bei Hirnkranken. *Berlin. klin. Woch.*, 1878, p. 6.

Coen. — Sprachanomalien und deren Behandlung. *Wien. med. Woch.*, XVIII, p. 1022 et 1045.

Egger. — *Revue Philosop.*, 1878.

De Finance. — *Etat mental des Aphasiques*, Th. Paris.

Fischer. — Ein Fall von Aphasia. *Med. chir. Centralbl.*, Wien, p. 617.

Furstner. — Ueber einige eigenthümliche Sehstorung bei Paralytikern. *Arch. f. Psych.*, p. 162.

Grant-Allen. — Cas de surdité verbale exclusivement musicale. Mind. — *Rev. philos.*, t. V, p. 574.

Grasset. — Localisations dans mal. cérébral. *Montpellier Méd.*, t. 40 et 41.

Jackson (Huglings). — On affection of speech from disease of the brain. — *Brain. J. Neurol.* London, p. 304.

Ireland. — On thought without words an the relation of words to thought *Journ. ment. Sc.* London, p. 209, 426, 509.

Magnan. — Aphasie simple et aphasie avec incohérence. *Soc. biol.*, p. 79, 94.

Moore. — Two curious examples of partial aphasia. *St-Barthol. Hosp. Rep.* London, p. 159.

Poore. — *Med. Times and Gaz.*

Robertson. — Brain of an aphasic. *Glasgow Med. J.*, p. 573.

Taine. — *De l'intelligence.*

1879. **Aufrecht.** — Ein Fall von Coordinationstorüng der Sprachmusculatur. *Deutsche Med. Woch.*, p. 87, 89.

Dejerine. — Aphasie et hémiplégie droite. Disparition de l'aphasie au bout de neuf mois. — Lésion du faisceau pédiculo-frontal inférieur gauche, du noyau lenticulaire et de la partie antérieure de la capsule interne. *Soc. Anat.*, p. 16.

Egger. — *Développement de l'intelligence et du langage chez les enfants.* Paris.

Erlenmeyer. — *Die Schift Grundzüge uber Physiologie und Pathologie.* Stuttgart.

Estor. — Observation médico-légale d'aphasie. *J. hebd. des sc. méd. de Montpellier*, p. 146, 181.

Finlayson. — Clinic. lecture on the loss of speech. *Glasgow M. J.* 172, 185.

Fournier. — *Syphilis du cerveau.* Paris.

Jackson (Huglings). — On affection of Speech from Disease of the brain. *Brain*, 1879-80, t. 2, p. 203-323.

Kahler et **Pick.** — Beitrag zur Lehre des Localisations der Hirnfunctionen. — *Vierteljahrschrift fur die prakt. Heilkunde.* — Prag.

Ledouble et **Viollet.** — Aphasie et hémiplégie gauche. *Tribune Méd.*, p. 97-101.

Magnan. — Aphasie simple et aphasie avec incohérence. *Gaz. Méd.* Paris, p. 651-653.

Mathieu. — Le langage et l'aphasie. *Arch. gén. Méd.*, I, 583-598.

Moreau. — Amnésie verbale. Mort. Autopsie. *J. de Méd. Bordeaux*, 1878-79, p. 332-334.

G. de Mussy. — Amblyopie aphasique. *Recueil d'ophthalmologie*, p. 129.

Reinhardt. — Cécité des mots. *Arch. f. Psych.*

Sazie. — *Tr. intellectuels dans l'aphasie.* Th. Paris.

1880. **Ballet.** — Recherches anat. et clin. sur le faisceau sensitif. *Progr. Méd.*

Bancel. — Aphasie d'origine traumatique due à une contusion du lobe antérieur de l'hémisphère gauche avec fracture du pariétal. *Mém. de la Soc. Méd. de Nancy.*

Bellouard. — *De l'hémianopsie.* Th. Paris.

Boë. — *Essai sur l'aphasie consécutive aux maladies du cœur.* Th. Paris.

Brigidi et Banti. — Emiplégia a destra con afasia *Lo Sperimentale.* Firenze, p. 55-59.

Capdeville (de). — Obs. D'amblyopie hystérique. *Marseille médical.*

Comby. — Ramollissement cérébral avec aphasie sans lésion de la circonvolution de Broca. *Progrès Médical,* p. 994.

Dejerine. — Aphasie et cécité des mots. *Progrès Médical,* p. 629. *Bull. Soc. Biol.,* juin.

Ferrier. — *De la localisation dans les maladies cérébrales. — Fonctions du cerveau.*

Fritsch. — Ein Fall von Worttaubheit. *Wien. Med. Prese,* p. 463, 493, 523.

Galliard. — Aphasie avec lésions classiques. *Soc. Anat.,* p. 595.

Gille. — *De l'hémiopie avec hémiplégie.* Th. Paris.

Gignac. — *Troubles de la parole chez les tuberculeux présentant des complications méningo-encéphaliques.* Th. Paris.

Jackson (Huglings). — On aphasia with left hemiplegia. *Lancet,* p. 637.

Magnan. — Aphasie sans cécité des mots. *Soc. Biologie* p. 23.
— De l'aphasie (avec schéma). *Tribune médicale,* p. 40, 44.
— Deux cas d'aphasie dans la paralysie générale. *Gaz. Méd. de Paris,* p. 66-68.

Merklen. — Aphasie et hémiplégie droite par thrombose cachectique dans un cas de cancer de l'estomac. *Bull. Soc. Anat.,* p. 577

Picard et Moreau. — Aphasie consécutive à un traumatisme chez un enfant de 12 ans. Guérison. *Ann. Méd. Psych.,* t. IV, p. 42.

Robin (Albert). — *Des troubles oculaires dans les maladies de l'encéphale.* Th. agrégation.

Serre. - Aphasie hystérique. *Gaz. hebd. de la Soc. méd. de Montpellier.*

Stricker. — *Du langage et de la musique.* — Wien. Traduit par SCHWIEDLAND. Paris, 1885.

Valentin — Aphasie d'origine traumatique. *Réc. méd. de l'Est.* Nancy, p. 169, 180.

Wood. — Obscure case of aphasia. *Méd. Rec. N-Y.,* XVIII, p. 601.

1881. **Armaignac.** — De la cécité des mots. *Jour. de Méd. de Bordeaux,* p. 454-457. — *Rec. Clin. d'ocul. de Bordeaux,* 1882, p. 73-81.

Bertholle. — De l'asyllabie ou anémie partielle et isolée de la lecture. *Gaz. hebd.,* p. 280-298.

Chambard. — De la surdimutité. *Encéphale,* p. 436-714.

Chauffard. — Note sur un cas d'aphasie. *France médicale,* p. 625-627. — *Bull. Soc. Clinique.*

Chauffard. — Sur un cas de cécité et de surdité cérébrales (cécité et surdité psychique) avec blépharoptose droite incomplète. *Revue de Médecine,* p. 139.

Demeny. — Analyse des mouvements de la parole par la chromo-photographie. *Acad. Sciences.*

Dreylus-Brissac. — Cécité et surdité verbales. *Gaz. hebd.*, p. 477.

Dufour. — *Aphasie liée à la lésion du lobule de l'insula de Reil.* Th. Nancy.

Durand. — De l'écriture en miroir. — Etude sur l'écriture de la main gauche dans ses rapports avec l'aphasie. *Journal de médecine de Bordeaux.*

Egger. — *La parole intérieure. — Essai de psychologie descriptive.* Paris.

Exner. — *Untersuchungen über die Localisation der Functionem in der Grosshirnrinde der Menschen,* Wien.

Frænkel. — Ein Fall von Worttaubheit. *Berlin. kl. Woch.*, p. 501.

Fritsch. — Über die verschiedenen Formen von Aphasie mit Beziéhung zú den Geistes-törungen. *Jahrb. f. Psychiatrie.* Wien, Bd. II, p. 167-175.

Lautré. — Plusieurs exemples d'aphasie spasmodique ou fonctionnelle transitoire. *Gaz. des Hôp.*, p. 418.

Lécorché et Talamon. — *Etudes médicales.*

Leloir. — Hémiplégie droite et aphasie. *Soc. Anat.,* p. 116.

Luys. — Des formes curables de l'aphasie. *Encéphale,* p. 181-198.

— De l'automomasie. *Soc. Méd. Psych.* 30 oct.

— *Arch. Neurol.,* t III, p. 106.

Mathieu. — Surdité verbale. *Arch. gén. de Médecine.*

— Aphasie. *Soc. Anat.,* 1881, p. 315, p. 57.

Munk. — *Uber die Functionen des Grosshirnrinde,* Berlin.

Ramonat et Frébault. — Endocardite végétante. Aphasie sans troubles moteurs. *Soc. Anat.,* p. 309.

Ross. — Amnesic aphasia occasioned by a fall on the head. *The Lancet* London, p. 904, 26 nov.

Schlangenhausen. — Beitrag zù der Casuistik der pseudoaphasischen Verwirrtheit. *Jahr. f. Psych.* Wien, p. 196-199.

Mlle Skwortzoff. — *Cécité et surdité des mots dans l'aphasie.* Th. Paris.

Sorel. — Ramollissement aigu du cerveau. Foyers multiples. Hémiplégie droite avec aphasie. *Progrès méd.,* p. 996.

Wernicke. — *Lehrbuch des Gehirnkrankheiten.* Berlin.

1882. **Armaignac.** — Cécité verbale. *Revue clinique du Sud-Ouest.* Bordeaux.

Bastian. — (Charlton). *Le cerveau et la pensée,* t. II.

Bernard et Féré. — Tr. nerveux chez diabétiques. *Arch. Neurol.,* t. IV, p. 336.

Bernhardt. — Casuistik der Beitrag zur Lehre von der Worttaubheit oder der sensorischen Aphasie. *Centralbl. f Nervenheilk.,* p. 249-254.

— Observation de surdité musicale persistant après la surdité verbale. *Centralbl. f. Nervenheilk.*

Brissaud. — Sur la localisation de l'aphasie associée à l'hémianesthésie à l'hémichorée. *Progrès Méd.,* 1882, p. 759. *Centralbl. f. Nervenheil.,* p. 513.

Bourneville et Bonnaire. — Lésion ancienne de l'insula (*Arch. Neurol.,* t. III, n° 8.

Colombe. — *De l'aphasie.* Th. doct. Paris.

Dally. — Observation d'aphasie avec hémiplégie gauche. *Ann. Méd. Psych.,* p. 252.

Ganghofner. — Ein Fall von aphthongie. *Prag. med. Woch.,* p. 401-403.

Giraudeau. — Obs. de cécité verbale due à une tumeur de la partie posté-

rieure des deux premières circonvolutions temporo-sphénoïdales gauches.
Rev. Méd., p. 446.

Hamilton. — A case of wordblindness with loss of tast and seure of localization. *Med. Rec. N. Y.*, p. 609-611.

D'Heilly et Chantemesse. — Note sur un cas de cécité verbale avec surdité verbale. *Bull. Soc. Anat.*, p. 324-338.

Legrand du Saulle. — L'aphasie et les aphasiques. *Gaz. des Hôp.*

Marie. — Aphasie et hémiplégie droite. *Soc. Anat.*, p. 58.

Mathieu. — Ramollissement de la capsule interne dans l'hémisphère gauche. Hémiplégie et hémianesthésie droite. Aphasie. Pas de surdité verbale. *Progrès Médical.*, 24 juin, p. 479.

Raymond et Dreyfous. — De l'aphasie. *Arch. Neurol.*, p. 80-86.

Rousseau. — De l'aphasie dans ses rapports avec l'aliénation mentale. *Ann. Méd. Psych.*

Rüdinger. — Ein Beitrag zur Anatomie der Sprachcentrums. Stuttgart. Anal. in *Encéphale*, 1883, p. 380.

Samelsohn. — Seelenblindkeit beim Menschen. *Berlin. kl. Woch.*, p. 326.

Weiss. — Ein Fall von Aphasie mit Worttaubheit. *Wien. med. W.*, 1882, 333-336.

Tamburini et Marchi. — Contributio allo studio delle localizzazioni e dei gliomi cerebrali. *Riv. sperim. di Frenatria*, 1883, 1 et 2 hft.

Wernicke. — Aphasie and Anarthrie. *Deutsch. Med. Woch.*, p. 163.

1883. **Armaignac.** — De la cécité des mots. *Mém. et Bull. Soc. Méd. et Chir. de Bordeaux*, p. 190-201.

Armaignac. — Aphasie complète. Hémiplégie et hémiopie droites, agraphie pendant six mois ; guérison de la paralysie ; retour de la parole, persistance de l'hémiopie, de l'agraphie et de la cécité des mots. *Rev. Clin. d'ocul. de Bordeaux*, p. 97-100.

Ballet et Chauffard. — Discussion sur un cas de cécité et surdité verbales présenté par MM. D'Heilly et Chantemesse. *Progrès Médical*, p. 266.

Besnard. — Un cas de suppression brusque et isolée de la vision mentale des signes et des objets. *Progrès Méd.*, p. 569, 21 juil.

Bouchut. — De l'aphasie chez les enfants. *Paris Médical*, p. 373.

Charcot. — Des variétés de l'aphasie. Cécité verbale. *Progrès Méd.*, p. 23, 27, 411, 521, 859.

— Des variétés de l'aphasie. Aphasie motrice. *Journ. de la santé publique.*

— Cas rare de cécité verbale pris à la Clinique de Charcot. *Wiener med. Presse*, p. 834.

— Cécité verbale. *Gaz. Méd. Paris*, 21 juil. n° 29, p. 339.

Charcot et Pitres. — Étude critique et clinique de la doctrine des localisations motrices de l'écorce des hémisphères cérébraux de l'homme. *Revue de Médecine.*

Demange. — Aphasie avec surdité des mots. *Revue Méd. de l'Est.* Nancy, 1er septembre, p. 531.

De Ranse. — De l'aphasie et de ses diverses formes. *Gaz. Méd. Paris.*

Fabbri. — Un caso di afasia con lesione del lobo temporale sinistro. *Ric. Clin. di Bologna*, p. 133.

Gellé. — Art. surdité du *Dict. de Méd. et de Chir. prat.*

Judée. — Recherches psychol. sur l'aphasie. *Soc. Biol.*, p. 414.

Kussmaul. — Entgegnung die Aphasie betreffend. *Fortschritte der Med.* Berlin, p. 309-313.

Magnan. — Aphasie. Surdité des mots. Autopsie. *Soc. Biol.*, p. 351-354.

Magnan. — Aphasie. Cécité des mots. Autopsie. Lésion du pli courbe. *Soc. Biol.*, p. 319, 322.

Marie. — De l'aphasie : Cécité verbale, aphasie motrice, agraphie. *Revue de Méd.*, p. 693, 702.

Prévost. — Aphasie (Cécité et surdité verbales). Revue critique. *Rev. Méd. Suisse Romande.* Genève, p. 616, 666.

Raymond et Artaud. — Aphasie avec intégrité de la troisième frontale gauche et lésion des faisceaux blancs sous-jacents. *Gaz. Med. de Paris*, p. 558-560.

Ribot. — *Les maladies de la mémoire.* Paris.

Sorel. — Aphasie. Hémiplégie droite avec hémianesthésie dans le cours d'une fièvre typhoïde. *Union. Méd.*, p. 581, t. XXXVI.

Thomsen. — Ein Fall von vorübengehender fast completer Seelenblindheit und Worttaubheit. *Charité Annalen.* Berlin, p. 573-579.

Webber. — Two cases of paraphasia one with autopsy. *Boston Med. et Surg. Journ.*, 1883, p. 580-582, n° 25.

Wernicke — Replik auf Dr Kussmaul's Entgegnung die Aphasie betreffend. *Fortschritte der Med.* Berlin, p. 313, 316.

Wernicke et Friedlander. — *Fortschritte der Med.* Berlin, n° 6, p. 177.

1884. **Amidon.** — The Pathology of sensory aphasia; with a specimen. *Med. Rec.* N. Y. p. 556. — T. XXIV, 6 novembre.

Balzer. — Contrib. à l'étude de l'aphasie. *Gaz. Méd.* Paris, p. 97-99.

Bitot. — Siège et direction des irradiations capsulaires chargées de transmettre la parole. *Arch. Neurol.*, t. VIII, p. 1 et 151.

Brown-Sequard. — *Soc. Biol.*, p. 256. Persistance de la parole dans le chant, les rêves et le délire chez les aphasiques.

Dejerine. — L'aphasie et ses formes. *Semaine Méd.*, nos 44 et 47.

David. — *De l'aphasie hystérique.*

Donn. — Aphasia and agraphia. *Lancet.* London, p. 386.

Dunoyer. — Aphasie transitoire toxique. *Gaz. Méd.* Paris, p. 461.

Féré. — Note sur la région sylvienne et en particulier sur les plis temporo-pariétaux. *Progrès Méd*, p. 516.

Grasset. — Cécité et surdité verbales. *Montpellier Méd.*, p. 29-50.

Hallopeau. — De l'aphasie. *Union Méd.*, p. 369, t. 37.

Hamilton. — A case of word blindness with impairment of the faculty of space Association. *Med. News.* Philad., p. 92-95.

Kussmaul. — Les troubles de la parole. Paris.

Lichteim. — Uber. Aphasie. *Arch. f. Psych. und Nervenheilk.*, XV., p. 823.

— Uber aphasie. *Deutsches Archiv. f. klin. Med.* Leipzig, 1884-85, p. 204-268.

Pitres. — Agraphie motrice pure. *Rev. de Méd.* Paris, p. 855-873.

Rosenthal. — Ein Fall von corticaler Hemiplegie mit Wortautbheit. *Centralbl. f. Nervenheilk.* Leipzig, p. 1-5.

Rummo. — Différente forme d'aphasie (Leçons de Charcot). Milano. *Gaz. degli Ospitali.*

Rouillard. — *Etude sur les amnésies.* Th. Paris, 1884-85.

Rousseau. — Obs. et autopsie d'une aphasique devenue aliénée, puis monoplégique. *Ann. Méd. Psych.*

Seppili. — La sordita verbale od afasia sensoriale. *Rir. Sperim. di Frenatr.* Reggio-Emilia, p. 91-95.

Valli. — Della amnesia verbale. *Lo Sperimentale.* Firenze, p. 113-132.

Wernicke. — Ub. die motorische Sprachbahn und das Verhaltniss der Aphäsie mit Anarthrie. *Forschritte der Med.*, n° 1, p. 1, 405.

Westphal. — Destruction du lobe temporo-sphénoïdal gauche chez un gaucher, sans aphasie. *Neurologische Centralbl.*, p. 21.

1885. **Amidon.** — On the pathological anatomy of sensory aphasia. *M. Y. Med. Journ.* 31 janvier, p. 113. 181, t. XLI.

Archer. — Note a case of aphasia in a child, with reference to the evolutionnel développement of the speech centre. *Dublin. J. Med. Sciences*, p. 285, 289.

Bernard. — Aphasie. — Ses divers formes. — Th. Doct. Paris.

Bernheim. — Contribution à l'étude de l'aphasie; de la cécité psychique des choses. *Rev. Méd. de Paris*, p. 625-637.

Bompar. — Des aphasies. Aphasies motrices, aphasies sensorielles. *Journ. Méd. de Bordeaux.*

Bufalini. — Afasia motrice senza complicazioni et successiva amnesia verbale con monoplegia brachiale. *Lo Sperimentale.* Firenze, p. 465-485.

Dejerine. — Etude sur l'aphasie dans les lésions de l'insula de Reil. *Rev. Méd.*, p. 174-191.

Drogda. — Aphasie passagère. — *Wien Med. Psych.*

Féré. — Aphasie avec hémiplégie gauche. — *Bull. Soc. Biol.*, p. 861.

Grashey. — Uber Aphasie. *Archiv. f. Psychiatrie und Nervenheilk.*, XVI. 1885.

Gunther. — Klinische Beitrage zur Localisation der Gehirnmantels. *Zeitsch f. klin. Med.*, p. 1, t. 9.

Kahler. — Casuistische Beiträge zur Lehre von der Aphasie. *Prag. Med. Woch.*, p. 149, 162.

Kast. — Uber Störungen der Gesangs und der musikalischen Gehörs bei Aphasischen. *Aerztlich. Int. Bl.* München, p. 624, 627. — In *Revue des Sciences. Med.* 1886, t. XXVIII, p. 575.

Luys. — Contrib., à l'étude des troubles de la parole. *Encéphale*, p. 271-276.

Monakow (von). — Experimentelle und pathologische Anatomische Untersuchungen ueber die Beziehungen der sogenannten Sehsphäre zu den infracorticalen Opticuscentren und zum N. opticus. *Arch. f. Psychiatrie*, t. XXI, p. 151.

Prince. — How a lesion of the brain results in that disturbance of consciounen known as sensory aphasia. *J. Nerv. et Ment. Dis.* N. Y., p. 225-268.

Schulz. — Crampi nervi facial. dextr.; amnestiche aphasie, haselnussgrosser Herd der Linken Broca, schen Windung. *Arch. f. Psych.* Berlin, p. 586-590.

Steffen. — Uber aphasie. *Jahrb f. Kinderheilk.* Leipzig, p. 127, 143, t. 23.

Turner. — Surdité verbale. Ramollissement de la partie postérieure de la première circonvolution temporo-sphénoïdale. *Brit. med. Journ.*

De Watteville. — Cécité verbale. *Prog. Méd.*, 2° sem., p. 226-228.

Wernicke. — Die neueren Arbeiten ub. Aphasie *Fortch. d. Med.* II, p. 24.

West. — Aphasia without Lesion of Broca's Circonvolution. *Lancet*, London, III, t. I.

1886. **Ballet.** — *Le langage intérieur et les diverses formes de l'aphasie.* Th. agrég.

Banti. — Afasia et sue forme. Sperimentale Firenze.

Berlin. — Weitere Beobactungen uber dyslexie mit Sectionsbefund. *Berlin. klin. Woch.*, p. 522.

Bianchi. — Un caso di sordita verbale; il metodo pedagogio nella cura della stessa. *Riv. Sperim. di frenat.* Reggio-Emilia, p. 57-71.

Binswanger. -- Zur Lehre von der aphasischen Störungen. *Berlin. kl. Woch.*, p. 893.

Coen. — *N. Pathol. vnd. Ther. der Sprachanomalien.* Wien.

Cremen. — A case of amnesic aphasia. *Brit. Med. Journ.* London, p. 14, 2 janv.

Dingley. — Un cas d'amnésie. *Brain.*

Edinger. — Aphasie et double paralysie de l'hypoglosse causée par un petit foyer dans le centre ovale. *Deutsche med. Woch.*, 1886.

Gudden. — Ub. Sprachcentrum. *Munch. med. Woch.*, XXIII, 4.

Maragliano. — Aphasie ataxique avec hémorrhagie du centre de la parole du côté gauche. *Ga-. d. Ospit.*, n° 57.

Oppenheim. — Rapp. du lobe temporal gauche avec l'aphasie *Berlin. kl. Woch.*, p. 675.

Perret. — Surdité verbale, aphémie, hémianesthésie corticale. *Lyon Méd.*, 31 janvier - 7 février.

Pope et Godlee. — Aphasie consécutive à une blessure de l'orbite gauche. Guérison. *Lancet*, t. I, p. 1158.

Rosenthal. — Allgemeine paralysie mit sensorischer. Aphasie associirt. *Centralbl. f. Nervenheilk.*, 15 avril, p. 225.

Stumpf. — Deux cas d'aphasie. *München med. Woch.*, p. 67.

Suckling. — Sensory aphasia due to embolis. *Brit. med. Jour.* London, 10 avril.

— Aphasie motrice. Aphémie. *British med. Journ.* London.

Volland. — Aphasie après une blessure de la tête; conservation de la faculté de compter. *München. med. Woch.*

Wiglesworth. — A case of sensory aphasia with nécropsy. *Lancet.* London, p. 116.

1887. **Arnauld.** — Surdité verbale. *Arch. Neurol.*, p. 177-200.

Bastian. — On different kinds of aphasia, with special reference to their classification and ultimate pathology. *Brit. Med. J.* London, II, p. 931-985.

Berlin. — Weitere Beobachtungen uber Dyslexie mit Sectionsbefund. *Arch. f. Psych.*, p. 289-292.

Charcot. — Cécité verbale. *Leçons sur les maladies du syst. nerveux*, t. III, p. 152.

Byron-Bramwel. — Paralysie de la main et du bras droit, partielle et progressive. Aphasie motrice et cécité verbale. *Edinburgh med. Journ.*

Courtade. — Note sur un cas d'aphasie d'origine syphilitique, caractérisé par de l'aphémie, de l'agraphie, de la surdité et de la cécité verbales. *Encéphale*, p. 222-228.

Dally. — Aphasie congénitale chez un enfant de quatre ans et demi. *Bull Soc. Anthrop.*, Paris, p. 320-323.

Daly. — Obs. d'accès récurrents d'aphasie transitoire et d'hémiplégie droite. *Brain*, 1887-88, t. X, p. 233.

Dor. — Sur une forme particulière d'aphasie de transmission pour la dénomination des couleurs. *Revue d'ophtalm.*, p. 175.

Duval (Mathias). — L'aphasie depuis Broca. *Bull. Soc. Anthrop.*, p. 743, 771.

Farges. — Aphasie chez un tactile. *Encéphale*, p. 515, 553.

Ferrand. — L'exercice du langage et l'aphasie. *Gaz. des Hôp.*, p. 217, 241.

Fischer — *Du rappel de la parole chez les aphasiques.* Th. Bordeaux

Fraser. — Case of worddeafness. *Glasgow med. Journ.*, p. 302, t. XXVIII.

Hecht. — *De l'aphasie.* Th. Nancy.

Heinemann. — *Ein Fall von aphasie mit agraphie.* Inaug. Dissert Wurzburg.

Heinselmann. — Ein Fall von aphasie. *Munch. med. Woch.*, p. 222.

Knecht — Amnestischer. Aphasie mit Schriftblindheit bei einem paralytiker. *Deutsche med. W.*

Maxson. — Functional aphasia. *N. Y. med. Journ.*, p. 182-184.

Perret. — Aphasie de réception. Surdité verbale. *Clinique méd. Hôtel-Dieu de Lyon*, p. 134, 151.

Paget. — Note sur un cas exceptionnel d'aphasie. *Brit. med. Journ.*

Reinhardt. — Zur Frage der Hirnlocalisation. *Arch. f. Psychiatrie*, XVIII, p. 114.

Robinson. — Aphasia without paralysis. *N.-Y. med. Journ.*, p. 578.

Ross. — On aphasia. *Med. Chir. Manchester*, 1885-87. London, 1887.

Sigaud. — Amuésie verbale visuelle. *Progrès Méd.*, p. 36.

Thomas. — Un cas de cécité verbale. *Med. Record.*

Thompson. — Case of worldblindness. Classification of the form of aphasia. *Med. Rec. N. Y.* p. 291, 293.

Wiglesworth. — Brain form a case of sensory aphasia. *Liverpool. Med. Chir. J.* p. 215.

Wilbrand. — *La cécité psychique comme symptôme d'une affection en foyer ; ses rapports avec l'hémiopie homonyme l'alexie et l'agraphie.*, Wiesbaden.

White. — Hémiplégie gauche, hémianesthésie, aphasie chez une gauchère. *Brit. med. Journ.*

1888. **Badal.** — Contribution à l'étude des cécités psychiques : Alexie, agraphie, hémianopsie inférieure, trouble du sens de l'espace. *Arch. d'ophthalm.*, p. 97.

Batterham. — Sur un cas d'amnésie. *Brain.* 1887-88, t. X, p. 488.

Bennet. — Sensory aphasia. *British med. Journ.* London, p. 339, 342, 18 févr.

Binet. — Rapports entre l'hémianopsie et la mémoire visuelle. *Rev. Philos.* novembre, p. 481, t. XXVI.

Bezy. — Etude clinique de l'aphasie. *Rev. méd. de Toulouse*, p. 91-100.

Bitot. — *Mém. et Bull. Soc. Méd. et Chir. de Bordeaux*, 1888, p. 545, 552.

Bruchmann. — Etudes psychol. sur la science du langage. Leipzig. Anal. in *Rev. philosophique*, 1888, p. 411, t. XXVI.

Bruns. — Ein Fall von dyslexie mit Störungen der Schrift. *Neurol. Centrabl.* Leipzig, p. 38 et 68.

Bruns et Stölting. — Ein Fall von Alexie mit rechseitiger homonymer hemianopsie (subcorticale Alexie Wernicke). *Neurol. Centrabl.*, nos 17 et 18, p. 481.

M.   14

Caro. — Uber Aphasie. *Deutsch. Archiv. f. klin. Med.*, p. 145, 164.

Charcot. — De l'Aphasie. *Progrès Méd.*, 4 février, p. 81.

Freund. — Einige Grenzfälle zwischen Aphasie und Seelenblindheit. *Allg. Zeitsch. f. Psych.* Berlin, p. 661.

Freund. — Ub. optische Aphasie und Seelenblindheit. *Arch. f. Psych.* Berlin, p. 276 et 371.

Girault. — *Des cécités verbales*, th. Bordeaux.

Kast. — Uber musikalische Störüngen bei Aphasie. Musicien aphasique lisant les notes sans pouvoir les chanter ni les jouer. *Berlin. klin. W.* p. 696.

Laquer. — Zur Localisation der Sensorischen Aphasie. *Neurol. Centralbl.* Leipzig, p. 337, 351.

Lemaitre. — Des localisations cérébrales. Aphasie. *Journal de la Soc. de la Haute-Vienne.*

Malachowski. — Versuch einer Darstellung unserer heutigen Kenntnisse in der Lehre von der Aphasie. *Sammlung klin. Vortr.* Leipzig, n° 314.

Marie. — De l'aphasie en général et de l'agraphie d'après Charcot. *Progrès Méd.*, p. 81-84, II° semestre.

Muller. — Rev. Philos. *Biographie des mots*, p. 26, t. LXXVI.

Nieden. — A case of Dyslexia with autopsy. *Arch. Ophth.* N. Y. p. 307, 317.

Natier. — Mutisme hystérique. *Rev. mensuelle laryngologique*, p. 177, 251, 458, 525.

Oppenheim. — Sur l'état des mouvements d'expression musicale et la compréhension de la musique chez les aphasiques. *Charité Annalen*, p. 345, 383.

Piderit. — *La mimique et la physiognomie.* Alcan, Paris 1888.

Pucei. — Afasia motrice traumatica. *Gaz. de. Osped.*, p. 500, 507, 516.

Putnam. — Cortical aphasie. *Boston Med. Surg.* Journ., p. 108, n° 5, t. CXIX.

Raymond. — Echolalie et Hémiplégie. *Lyon Méd.*, t. LVII, p. 450.

Schlöss — Uber das Gehirn eines aphasischen. *Jahrb. f. Psych.*, p. 33, 38.

Schütz. — Casuistischer Beitrage zur Aphasie und paraphasia. *Charité, Annalen*, p. 471, 484.

Sollier. — Aphasie motrice par lésion de l'insula. *Bull. Soc. Anat.* p. 212.

Steinthal. — Origine du langage. *Rev. Philos.*

Thompson. — Obs. d'aphasie avec phén. convulsifs localisés de la langue et de la joue droite. *Glasgow med. Journal*, p. 177, t. 29.

1889. **Ballet.** — Sur un cas d'hypermnésie avec accroissement pathologique de la faculté de représentation mentale. *Progrès Méd.*, 13 juillet, p. 17.

Ballet et Tissier. — Du bégayement hystérique. — Soc. méd. des Hôp., p. 419. *Arch. Neurol.*, 1890, p. 1.

Bateman. — Surdité et cécité verbales. *Arch. Neurol.*, p. 688-630.

Bénard. — La mimique dans le syst. des Beaux-Arts. *Revue Philosophique* t. XXVIII, p. 225.

Bullen. — Amnésie. Etat des lésions anatomiques. *Brain*, n° 44, p. 515, t. II.

Chervin. — Essai de classification des troubles de la parole. *Congrès otol. et laryngol.* Paris, p. 43-52.

Einsenlohr. — Beitrage zur Lehre der aphasie. *Deutsche med. Woch.*, p. 737.

Evans. — Existe-il d'autres centres du langage à côté de celui de Broca. *New-York med. Journ.*, p. 150, t. 49.

Ferrand. — *De l'exercice et des troubles de la parole et du langage.*

Garnier. — Aphasie et folie. *Arch. gén. méd.*, p. 139 et 209.

Hartmann. — *Beitrage zur Lehre von der Aphasie.* Dissert. inaug. Kiel.

Hervé. — A qui appartient la découverte de la cécité verbale ? *Bull. Soc. Anthrop.*, p. 172-179.

Kleinpaul. — Le langage sans mots. *Rev. Philos.*, t. XXVII, p. 519.

Monakow. — Sur l'hémianopsie et l'alexie. *Corrp. Blatt. für Schweiz. Aerzte.*

Mouisset. — Un cas d'aphasie. *Lyon Médical*, 1889, t. 61 p. 375.

Rosenthal. — Ein neuer Fall von sensorischen aphasis mit Worttaubheit. *Centralbl. f. Nervenh.*, 738-740.

Starr. — Aphasie sensorielle. *Brain*, p. 82-101.

Tison. — Hémiplégie gauche avec aphasie. *Bull. Soc. Anat.*, p 570.

Wood. — Aphasie. Lésion du cerveau droit chez un gaucher. *Med. News*, t. 1, p. 484.

1890. **Adler.** — Un cas d'alexie sous-cortical de Wernicke. *Berlin. klin. Woch.*, 21 avril, p. 356.

Bateman. — *On aphasia.* London.

Basevi. — Contribution à l'étude de l'anopsie corticale. Expériences physiol. et relation d'un cas clinique. *Morgagni*, t. 1, p. 322.

Bernheim. — Un cas d'aphasie complexe avec autopsie. *Mém. Soc. Méd. Nancy*, 1890-91, p. LV-LVII.

Binet. — La perception des couleurs et des nombres chez les enfants. *Rev. Philos.*, t. XXX, p. 68.

Brunelle. — Cécité verbale et hémianopsie homonyme latérale droite. *Bull. Méd. Nord*, Lille, p. 633-648.

Cramer. — Zur Lehre von der Aphasie. *Arch. f. Psych.*, p. 141-159.

De la Barcerie. — Trois cas d'aphasie. *Rec. gén. de Clin.*, n° 40, p. 636.

Delépine. — Hémianopsie liée au ramollissement du cerveau. *Brit. med. Journ.*

Féré. — Etude physiol. de qq. troubles d'articulation. *Nouvelle Iconogr. Salpêtr.*

Fumagalli. — Un caso di sordita verbale. — *Riv. Sperim. di frenatria.* — Reggio Emilio, p. 485-488.

Henschen. — *Klin. und anat. Beitrage zur Pathologie des Gehirn.* — Erster Theil Upsala.

Jacob. — Remaks of functions of aphemia. *Bull. med. Journ.*, p. 622.

Lacroix. — Un cas d'aphasie motrice et sensorielle, p. 107 et 117.

Leube. — Ub. eine eigenthumliche Form von Alexie, *Ztschrft. f. klin. Med.* p. 1 et 8.

Mierzejewski. — Ein Fall von Wortblindheil. *Neurol. Centralbl.*, p. 750.

Moeli. — Uber aphasie bei Warnehmung der Gegenstande durch das gesicht. *Berlin. klin. Woch.*, p. 377.

Pascal. — *Rôle de l'insula dans l'aphasie.* Th. Bordeaux, 1890-91.

Pick. — Ein Fall non transcorticaler sensorische Aphasie. *Neurol. Centralbl.* p. 616-651.

P. Raymond — Le lobe de l'insula dans ses rapports avec l'aphasie. *Gaz. des Hôp.*, p. 649.

Rosenbach. — Ub. functionelle Lähmung der Sprachlichen Lautgebung. *Deutsche med. W.*, p. 1009-1012.

Rosemberg. — Aphasie mit Amimie. *Arch. f. klin. Chir.*, p. 823-827.

Uhthoff. — Un cas d'alexie. *Berlin. Gesell. f. Psych. u. Nervenh.*, 13 janvier. — *Neurol. Centralbl.*, p. 94.

Weissemberg. — Ein Beitrag zur Lehre von den Lesestorung auf Grund eines Fallens von Dyslexie. *Arch. f. Psych.*, p. 414-436.

Wernicke. — Aphasie und Geisteskrankheit. *Deutsche med. W.*, p. 415.
— Un cas d'aphasie motrice *Berlin. kl. W.*, p. 458.

1891. Adler. — Zur Kenntniss der seltenen formen von sensorischen aphasie. *Neurol. Centralbl.*, p. 294, 329.

Bernheim. — Contrib. à l'étude des aphasies. *Rev. Méd.*, p. 372-388.

Blocq. — Aphasie sous-corticale. *Gaz. hebd.*, mai.

Cantalamessa. — Sopra on caso di afasia musicale motonie e sensoriale — *Boll. di Clin. Milano*, VIII. p. 534, 538. — *Sperimentale.*

Charpentier. — Les paraphasiques. *Gaz. des Hôp.*

Dejerine. — Contribution à l'étude des troubles de l'écriture chez les aphasiques. *Soc. Biol.* Mémoires, p. 97-113. — Aphasie motrice sous-corticale et locali-ation cérébrale des centres laryngés (muscles phonateurs). *Soc. Biol.*, p. 155-162.

Dejerine. — Sur un cas d'aphasie sensorielle (cécité et surdité verbales) suivi d'autopsie. *Soc. Biol.*, p. 167-173.
— Sur un cas de cécité verbale avec agraphie. Autopsie. *Soc. Biol.* p. 197-201.
— De l'agraphie. Leçon clinique. *Annales de Médecine.*
— *Leçons cliniques faites à l'hôpital des Enfants-Malades*, (inédites).

Fergusson. — The auditory centre. *Journ. of anat. and Phys.*, XXV, janvier, p. 292. — *Neurol. Centralbl.*, 1893, p. 145.

Freud. — *Zur Auffassung der Aphasien.* Eine kritische Studie. Leipzig u. Wien.

Gibert. — Un cas d'aphasie fonctionnelle. — *Normandie médicale*, p. 1-3.

Goldscheider. — Ub. Sprachstorungen. *Berlin. klin. Woch.*, p. 487-491.

Guztmann. — Nature et extension des troubles de la parole chez les écoliers prussiens. *Berlin. klin. Woch.*, p. 10-20.

Lépine. — Mutisme hystérique. *Rev. Médecine*, p. 895.

Lowenfeld. — Ub. zwei Fälle von Amnestischer Aphasie netzt Bemerkungen, ub. die centralen Vorgänge beim Lesem und Schreiben. *Deutsche Zeits. f. Nervenheil.*, II, p. 1-41.

Luys. — Examen de cerveaux de deux aphasiques. *Soc. Biol.*, p. 188-190. — Au sujet de la communication de M. Dejerine sur l'aphasie sensorielle. — *Soc. Biol.*, p. 187.

Mills. — On the localisation of the auditory centre. *Brain.*

Mobius. — Ub. hysterische Stummheit mit Agraphie. *Schmidt's Jahrb. der gesammten Med.*, t. CCXXIX, p. 40.

Moeli. — Ub. den gegenwartiger Stand der Aphasiefrage. *Berlin. klin. Woch.*, XXVIII, 1141-1166.

Netter. — Surdité verbale. Autopsie : Lésion de la première circonvol. sphénoïdale gauche. *Soc. Biol.*, p. 191.

Osler. — A case of sensory a sia. Wortblindness with hémianopsie. *Americ. Journ. of the Med. Sciences* Philadelphia, p. 219-224.

Parisot. — Aphasie motrice avec perte de la lecture mentale. *Rev. Méd. de l'Est*, p. 257-261.

Pick. — Zur Lehre von der Dyslexie. *Neurol. Centralbl.*, p. 130-132.

Reynolds. — Sensory Aphasie. *Brit. med. Journ.*, 28 novembre II, p. 1150.

Sandoz. — Tr. nerveux dans la Dyspepsie. *Rec. Méd. Suisse Romande*, p. 193.

Secretan. — Un cas de cécité verbale. *Revue Méd. de la Suisse Romande*.

Seglas. — Des troubles de la fonction du langage dans l'onomatomanie. *Méd. moderne*, 18 décembre, p. 845.

Sérieux. — Aphasie; cécité verbale, agraphie, hémiplégie gauche. *Soc. Anat.*, p. 258.

— Sur un cas d'agraphie sensorielle avec autopsie. *Mémoires Soc. Biol.*, p. 195.

Starr et Mac Burney. — Hémorrhagie de la pie-mère; compression de la circonvolution de Broca. Aphasie et hémiplégie droite. Trépanation, Ablation du caillot. Guérison. *Brain*, t. XIV, p. 284.

Wallaschek. — L'aphasie et l'expression musicale. Vierteljahrschrift. für Musikwissenschaften. *Rec. Philos.*, 1891, t. XXXII, p. 319.

1892. **Ballet et Boix.** — Aphasie motrice pure. *Arch. Neurol.*, p. 231-233.

Berkhan. — Ein Fall von Subcorticale Alexie. *Arch. f. Psych*, Bd. XXIII, H. 2, p. 92.

Binet. — Maladie du langage d'après les travaux récents. *Revue des Deux-Mondes*, CIX, 116-132.

Brazier. — Amusie dans l'aphasie. *Rec. Philos.*, octobre, p. 337, t. XXXIV.

Bremer et Carson. — Aphasie causée par une hémorrhagie sous la dure-mère.

Opération. Guérison. *The Amer. Journ. of the med. Sciences*, février.

Charcot (J.-B.). — Appareil destiné à évoquer les images motrices graphiques chez les sujets atteints de cécité verbale. *Soc. Biol.*

Courbemale. — Troubles de la parole consécutifs à la variole. *Arch. gén. de Méd.*

Dejerine. — Contribution à l'étude anatomo-pathologique et clinique des différentes variétés de cécité verbale. *Mémoires de la Soc. Biol.*, p. 61.

Delépine. — A case of aphasia and right hemiplegia. *Brit. med. Journ.*, 10 septembre 1892, p. 571.

Goldscheider. — Ub. Centrale Sprach, Schreib. und Lesesstorung. *Berlin. klin. Woch.*, 1892, XXIX.

Gowers. — *Lehrbuch der Nervenkrankheiten.*

Moretti. — Étude de l'aphasie. *Gaz. degli Ospitali.* Milano.

Ost. — Un cas d'aphasie. *Correspond. Bl. f. Schweizer Aerzte*, p. 249.

Pick. — *Arch. f. Psych.*, t. 23, p. 896. Beiträge zur Lehre von der Störungen der Sprache.

Paretti. — Nota clinica sopra on caso di cecita verbale. *Riforma med. Napoli*, IV, p. 266-260.

Rougé. — Sur les centres psycho-moteurs de la parole articulée. *Bull. Méd.*, p. 1025.

Sérieux. — Cas de cécité verbale avec autopsie. *Soc. Biol.*, 16 janvier.

Shaw. — Aphasia and deafness cerebral wasting corresponding cortical areas. *Brit. med. Journ.*, I, p. 438.

Simon (Julius). — Ub. Amnestischer Aphasie. Inaug. disseart. Berlin.

Winckler. — Casuistik et traitement de certains troubles de la parole. *Wien. med. Woch.*

1893. **Bendll.** — *Wien. med. Presse*, n° 18, p. 687.

Bleuler. — Zur Auffassung der Subcorticalen Aphasien. *Neurol. Centralbl.*, p. 562.

— Aphasie, hémianopsie, amnestischer Farbenblindheit und Seelenlähmung *Arch. f. Psych. et Nervenheilh.*, t. XXV, f. 1, 32, 73.

Blocq. — De l'amusie. *Gaz. hebd.*

— De l'aphasie. *Annales de Médecine.*

Borgherini. — Sur les localisations cérébrales. *Rif. Médica*, t. I, p. 159.

Chantemesse. — Aphasie pneumonique. *Soc. Méd. Hop.*, décembre.

Charcot et Dutil. — Agraphie motrice suivie d'autopsie. *Soc. Biol.* 1er juil. p. 129.

Dejerine. — Remarques à propos de la communication de MM. Charcot et Dutil. *Soc. Biol.*, p. 200.

Dejerine et Vialet. — Contribution à l'étude de la localisation anatomique de la cécité verbale pure. *Soc. Biol.*, p. 793, 29 juillet.

— Autopsie de cécité corticale. *Soc. Biol.*, 9 décembre.

Fraser. — Case of sensory aphasia of word deafness. *Glasgow med. Journ.*, 1893, XXXIX, p. 81, 88.

Goix. — Sur la distinction de l'amnésie verbale et de l'aphasie sensorielle. *Journ. Sciences Méd. Lille*, I, p. 169, 177.

Gossen (Hans) — Deux cas d'aphasie. *Arch. f. Psych. und Nervenh.*, t. XXV, f. 1.

Grafé. — Deux cas récents d'aphasie. *Rev. Méd.*, n° 6, 10 juin, p. 525.

Gutzmann. — Vorlesungen der Sprache und ihre Heilung. Berlin, 1893. *Neurol. Centralbl.*, 1894, p. 712.

Heilbronner. — Ein Fall von Aphasie beim Gehirnlues. *Allg. Zeit. f. Psych.*, t. XLIX, p. 58.

Korniloff. — Contrib. à l'étude de l'aphasie. *Soc. Neurol. et psych.* Moscou, 22 janvier. In *Rev. Neurol.*, 1893, p. 138.

Kostenitsch. — Aphasie motrice sans agraphie. *Deutsche Zeitsch. f. Nervenheilk.*, f. V et VI, p. 369.

Kuchler. — Un cas de retour de la parole après une amnésie de neuf années. *Prag. Med. Woch.*, p. 507, 520, 535.

Leva. — Localisation des aphasies. *Arch. f. path. Anat. und. phys. und. f. klin. Med.* Berlin, mai Bd. CXXXII. (folge XIII. Bd. II) h. 2, p. 333

Noïchewsky. — Cécité psychique, 5e Congrès des méd. Russes, 31 décembre 1893. In *Rev. Neurol.*, 1894, p. 449.

Peter. — Aphasie à la suite d'une émotion. *Lec. de Clin. Méd.*, t. III, p. 777.

Preston. — The Localising value of aphasia. *Journ. Nerv. and ment. Diseases.*, XX, p. 659-663.

Sérieux. — Cas de surdité verbale pure. *Rev. méd.*, 1893, XIII, p. 733-750.

Shaw. — The sensory side of aphasie. *Brain.*, XVI, p. 492-511.

Sommer. — Dyslexie, trouble fonctionnel. Sitzungsberichten des Würzburg. Physik. med. Genell., 28 janvier, *Arch. f. Psych.*

Treitel. — De l'écriture de la main gauche. *Deutsche Zeit. f. Nervenheilk.*, 1893, t. IV, p. 277.

Treitel. — Ub. Sprachstörungen und Sprachentwickelung hauptsächlich auf Grund von Srapehuntersuchungen in der Berliner Kindergärten. *Arch. f. Psych.*, p. 578.

Treitel. — Ub. Aphasie in Kindesalter, *Samml. klin. Vorträge.*, n° 61.

Wernicke. — *Recueil de ses mémoires.*

1891. **Ballet.** — Diagn. des aphasies complexes. Rev. clin. et thér. *Journal des Praticiens,* n° 23, 21 mars.

Bernheim. — Des aphasies. Ier *Congrès de Méd. Interne.* Lyon. 1891.

Bianchi. — Contribut. clin. et anat. path. à la théorie de la cécité verbale. — Aphasie optique. *Berlin. klin. Woch.,* 2 avril, p. 333, n° 14.

Binet et Henri. — Développement de la mémoire visuelle chez l'enfant, 15 mars, p. 162. *Rev. gén. des Sciences.*

Bouisson. — *Aphasie pneumonique passagère.* Thèse Paris, 25 janvier.

Brissaud. — Aphasie d'articulation et aphasie d'intonation. *Sem. méd.,* 1891, p. 311.

Brissaud. — Art. Aphasie in *Traité Méd. Charcot-Bouchard,* t. VI.

Bruns. — Alexie sous-corticale. Autopsie. *Neurol. Centralbl.,* 1 et 15 janvier.

Charcot (J.). — Art. Aphasie in. *Manuel de Médecine.* Debove-Achard, t. IV, p. 628.

Clark. — Cas anormal d'aphasie. *Journ. of Nerv. and mental Diseases,* novembre.

Diller. — Aphasie au point de vue médico-légal. *The Journ. of nerven and ment. disease,* mai 1891, vol. XIX, n° 5, p. 292.

Eldgren. — Amusie. *Zeitsch. f. Nervenheilk.*

Ferrand. — *Le langage, la parole et les aphasies,* in coll. Charcot, Debove

Freud. — Zur Auffassung der Aphasien. *Arch. f. Psych.,* p. 303.

Hebold. — *All. Zeitung f. Psych.,* p. 507, t. L.

Henschen. — *Klin. und. Beitrage zur Pathologie des Gehirns.,* t. III, Theile Upsala.

Herz. — Un cas rare d'aphasie motrice. *Wien. med. Woch.,* n° 14, 31 mars, p. 605.

Jackson. — Attaques épileptiques légères et graves avec aura auditive, cécité verbale, aphasie et agraphie. *The Lancet,* 28 juillet.

Kohan et Stembo. — Aphasie motrice consécutive à l'influenza. *St-Petersburg med. Woch.,* n° 19, p. 172.

Mader. — Ein Fall von unschriebener acuter Erweichung der I et II linken Schläfenwindung, das einzige bleibende krankheitssymptom bestand in Seelentaubheit und aphasie. *Neurol. Centralbl.,* p. 700.

Ord et Shattock. — Left hemisphere in aphasia. The *Lancet.* London I, p. 743, ou *British. med. Journ.,* 24 mars, p. 635.

Pitres. — *Congrès Méd. Interne Lyon,* 1891. Des aphasies.

Régis. — Aphasie transitoire neurasthénique. *Union méd.,* p. 476, t. 57.

Sommer. — Nachprüfung des der Theorie von buchstabirenden Lesen und Schreiben zu Grunde liegenden Falle von Sprachstörungen. *Zeitschr. f. Psych. und Phys. des Sinnesorgane,* 1893. *Centralbl. f. Nervenh. und Psych.,* 1894, V, p. 113-157.

Souques. — Agraphie sensorielle. *Rev. neurol.,* n° 3, 15 février.

Tomkins (Harding). — A case of sensory aphasia accompagned by word-blindness, word deafness and agraphia. *British med. Journ.,* 28 avril, p 907.

Wyllie. — *The disorders of speech.* Edinburg.

Wernicke. — *Grundriss der Psychiatrie in klinische Vorlesungen.*

1895. **Bourneville** et **Boyer.** — Éducation de la parole chez les enfants idiots et arriérés. *Arch. neurol.*, août, p. 108.

Bruns. — Uber Seelenlähmung. *Festschrift des Provinzial-Irrenanstalt Nietleben.*

Dejerine. — Aphasie sensorielle. *Bulletin méd.*, 20 mars. Leçons sur l'aphasie faites à l'hôpital des Enfants-Malades.

Dejerine. — Remarques à propos de la communication de M. Mirallié. *Soc. biol.*, 30 mars.

Dejerine et **Mirallié.** — La lecture mentale chez les aphasiques moteurs corticaux. *Soc. biol.*, 6 juillet.

Eberth et **Goldscheider.** — Ub. den Charakter der aphasie beim otitischen Abcess des Linken Schläfenlappen. *Fortschritte der Medicin*, n° 18, 15 septembre.

Freund. — *Labyrinthaubheit und Sprachtaubheit.* Wiesbaden.

Halipré et **Nicolle.** — L'écriture en miroir. Cécité verbale pure et centre de l'agraphie. *Presse médicale*, 20 avril, p. 148.

Jansen. — Aphasie optique d'origine otitique. *Berlin. klin. Woch.*, 2 septembre, n° 35, p. 763.

Jarochewsky. — *De l'aphasie conductrice (aphasie conductrice sensoro-motrice et idéo-motrice).* Medizina, n° 37. *Presse Méd.*, 1895, p. 511.

Langlet. — Un cas de cécité verbale. Reims, *Union med. Nord-Est*, 15 avril.

Lannois. — Cécité verbale sans cécité littérale et sans hémianopsie. *Congrès med. Interne Bordeaux*, 1895.

Lahousse. — Article Aphasie in *Dict. de physiol. de Richet.*

Liebmann. — Deux cas d'abulie de la parole. *Deutsch Med. Zeitung*, 20 juin.

Mirallié. — Mécanisme de l'agraphie dans l'aphasie motrice corticale. *Soc. Biol.*, 30 mars.

Mourad. — Aphasie chez les gauchers. Hospital stidende, p. 673-705. *In Rev. Neurol.*, 1895, p. 615.

Oppenheim. — Aphasie dans les abcès otitiques. *Fortschritte der med.*, 15 septembre.

Pailhas. — Aphasie transitoire dans la pneumonie. *Arch. neurol.*, p. 378.

Pitres. — L'aphasie chez les polyglottes. *Rev. méd.*, novembre.

Prévost. — Aphasie motrice sans agraphie. *Rev. méd. suisse Romande*, 20 juin, p. 309.

Redlich. — Cécité verbale pure avec autopsie. *Jahrb. f. Psych et Neurol.* XIII, p. 2-3.

Regnault. — Aphasie. Schéma. *Sem. méd.*, 24 juillet, p. 313.

Thomas et **Roux.** — Troubles latents de la lecture mentale chez les aphasiques moteurs corticaux. *Soc. Biol.*, 6 juillet.

Thomas et **Roux.** — Du défaut d'évocation spontanée des images auditives verbales chez les aphasiques moteurs corticaux. *Soc. Biol.*, 16 novembre.

Weber. — Ecriture en miroir. *Zeits. f. klin. Med.*, XXVII, 3-4.

Zœge. — Aphasie motrice par fracture du crâne. *St-Pétersb. med. Woch.*, n° 29, p. 261.

1896. **Anfinoff.** — Cécité verbale avec conservation de l'écriture. *Méd. moderne*, 4 janvier, p. 14.

Dejerine. — *Leçons inédites sur l'aphasie.* Hospice de la Salpétrière, janvier et février.

Launois et **Tournier.** — Cécité verbale sans hémianopsie. *Revue de médecine,* janvier.

Maack. — Schreibstörungen verursacht durch isolirte centrale Alexie. *Centrabl f. Nervenheilk u. Psych.,* janvier.

Thomas et **Roux.** — Sur la pathogénie des troubles de la lecture et de l'écriture chez les aphasiques moteurs corticaux. *Bull. Soc. Biol.,* 22 février.

Zaufal et **Pick.** — Otitischer Gehirnabcess in linken Temporallappen. Optische Aphasie. Eröffnung durch Trepanation. Heilunb. *Pragen. med. Woch.,* nos 5, 6, 8, 9.

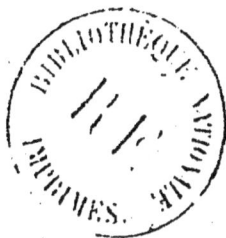

TABLE DES MATIÈRES

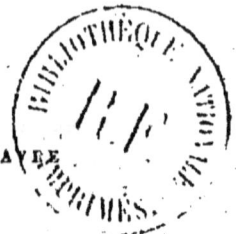

IMPRIMERIE LEMALE ET Cⁱᵉ, HAVRE

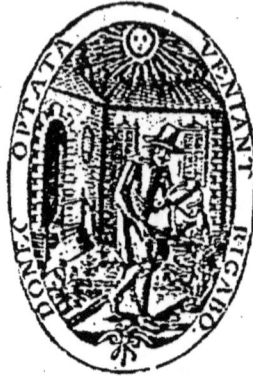

IMPRIMERIE LEMALE ET Cⁱᵉ, HAVRE

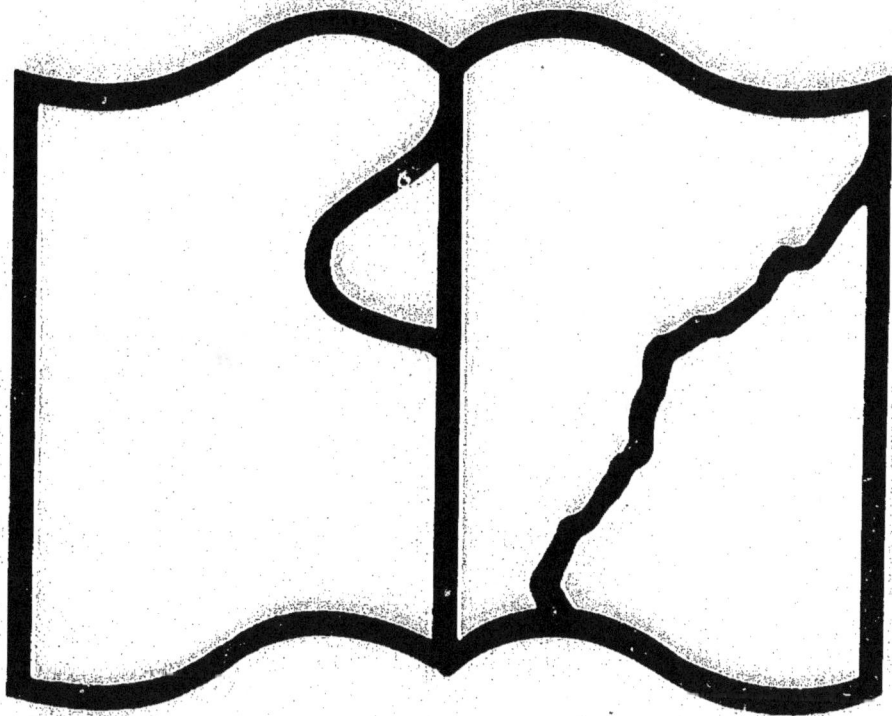

Texte détérioré — reliure défectueuse

NF Z 43-120-11

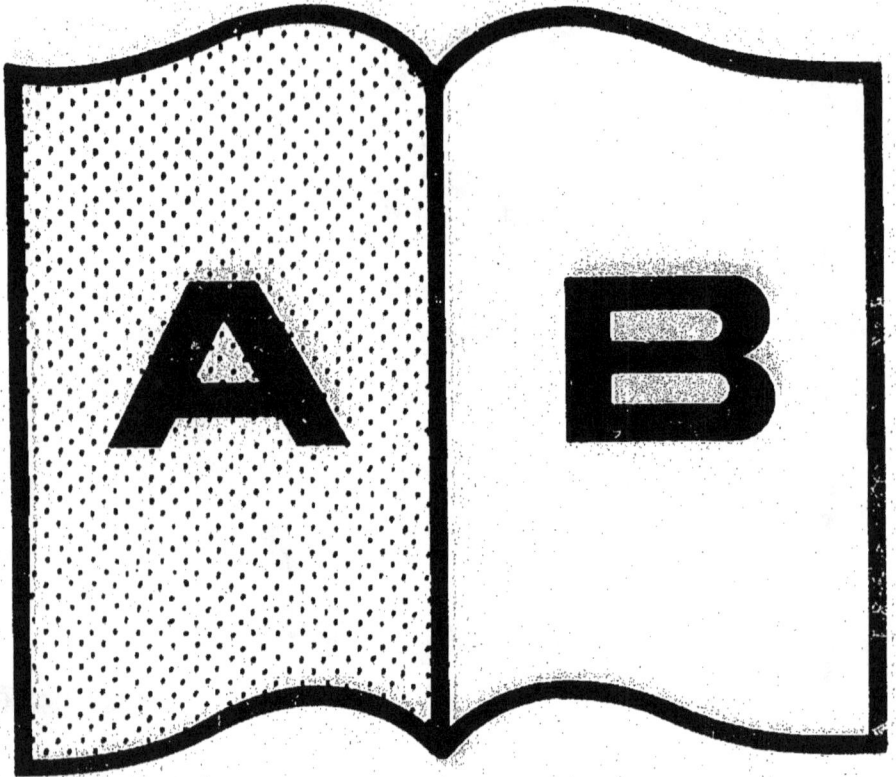

Contraste insuffisant

NF Z 43-120-14